腹针医学丛书

腹针疗法

经典版

薄智云 著
薄聪雁 整理

人民卫生出版社
·北 京·

图书在版编目（CIP）数据

腹针疗法 / 薄智云著；薄聪雁整理．-- 北京 ：人民卫生出版社，2025. 9. --（腹针医学丛书）. -- ISBN 978-7-117-38162-8

Ⅰ. R245.32

中国国家版本馆 CIP 数据核字第 2025TU2673 号

人卫智网	www.ipmph.com	医学教育、学术、考试、健康，购书智慧智能综合服务平台
人卫官网	www.pmph.com	人卫官方资讯发布平台

腹针医学丛书

腹针疗法

Fuzhen Yixue Congshu

Fuzhen Liaofa

著　　者：薄智云
整　　理：薄聪雁
出版发行：人民卫生出版社（中继线 010-59780011）
地　　址：北京市朝阳区潘家园南里 19 号
邮　　编：100021
E - mail：pmph @ pmph.com
购书热线：010-59787592　010-59787584　010-65264830
印　　刷：鸿博睿特（天津）印刷科技有限公司
经　　销：新华书店
开　　本：710 × 1000　1/16　　**印张**：22
字　　数：245 千字
版　　次：2025 年 9 月第 1 版
印　　次：2025 年 9 月第 1 次印刷
标准书号：ISBN 978-7-117-38162-8
定　　价：139.00 元
打击盗版举报电话：010-59787491　E-mail：WQ @ pmph.com
质量问题联系电话：010-59787234　E-mail：zhiliang @ pmph.com
数字融合服务电话：4001118166　E-mail：zengzhi @ pmph.com

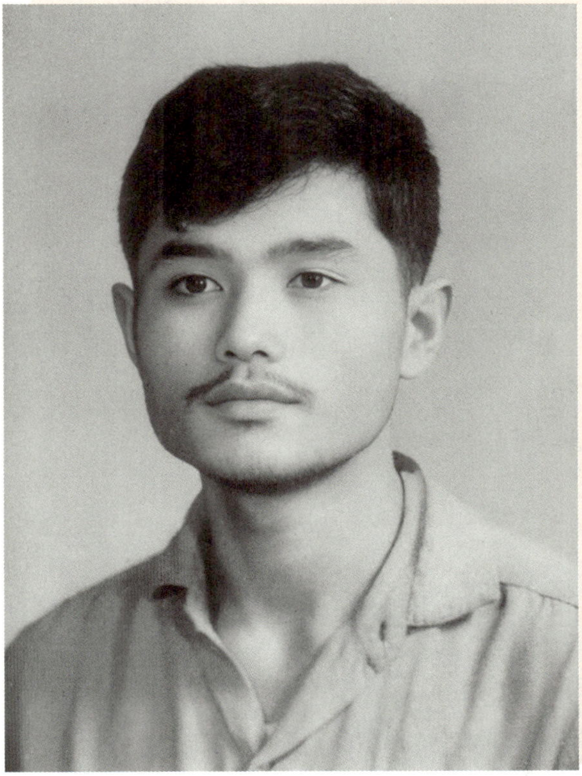

薄智云青年时代（1968 年摄）

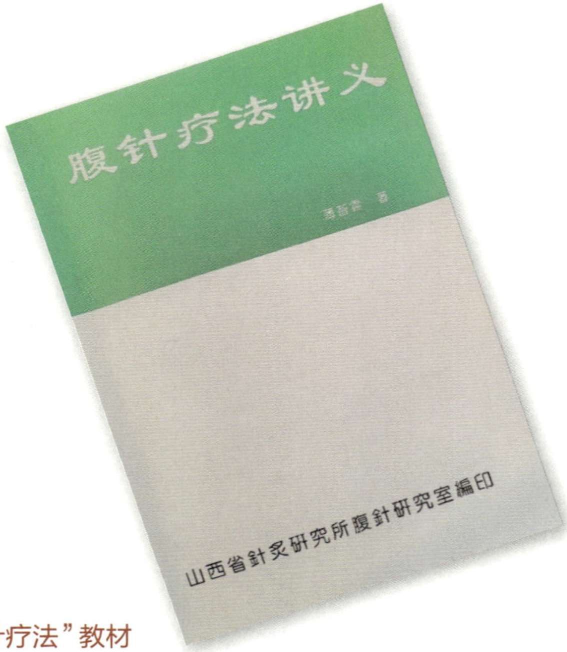

第一部“腹针疗法”教材

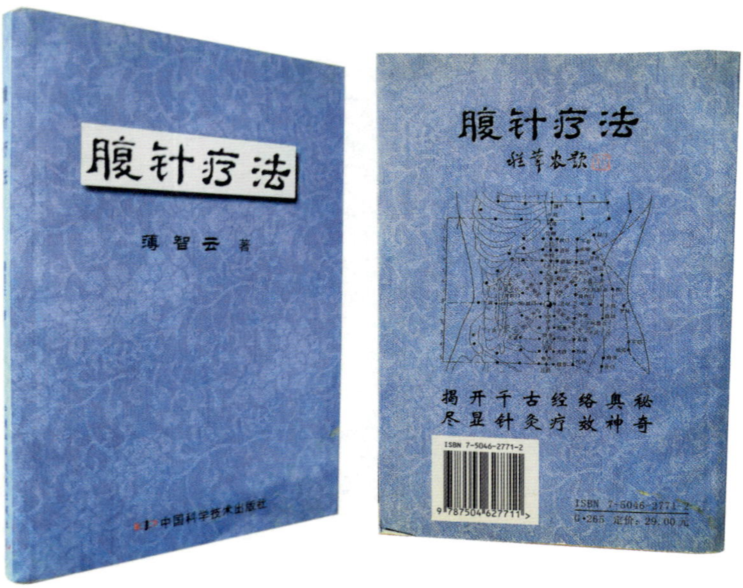

中国工程院院士程莘农为《腹针疗法》出版题词，并用于书籍封面

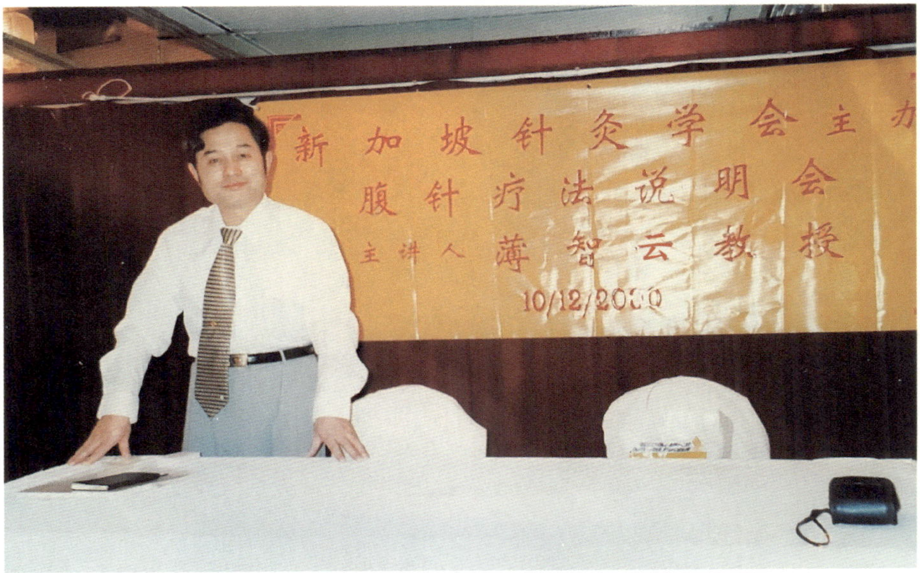
新加坡针灸学会主
腹针疗法说明会
主讲人 薄智云教授
10/12/2000

首期腹针疗法海外学习班——新加坡（2000 年）

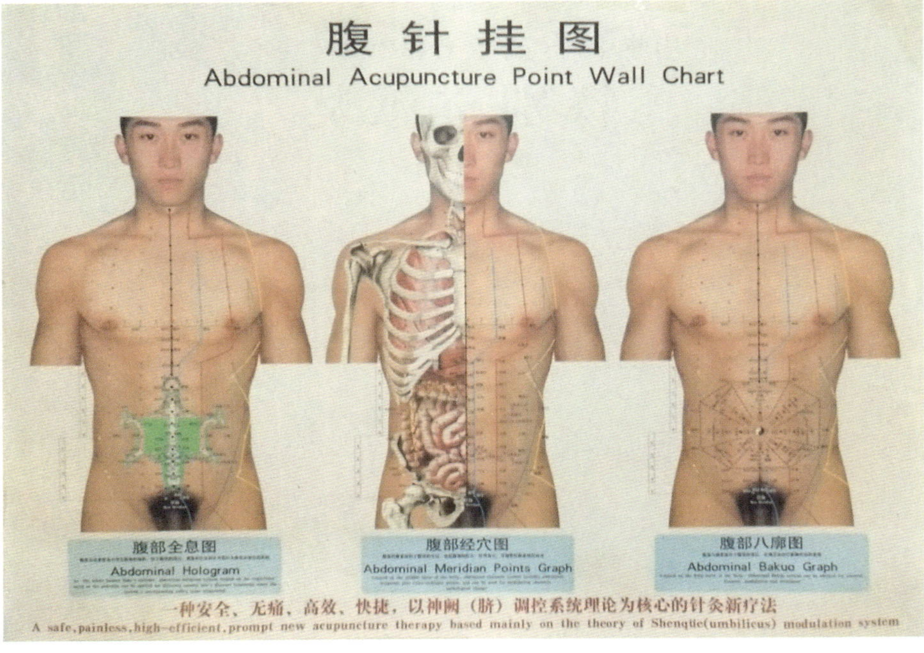

《腹针挂图》2004 年绘制完成并公开发行（此为 2012 版）

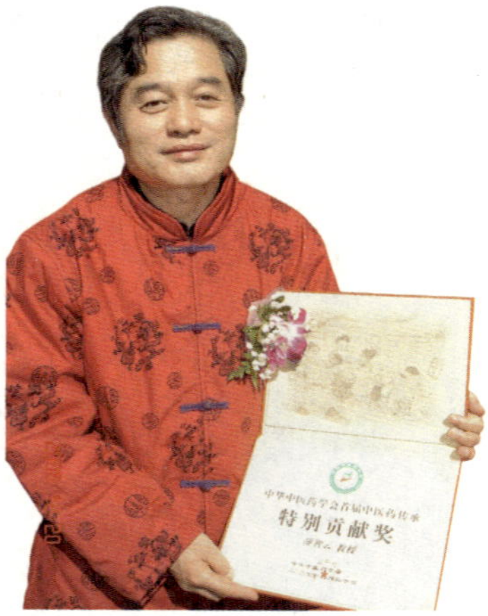

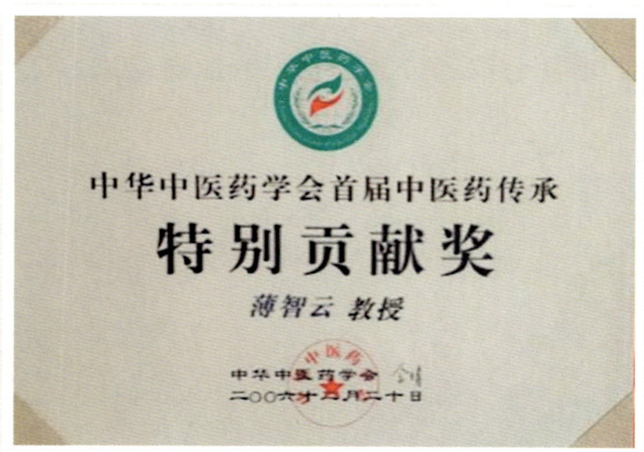

薄智云教授荣获“中华中医药学会首届中医药传承特别贡献奖”(2006年)

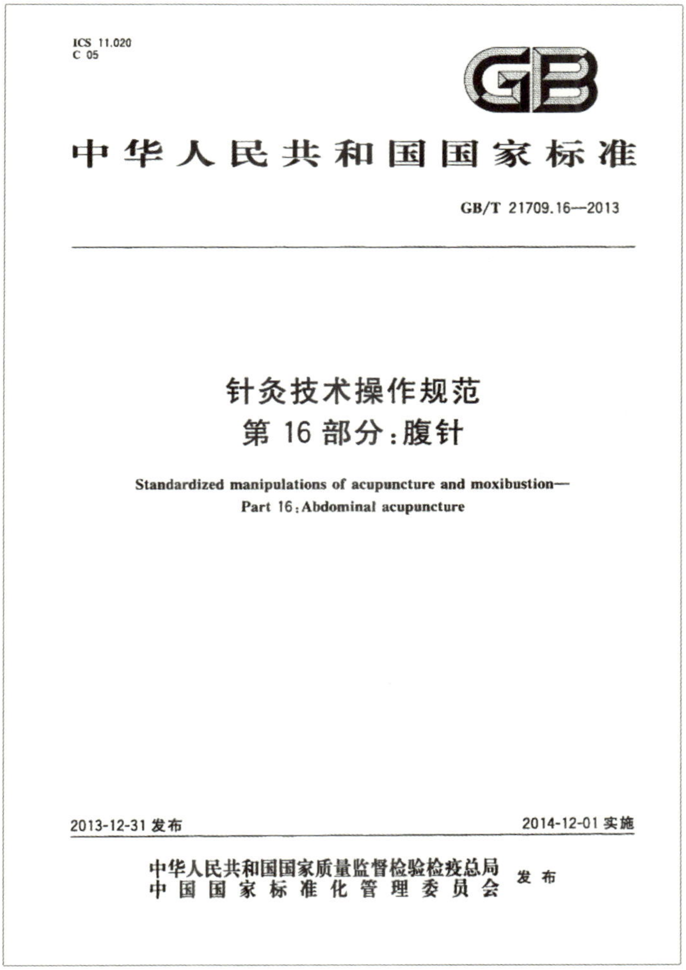
ICS 11.020
C 05

GB

中华人民共和国国家标准

GB/T 21709.16—2013

针灸技术操作规范
第16部分：腹针

Standardized manipulations of acupuncture and moxibustion—
Part 16: Abdominal acupuncture

2013-12-31 发布　　　　2014-12-01 实施

中华人民共和国国家质量监督检验检疫总局
中国国家标准化管理委员会　发布

《腹针疗法操作规范》纳入国家标准（2013年）

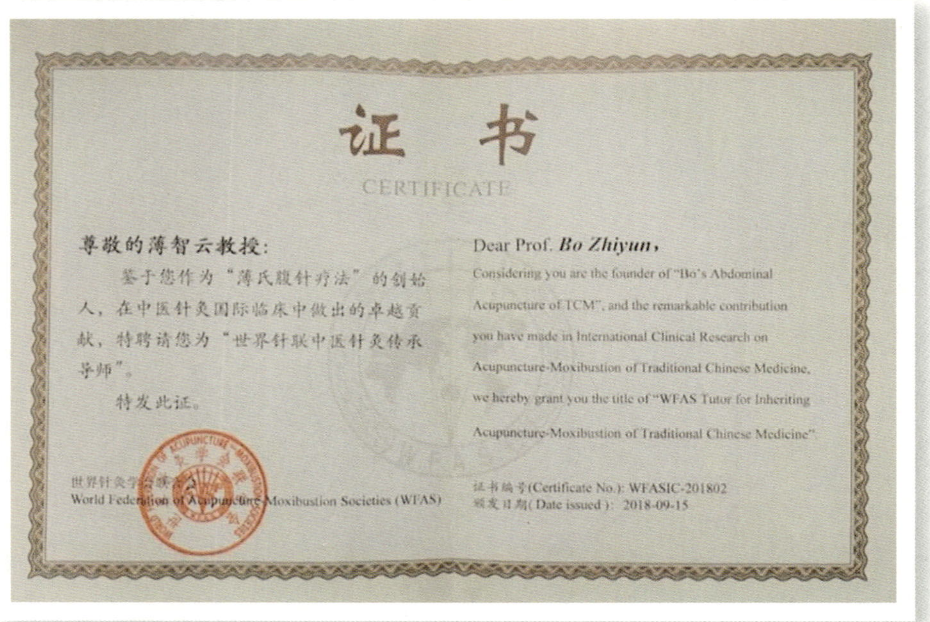

证书

CERTIFICATE

尊敬的薄智云教授：

鉴于您作为“薄氏腹针疗法”的创始人，在中医针灸国际临床中做出的卓越贡献，特聘请您为“世界针联中医针灸传承导师”。

特发此证。

世界针灸学会联合会

World Federation of Acupuncture-Moxibustion Societies (WFAS)

Dear Prof. *Bo Zhiyun*,

Considering you are the founder of "Bo's Abdominal Acupuncture of TCM", and the remarkable contribution you have made in International Clinical Research on Acupuncture-Moxibustion of Traditional Chinese Medicine, we hereby grant you the title of "WFAS Tutor for Inheriting Acupuncture-Moxibustion of Traditional Chinese Medicine".

证书编号(Certificate No.): WFASIC-201802

颁发日期(Date issued): 2018-09-15

世界针灸学会联合会为薄智云颁发的“世界针联中医针灸传承导师”证书

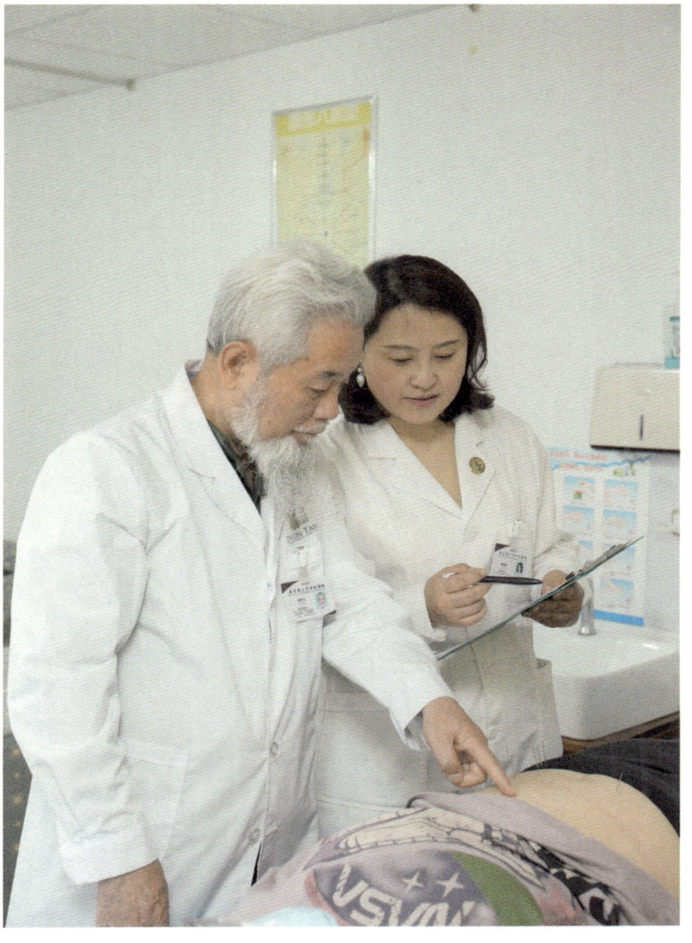

薄智云与薄聪雁探讨腹针操作要领

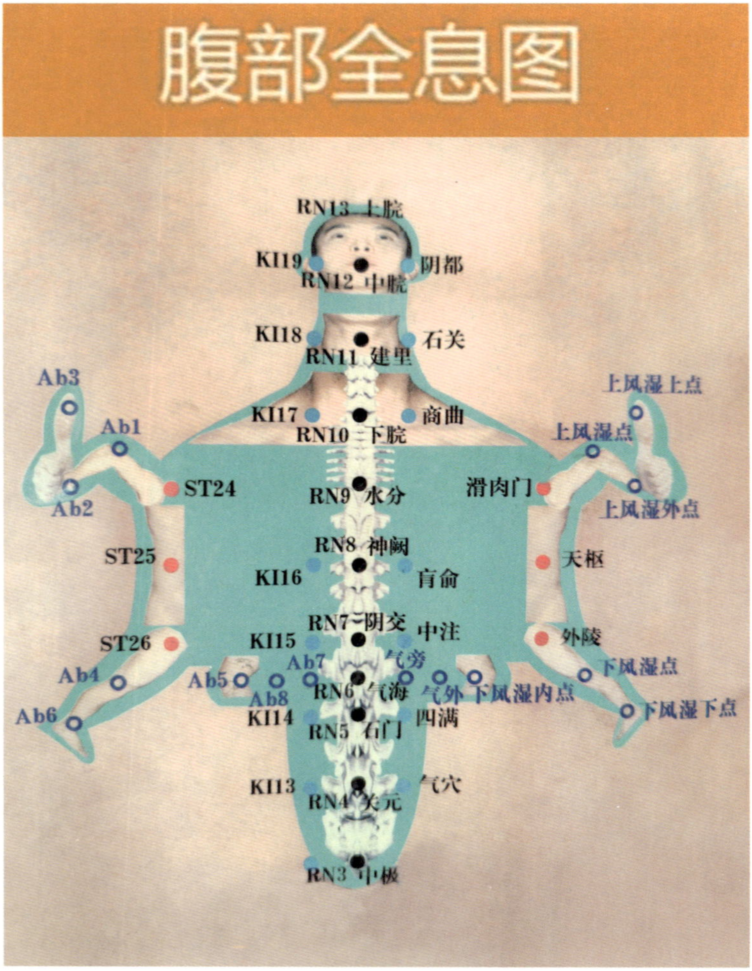
腹部全息图
RN13 上脘
KI19
阴都
RN12 中脘
KI18
石关
RN11 建里
KI17
商曲
RN10 下脘
RN9 水分
RN8 神阙
KI16
肓俞
RN7 阴交
KI15
中注
RN6 气海
KI14
四满
RN5 石门
KI13
气穴
RN4 关元
RN3 中极
Ab1
Ab2
Ab3
Ab4
Ab5
Ab6
Ab7
Ab8
ST24
ST25
ST26
滑肉门
天枢
外陵
上风湿上点
上风湿点
上风湿外点
下风湿点
下风湿内点
下风湿下点
气旁
气外

腹部全息（神龟）图

著者简介

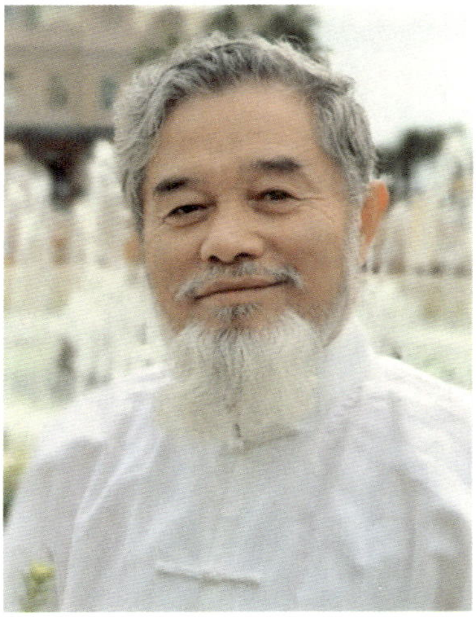

薄智云

“先天经络系统”发现者

“神阙调控系统”发现者

“腹针疗法”发明人

世界针灸学会联合会（世界针联）中医针灸传承导师

国家标准《针灸技术操作规范第 16 部分：腹针》制定人，中华中医药学会 2006 年首批“中医药传承特别贡献奖”获得者。国家新闻出版总署“三个一百”原创出版工程入选图书作者（2013 年），全国针灸学科首席科学传播专家，北京中医药大学首批中医临床特聘专家，意大利中医药学会特聘荣誉专家、美国腹针医学会荣誉会长。

1950 年生于山西太原中医世家，受环境熏陶，自幼酷爱中医。13 岁时能诵《汤头歌诀》《药性赋》《医学传心录》。20 世纪 60 年代起随父亲潜心学医，1966—1968 年在山西医学院（现山西医科大学）学习。1969 年学成后独立行医，常为省内高干诊治疾病，名气小成。

1970 年到长治钢铁公司职工医院后，主持针灸理疗工作。1986 年，《针刺天柱穴治疗跟腱挫伤》一文发表于《上海针灸杂志》。此后，先后在《上海针灸杂志》《山西中医》《北京中医》《实用中西医结合杂志》《中国针灸》等杂志及国际会议、全国会议发表或交流论文 30 余篇。1986 年以来，先后应邀为中国针灸学会、原山西省卫生厅、原内蒙古自治区卫生厅、原济南军区卫生部等单位举办的“耳穴诊治学习班”及“经络电冲击学习班”讲学多次。1987 年被授予“山西省职工自学成才二等奖”。1988 年被编入《中国职工自学成才者辞典》，同年晋升为主治医师。1992 年应邀出访斯里兰卡，访问中国香港。1994 年，应邀至山西省针灸研究所筹建国内首家腹针研究室并任主任，同年举办首期全国腹针疗法学习班。由此开启腹针疗法推广之路。

担任的主要职务有：北京薄氏腹针医学研究院院长，广东省中医院腹针研究所所长，世界针灸学会联合会腹针传承委员会主任委员、中国针灸学会腹针专业委员会主任委员，广西中医药大学客座教授，福建中医药大学客座教授。世界中医药学会联合会一技之长专业委员会顾问、世界中医药学会联合会自然疗法研究专业委员会顾问、全欧洲中医药专家联合会学术顾问、新加坡针灸学会顾问等。

从事中医事业近60年，在医疗、教学、科研方面均有建树。薄智云入室弟子中，先后有40余位为博士生导师、硕士生导师或国家级名老中医、地方名老中医。近20年来，游历欧美多个著名院校，陆续引领30多个国家的十万余名医师进入腹针领域，是海内外最具影响力的中医学者之一。

先后编著《腹针疗法》《腹针疗法挂图》《中医的哲学困境：由腹针经络研究引发的几个哲学话题》《腹针无痛治百病》《砥砺腹针行》。其中《腹针疗法》《腹针疗法挂图》是全球腹针学习者的必备教材，也是腹针标准化的知识产权转化体现。《腹针疗法》入选“三个一百”原创图书出版工程。《GB/T 21709.16—2013 针灸技术操作规范 第16部分：腹针》已于2013年由原中华人民共和国国家质量监督检验检疫总局、中国国家标准化管理委员会正式颁布。

先后主持各类科研项目百余项，涉及运动系统、神经系统、消化系统、生殖系统、免疫系统及各种疑难病、情志病等。现有北京中医药大学薄智云名医工作室、广东省中医院腹针研究所、张家港市中医医院薄氏腹针耳鼻喉专科研修基地、北京智云堂，专门进行腹针学术传承和研究。

擅长治疗孤独症、忧郁症、脑性瘫痪（脑瘫）、脑血管病、非手术适应证眼底病、排尿功能失调、各种骨科疾病、妇科疾病，以及肿瘤手术及放化疗后遗症等疑难病。由于众多疑难病患者经他的手施针后均能收到立竿见影的效果，故许多欧洲的医生和患者称他为“上帝之手”。

整理者的话

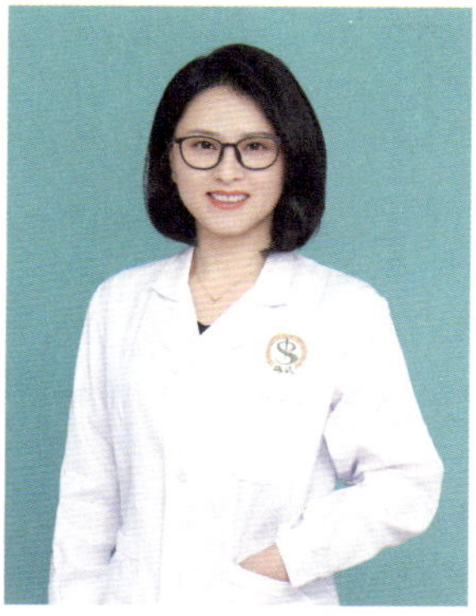

作为腹针发明人薄智云先生的嫡传弟子及女儿，我自幼便在中医的博大精深中成长。5岁时，我在祖母张少卿的启蒙教育下首次接触了中医骨伤科，而7岁至11岁的时光，则在祖父薄廷相的身旁亲眼目睹了中医治病的神奇与中医文化的博大精深，在我幼小的内心播下了敬畏生命的种子。9岁那年暑假，我开始跟随父亲薄智云先生学习针灸，尤其是腹针技术，35年后，我成为了腹针学术及思想的第一继承人。传承的道路不能停歇，因此，我先后在北京中医药大学和中国传媒大学取得了医学学士和文学学士学位。目前，我依然在努力继续深化我的中医研学之路。

在专业领域，我不仅是一名资深的腹针实践者，也是腹针学术的积极推动者。自2004年开始专职从事腹针的组织管理和研究工作以来，我逐渐在腹针教学设计及教学实践方面积累了17年的丰富经验。我创立的"知行分修"教学法，旨在通过实践与理论的结合，更有效地传授腹针技术。本书在整理过程中，对部分知识进行了更新，并与现行"薄氏腹针疗法精修班"3.1版教材保持同步。

作为中医公益和科普工作的倡导者，我致力于将中医的智慧普及给更广泛的受众。我参与编写了《腹针疗法挂图》(《腹针挂图》)、《腹针无痛治百病》、《走出中医哲学困境：由腹针经络研究引发的几个哲学话题》、英文版《针灸技术操作规范第 16 部分：腹针》，以及多部基层医生教材和腹针系列教材，同时，我积极参与中外学术交流活动，致力于推动腹针疗法的传承与发展。

在学术组织方面，我荣幸地担任中国针灸学会理事、中国针灸学会腹针专业委员会副主任委员、世界针灸学会联合会腹针传承委员会副主任委员、中国针灸学会科普委员会委员、中国针灸学会科普志愿者腹针医师宣讲团（第九团）团长等重要职务，这些角色让我有机会为中医针灸的传承与发展贡献自己的力量。

此外，以“推广中医文化，提升公众健康意识”为宗旨，我们通过建立多个公益基地和公益项目，吸引更多爱心人士和医务工作者投身公益事业，从而为更多人群提供支持和援助。

在整理这部腹针经典之作的过程中，我不仅又一次深入学习了相关内容，还重新审视了传播与教学的过程。结合过去的教学经验，我为本书新增了 70 余幅原创处方图，并对原有部分图表进行了优化，便于读者图文对照，以解文字之晦涩。穴位处方配图部分，为了实际操作的视觉有效性，将文中所有“患侧”均设定为左侧，“健侧”均设定为右侧，文字处方保留健侧及患侧提示，处方图上文字不作说明。同时，我对本书的部分结构进行了调整，使内容更加系统、条理清晰，力求更全面地呈现腹针疗法的核心思想和实践经验，希望能够启迪更多对中医针灸感兴趣的学者和实践者。本着“做一本好读的书”的原则，在编辑和设计的过程中，我得到了出版社编辑们的专业帮助。在此过程中，我不仅深感荣幸能够继承并传播父亲薄智云先生的腹针学术，同时也希望能与更多志同道合的人一起推动这一事业的发展。因此，我诚挚地邀请正在阅读本书的您，加入我们腹针人的行列，与我共同传承和发扬薄智云教授开创的中医腹针事业。

整理人：薄聪雁

2024 年 4 月 29 日

本版自序

《腹针疗法》出版已经 25 年，先后经过多次印刷，在广大针灸工作者和中医爱好者中仍供不应求。《腹针疗法》不仅是腹针的经典之作，也是中医腹部医学的开山之作。反映了腹针研究早期 20 年间的许多新发现，也为 1993 年后的 30 多年腹部医学的深入研究奠定了坚实的基础。

本书共分九章，每个章节都对腹针的基础理论及相关问题进行了由浅入深的介绍，使大家对腹针疗法能够有系统的了解。同时，书中还列举了大量的典型病例，如对中风、腰椎病等慢性病或疑难病的腹针辨证施治特点进行了详细的介绍，为使大家尽快掌握腹针，更好地将其应用于临床提供了一定的方便。

腹针疗法是在“先天经络”理论基础上的发明。先天经络的发现弥补了两千多年来经络研究方面的不足，使经络研究拓展至人体生命发生的最早阶段，揭示胚胎期经络的形成和发育是生命发生的一个非常重要的阶段，这一发现也为针灸学开辟了腹部医学研究这一新领域和新方向。

腹针具有安全、无痛、高效、快捷、适应证广泛的特点，受到国内外患者的普遍欢迎。迄今为止，腹针已经推广至全球 30 多个国家和地区，为各地人民提供了一种新的针灸治疗方法。

腹针疗法“处方标准化，操作规范化，辨证条理化”的技术特点，使其具有了可重复性验证的科学技术特征，也为针灸的科学性提供了大量重要的研究证据与实践支撑。

“质疑、求证、科学、严谨”是腹针研究一贯的治学精神。希望每一位腹针学习者都能够秉承这一优秀传统，从而更好地传播中医和中国智慧，推动中国医学迈向更高的境界！

薄智云

2024 年 3 月于北京

前 言

薄氏腹针疗法（简称“腹针疗法”“腹针”）是我国近代医学中少有的自主原创知识，以中华哲学思想为指导，以中医基础理论为根基，结合现代医学发现，从中医的理、法、方、穴出发，通过在腹部进行针刺调节脏腑、经络以治疗全身疾病的一种新的针灸方法，具有简便、易行、安全、适应证广等优点。该疗法自推广以来，受到针灸界同仁及专家的普遍关注。

腹针疗法既有传统针灸治疗的特点，又有自身诊治的特色，广泛适用于各年龄层次的患者。对于小儿，亦可在腹针疗法的理论指导下，采用指针方式操作，同样有较高的临床价值。同时，腹针疗法也可与多种治疗方法结合使用，不仅可针药结合，还可以与放疗、化疗等现代西医治疗手段相结合，从而为临床治疗开拓更宽的思路。

腹部是以神阙布气说为核心形成的一个宏观调控系统。作者认为，神阙系统可能是形成于胚胎期的调控系统，也是经络系统的母系统，因此，它具有向全身输布气血的功能，起到对机体宏观调控的作用，这不仅是敷脐疗法的基础，也是腹诊与腹针疗法的基础。本书对上述理论不仅从中医经络的角度进行了深入剖析，而且从现代医学角度进行了详尽分析，并以全新的视角和方法呈现给读者。书中列举了大量疑难病例并进行深入分析，旨在帮助读者理解并学会运用相关知识，融会贯通。本书内容具有较高的可读性与实用性。

为了让广大读者能够快速理解腹针的标准化特点并便于实际操作，

本书编者专门绘制了近 80 幅腹针处方图谱，希望能够通过这些图谱更具体地体现腹针“一病一方”的标准化特点。这些处方的临床应用研究可以在“薄氏腹针”微信公众号上查阅，并用小程序辅助学习。

本书不仅适合在广大中医、针灸医生及中医院校师生中普及和推广，也可供中西医临床医生参考，同时也能够成为中医爱好者的案头书。

著者

2025 年 5 月

前版序

腹针疗法是以中医理论为指导，结合薄智云教授的学术思想和宝贵实践经验，而形成的一门治疗疾病的专门学科。因其具有适应证广、疗效明显、操作方便、安全无副作用等优点，故为人类健康作出了重大贡献。

薄教授从事腹针临床工作 20 余年，经验丰富，治疗方法独特，临床疗效显著。为了弘扬腹针疗法，薄教授参阅了古今书籍，吸取前贤宝贵经验，并结合本人经验编著成《腹针疗法》一书。该书是薄教授 20 余年腹针临床经验的结晶，充分展现了薄教授潜心研究腹针疗法学术之成果。

该书主要介绍了腹针概论、腹针的中医基础、腹针原理、腹针定位及取穴特点、腹针临床应用、腹针常用处方等内容。

薄教授发明的腹针疗法具有神奇的疗效，尤其对慢性疾病或疑难病症的疗效更是立竿见影，确有独到之处。

体会《腹针疗法》一书宗旨，融古今，聚精华，集理论性、学术性、实用性于一体。相信本书的出版对临床实践、治痛疗疾将大有裨益，实乃病患之福音。时值《腹针疗法》一书出版之际，特表祝贺，并欣然作序。

医学博士

英国剑桥国际名人

中国台北市中医师公会针灸研究委员会顾问

初月轩

1999 年 5 月

前版自序

上下五千年孕育了中华民族的优秀文化，中医作为传统文化的重要组成部分，经过几千年的历史更加灿烂。这种在医学史上无可比拟的博大精深与数千年的知识积淀密不可分。然而，人类对客观事物的认识在不断深化，传统文化的优秀与欠缺便显得如此昭然。怎样使传统针灸学的发展与现代科学发展同步，便成了该领域面临的严峻问题。

我有幸出生于中医世家，耳濡目染，受到环境的熏陶。父母治学严谨，膝下儿女也自然成才。1970 年，我离开家乡太原，只身到长治钢铁公司职工医院（简称“长钢医院”）从事针灸临床工作时，虽然已经有几年的临床经验，但失去父母的依托，仅靠自己的实力尚欠火候。基层的缺医少药在当时很长时期内难以改善，“一根针，一把草”的指导方针使扎针拔罐成了当时最大的社会医疗需求。每天几十人次的门诊量虽然非常辛苦，但长期的临床积累不仅丰富了自己的经验，提升了操作技巧，而且医学知识与思辨水平也得到了提高。偶然的机遇使我发现了腹穴治疗急性腰痛的神奇疗效。于是，经过二十余年无数的失败与探索，我从纯朴善良的老乡们的肚子上发现了真知，而这一发现便将我带到了神阙经络系统这一神奇的领域之中。

从医二十多年后，我才感受到中医学是如此之美，就像一瓶陈年的佳酿，耐人寻味。有了种大彻大悟的感觉，仿佛只要遵循它的基本原则，它便能引领你在疑难病症的领域里神奇地遨游。于是我立志要将这一规律整理出来，启悟后人，并在条件成熟的时候回报家乡父老。

腹针是一种无痛的针灸疗法，靠术者的得气感使患者在无知无觉中得到治疗，并能在很短的时间内令病情得到显著改善。我经过多年的临床探索总结出了许多有效的处方，但怎样用经络研究的成果对腹针的现象进行科学的阐释呢？面对中医基础理论与经络研究的相对滞后，我深深陷入了对传统理论的思考。

经络是指导针灸的核心理论，近年来，国家对经络实质的研究投入了大量的资金，但诸多的假说均难以解释腹针的各种临床现象。因此，我认为经络一定还有更深的底蕴与科学的内核需要我们去认识与探索。

中医学的一个最大的特色便是整体观念，而整体观念的核心思想便是“脏腑学说”。中医的基础理论便是以脏腑学说为核心展开的。十二经脉都是以脏腑的名称命名的，所以经络应当是脏腑之气输布全身的系统。而脏腑学说本身所阐释的每一个脏腑都是功能系统，因此，经络系统也一定是构架在脏腑功能系统上的功能系统。根据刺激经脉远端相关经穴对脏腑具有双向调节作用的特点，针刺腹部与脏腑相关的经穴同样对相应经脉具有双向调节作用，这使腹针的部分经络现象得到合理的解释。

经络是怎样形成的呢？依循“经络是运行气血的通道”的定义，对于经络的形成可追溯到胚胎期。人体在胚胎时期是通过脐带从母体汲取营养的，因此脐（神阙）通向全身运行气血的通道在胚胎期即已形成，这些通道便是经络系统。因此我认为，人体有一个先于脏腑与肢体出现的全身最早的系统，这个系统便是神阙经络系统。随后，我们逐渐在脐周发现了与全身应答关系非常明确、排布有序的穴区带，逐步完善了神阙调控系统是全身最早的调控系统与经络系统母系统的理论，使腹针形成了一个与脏腑和全身密切相关的新的系统。

新的理论体系的确立，不仅为腹针疗法找到了坚实的中医学理论基础，而且为深层次的研究提供了很好的理论框架，使中医的整体观念与辨证论治两大特色在腹针中得到了充分体现。在此基础上，进一步提出了“用针之道，立法为先，操术次之，尔后机变”的腹针大法。

整体观念，古人尚知，辨证施治，医之大法，然今之针者，知有其经，不知其脏，大凡临证，唯穴是用，乃病家之不幸也，或有悟者，亦知有方而不知法，何为理者，知之甚鲜，而自以为得道者众甚，实医家之悲也。理法有序，针道亦然，当为大法。

操针探穴，误为妙手，隔裳飞针，自命神医，殊不知张仲景医尚证参，孙思邈针必忖度，况我辈乎，故当审因知变而立法，择方遣穴再施术，天道酬勤，功夫自有深浅，临证无误，至期亦分先后，针道之常也，施术候气知疾之常异，理当通变。

经过二十多年的锤炼与近年来在推广中的反复验证，证明腹针疗法不仅有适应证广、痛苦小、见效快、治疗周期短、稳定性好的特点，而且具备处方标准化、操作规范化、辨证条理化的几大优点，为大范围推广奠定了基础。我相信，在不久的将来，腹针疗法将会像西医的手术操作程序那样规范、完善，在这个新领域中突破经验医学的局限。

每当回顾起腹针疗法的研究过程，总会让我想起我的爱妻。在 20 多年的岁月里，是她用瘦弱的双肩承担着家庭的重负，使我能一心扑在自己的事业上。并没有人为腹针事业的发展赞助过一个铜板，所有的研究资金都必须从我们那微薄的工资中挤出。面对寒酸的家境，理不完的家务与照料爱女的责任，她总是默默地承受，并不时对如痴如狂的我给予许多帮助与鼓励。正是这样一个幸福的家庭，给我提供了靠岸、调整的平静港湾，虽然贫穷，却让我充实且从容地完成了腹针的研究与《腹针疗法》一书的初稿。1994 年，山西省针灸研究所所长吕景山教授邀我返回家乡太原筹建腹针研究室。为了事业，我告别心爱的女儿与妻子，离开工作了二十五个春秋的长钢医院，踏上了推广腹针之旅。

腹针研究室的工作进展顺利，同年（1994 年）10 月便举办了全国学习班，虽然人数不多，却受到了大家的赞誉。1 年后，我应邀在兰州军区乌鲁木齐总医院讲学期间，受到了患者的极大欢迎。医院领导与理疗科主任李文荣主任医师独具慧眼，认为腹针治疗疑难病有很大的优势，是很有发展前景的疗法，并成立了腹针脑病康复中心，为腹针在新疆推广作出了贡献。

1995 年，我受祝总骧教授之邀赴京会诊患者，在此期间结识了许多对针灸事业深深热爱的学术界同仁，并在原宣武区卫生局领导的支持下，移师北京，开始了新的创业。

离开家乡四年来，我像一个苦行僧一样飘无定处，无论走到哪里都没有自己的寸土片瓦。这种漂泊不定的生活使我饱尝创业的艰辛，却又磨砺着我的意志，同时让腹针经受着各种环境下许多疑难病症的考验。

即使在一个很小的学术领域，每个人的知识面也都有一定的盲区。从山中来，无足轻重的我自然引不起新闻媒体的关注，因此，无论是学术界还是普通群众，对腹针的印象皆是一片空白。我不敢责备学术界一些专家在这一领域知识的空白及因之而来的对腹针的伤害，但这却加深了我在腹针推广中行旅的苦涩。我只能耗掉极大的精力去让人们在一个较低的层次上认知这一针灸新方法。个人有限的精力与患者口传的原始传播途径常常使人感到绝望，只能以水作酒饼充饥。当为维持基本的生计而坐在公共汽车上奔波时，我才真正地意识到文化打工仔的深刻含义。有时我的心在颤抖，不知在北京这茫茫人海中有多少像我这样胸有抱负而又疲于奔命的人在挣扎。多么希望学术界的同仁能够多一些宽容，让更多的学术流派百花齐放；多么希望我们的新闻媒体能够为提高民众对传统文化的认识水准多做一些奉献。然而，这一切离我是那么的遥远，高知识含量的付出与较低的医疗收费已经把针灸学这一祖国传统文化的瑰宝逼进了窘境，作为一个小小的分支无疑也在所难免。种种重负，几乎把我逼到了精神崩溃的边缘。

如今，腹针在经过了众多磨难后，已经逐渐被学术界同仁所认可，为广大的民众所接受，不少高年资的医师不断地写信汇报他们的工作，几乎都是用相同的字眼——“神奇”来表达对腹针的称赞。许多行医多年的老专家在腹针学习班的座谈会上都深情地说：“我们搞了三四十年的针灸，如果不是亲眼所见，怎么也不会相信腹针在如此广泛的领域里，有这么神奇的疗效。”当他们把绣着“腹针疗法，中华瑰宝”几个字的锦旗送给我这个比他们年少的老师时，我内心深处的天平开始平衡，忍了三十年的老泪挥洒而下。

当 91 岁的旅美华侨不远万里来京求医时，当 83 岁的初月轩医学博士渡海求教，满意而归时，我的心得到了宽慰，并深深地意识到人类的健康需要腹针，世界医学需要腹针。偶尔在情绪好转时我也会做个好梦，梦到我终于有了自己的研究室，有了小小的医院与学校，来自世界各地的医生正如饥似渴地学习着腹针这一中国古老而神奇的文化瑰宝。自己也有了一方小小的净土，与远别的妻子爱女又能重新永久地团聚……

同时，我也深深地感谢在事业上启迪并鼓励我不断奋进的父母，和在腹针研究过程中曾给过我道义上支持的长钢医院同仁及山西省中医界的同道，以及各位教授、朋友们，并祝他们事业发达，一生平安！

《腹针疗法讲义》1994 年由山西省针灸研究所腹针研究室草草编印。

本书文稿即在该讲义的基础上，经过多次修改方得以完成。

《腹针疗法》的书名承蒙针灸界的老前辈、中国工程院程莘农院士题书，为本书增色不少，在此特致谢意！

本书承蒙德高望重的医学专家，84 岁高龄的医学博士初月轩院长为之作序，在此诚致敬意！

薄智云
1999 年 8 月

前版前言

腹针疗法是在继承和发扬祖国传统医学的基础上，结合现代医学对经络的研究成果，经过20多年的反复临床实践，整理出来的通过针刺腹部穴位治疗全身慢性病和疑难病症的一种新的针灸方法。

腹针疗法以中医理论为基础，以神阙调控系统为核心。腹针理论认为：人之先天，从无形的精气到胚胎的形成，完全依赖于神阙系统。因此，神阙系统可能是形成于胚胎期的人体调控系统，是人体最早的系统，也可能是经络系统的母系统，对人体具有宏观调控的作用。

针刺穴位时，人们会有一种酸、麻、胀、痛的感觉，我们通常把这种感觉称为“得气”。这种得气的感觉随着刺激强度的变化会随着经脉的循行方向传导，被称为“循经感传”。当这种感传到达病变的部位时，称为“气至病所”。传统针灸理论认为，“气至病所”是取得较佳疗效的重要临床指征，而这点又恰恰是人们不愿接受针灸治疗的主要原因。

腹针疗法根据经脉是多层次的空间立体结构的理论，结合疾病的变化规律，经过长达20多年探索针刺深浅对疾病的影响，总结出了针刺深浅与各种疾病的相关规律，摆脱了临床疗效对传统“得气”的依赖，提出了“刺至病所”的针灸新观念。只要根据腹针的特殊要求去操作，在患者无知无觉的情况下同样可以取得立竿见影的效果，使腹针变成小至几岁幼儿，老至90岁老人都能愉快接受的无痛针灸疗法。腹针疗法也为研究无痛针灸方法建立了一套新的理论体系。

腹针疗法通过调节内脏平衡使机体逐渐趋于稳态来治疗全身疾病，

体现了中医“治病必求于本”的辨证施治原则，从一个新的视角来认识和讨论人类生命的产生、完善和终止。同时，对中医学中的一些基本概念也提出了一些新的看法。

腹针疗法不仅在临床上有广泛的适应证和较佳的疗效，而且在施针时遵循“用针之道，立法为先，操术次之，尔后机变”的原则。强调在临床上应多加揣摩，先从诊断入手，再看辨证妥否，然后操术勿躁，依情再做加减的腹针治疗方法，在临床上有很好的开发前景。

腹针疗法根据腹部的内在规律，结合现代经络研究的成果，使腹针疗法既具有传统中医的特色，又具有现代科学的特征，提出了“处方标准化，操作规范化，辨证条理化”的针灸发展新思路，大大提高了腹针疗法的可重复性，使腹针疗法成为与时代科技同步发展的新学科，为针灸的推广提供了一种新模式。

本书共九章，分别为腹针疗法概论、腹部的解剖、腹部的经穴与经外奇穴、腹针的中医学基础、腹针的原理、腹针的定位取穴特点、腹针的临床应用、常见病症的腹针治疗，以及近年来腹部穴位的研究与临床应用，从简到繁地对腹针疗法进行了较详细的介绍。在腹针的临床应用一章中，还选录了大量的典型案例，以中西医结合的方式进行了较详细的阐释，以期使读者达到学以致用的目的。

本书介绍疾病时，一改以往中医以证为主或西医以病为题的传统写法，以多篇已发表的论文为基础，不论证、病，以文能达意、临床实用为前提，证、病掺杂来进行叙述。这种尝试能否被大家接受，仍有待时间检验。望同道提出宝贵意见。

薄智云

1999 年 8 月

目　录

第一章　腹针疗法概论 1

第一节　腹针的形成 3
第二节　腹针学的机理 10
第三节　腹针疗法的特点 12

第二章　腹部解剖 21

第一节　前腹壁表面解剖 21
第二节　腹部的形状和脏器的体表投影 25
第三节　前腹壁分层局部解剖 27
第四节　脐 41
第五节　腹膜 43

第三章　腹部穴位 49

第一节　腹部穴位的取穴方法 49
第二节　腹部的常用穴位 51

第三节　腹穴特点　67
第四节　腹部穴位的研究与临床应用　70

第四章　腹针学的中医学基础　80

第一节　阴阳五行学说　80
第二节　脏腑学说　83
第三节　经络学说　99
第四节　腹部先天经络系统　115

第五章　腹针的原理　124

第一节　中医对腹部的认识　124
第二节　神阙布气说与腹针的关系　126
第三节　腹针对机体稳态的影响　131

第六章　腹针的定位及取穴特点　137

第一节　循经取穴法　138
第二节　定位取穴法　139
第三节　八廓辨证取穴法　143

第七章 腹针的临床应用 147

第一节 腹针的适应证、禁忌证 147
第二节 腹针的针刺手法 149
第三节 腹针的处方 152

第八章 常见病症的腹针治疗 168

第一节 上肢常见病 170
第二节 下肢常见病 197
第三节 头部常见病 231
第四节 杂病 271

第九章 腹针应用的相关内容 292

主要参考文献 311

第一章

腹针疗法概论

针灸是中医学的一门重要学科。在中国现存最早的医学著作《黄帝内经》中已对针灸的临床经验和理论知识有了比较系统的载述。针灸疗法应用于临床,有文字记载已历两三千年。它不仅在中医学中占据着重要的地位,而且很早便流传到国外。

针灸具有工具简单、适应证广、疗效显著等优点。因此,在长达数千年的人类与疾病的斗争中,针灸作为一种治疗疾病的方法得到了广泛应用与不断发展。20 世纪 90 年代以后,我国医学工作者对针灸机理进行了大量的多学科研究,引起了全球医学界的关注。日本、朝鲜、法国、德国等国家也对针灸进行了研究与推广,对现代针灸的发展作出了贡献。

目前,针灸学已经形成了一个庞大的系统、一门独立的学科。对经络的研究也是朝着系统的多样化、复杂化方向发展。一方面,人们从宏观的角度对经络的实质进行研究,如用 γ 示踪的方式观察经脉迁移的轨迹,用生物电阻抗法来测定穴位的组织结构等;采用声、光、电、磁等物理手段对超出人们感官范畴的系统——经络的客观存在进行研究。另一方面,人们从微观的角度对经络系统高度精密分化派生出来的子系统进行探讨。认为从生物全息的角度来看,人类外在的每一个器官都可能形成一个微观的经络系统或称之为诊疗系统,如耳针、头针、眼针、手针等。此外,人们还把经络系统广泛地运

笔记栏

用于锻炼身体、预防疾病和治疗疾病，充分利用经络通调气血，调整阴阳、脏腑的整合功能，使人体这个开放性巨系统的自动控制系统维持相对的稳态。

而上述种种，笔者认为都依赖于一个重要的系统——神阙调控系统。千百年来，尽管人们对神阙穴的认识很深，在临床上也用神阙穴治疗许多疾病。但是，把以神阙穴为主的腹部作为一个系统来研究却几近空白。笔者在长期的针灸实践过程中发现了这一系统不容忽视的重要性，并首次提出了神阙调控系统的理论，发明并创建了以神阙系统为核心的一种新的针灸疗法——腹针疗法。

腹针理论认为，人之先天，从无形的精气到胚胎的形成，完全依赖于神阙系统。因此，神阙系统是形成于胚胎期的人体调控系统，是人体最早的调控系统，也是经络系统的母系统，具有向全身输布气血的功能，起到对机体宏观调控的作用。由于腹部解剖结构上的特点，在神经系统的形成过程中逐渐形成两个截然不同的调节系统：一个位于腹壁的浅层，对全身的功能起着调控作用，通常被称为外周系统；一个位于腹壁的深层，对内脏的功能起着调节作用，称为内脏系统。这两个系统互相影响，对全身起着调控作用。美国科学家研究也发现人有两脑——颅脑（颅中脑）和肠脑（肠神经系统），并认为两脑之间相互作用和影响。从而进一步证实了神阙系统存在的客观性，并为之提供了一定的科学依据。

神阙调控系统的复杂性决定了腹针疗法的广泛适用性。因此，尽管腹针以传统的腹部穴位为框架，以部分新穴为补充，但在临床治疗上却有很广的覆盖面，证实了祝总骧教授提出的“经络是一个多层次、多功能的立体空间结构”的理论。从每一个穴位的不同深度去发掘它的穴性与主治功能，大大地拓宽了每一个腹穴的临床适应证，从而使腹针变成一个非常丰富并有着很深内涵的针灸治疗体系。

中医学理论具有经验医学、自然哲学和自然科学的科学属性。但是，长期以来针灸学侧重于向经验医学的方向发展，渐渐地与传统的中医理论脱节。腹针在总结前人针灸学经验的基础上提出了“用针之道，立法为先，操术次之，尔后机变”的针灸大法。在临证时要求“先从诊断入手，再看辨证妥否，尔后操术勿躁，依情再做加减”。强调把腹针构架在中医的基础理论上发展，突出“辨证施治”与“治病必求于本”的学术思想。用中医的理、法、方、穴，通过针刺腹部，最大限度地激发神经系统及人体经络系统自我调控的潜能，使内脏逐渐趋于稳态，从而治疗全身疾病。因此，腹针疗法既有传统针灸的特点，又有自身诊治特色，为针灸学的发展提供了一种新的模式。

腹针疗法具有痛苦小、见效快、疗效稳定、适应证广等优点，适宜于广泛推广。笔者相信，随着对以神阙调控系统为核心的腹针研究的不断发展与深入，必将对中医学的发展产生深远的影响。

第一节 腹针的形成

腹部是构成人体的主要部位之一。腹腔内不仅有人体的许多重要脏器，而且在全身 360 多个经穴中，腹部的经穴就多达 48 个，在全身的 14 条经脉中，经过腹部的经脉就有 6 条。腹诊的临床应用已有近千年的历史，针灸这门学科的长期发展，也为腹穴诊治内脏疾病积累了丰富的经验。这些都为腹针疗法的形成提供了坚实的基础。

一、传统针灸面临的挑战

当代一些哲学家认为：“学习西医是从感性知识到理性知识的过程，学习中医是感性与悟性的结合，这是两种医学思维方式的根本区别。”随着现代科技的不断进步，西方医学得到了飞速的发展。但是，人类寿命的延长使疾病谱发生了变化，而化学合成药物带来的副作用越来越大，回归自然的呼声越来越高，传统医学在治疗上的价值逐渐被人们所重视，中医针灸面临着走向世界的大好契机。

中医学有着数千年的文化积淀，中医的辨证施治思想对现代医学也有着深远的影响，在医治许多疑难病和慢性病方面有着明显的优势。传统针灸作为中医学的一门重要学科已逐渐被世界各国人民所接受与喜爱。但是，传统针灸由于自身方法上的许多不足，严重地影响了针灸在世界各地医学领域的进一步发展。

1. 传统针灸适应证广、见效快、设备简单，长期以来深受广大群众的欢迎。但是，“气至病所”是传统针灸强调的针刺得气现象，而酸、麻、胀、痛的针感向远距离传导的感觉并不能为大多数患者所接受。对针感的畏惧使许多患者宁可采用较长时间服药的方法来替代针灸治疗。

2. 传统针灸在临床上常可收到“立竿见影”的效果，但数小时后疗效便逐渐减弱或消失，因此必须进行多次反复的治疗，疗效才能稳定，这一点在对慢性疾病的治疗上显得更为突出。而现代生活与工作的快节奏，对传统针灸疗法提出了更高的要求。

3. 针灸是一种高知识含量、高技术要求、长期经验积累的手工操作医疗方法。因此，培养一个高水平的针灸专业人才需要很长的周期，然而针灸学科本身存在的诸多不足也不容忽视，这些问题对其发展带来很大的影响。

（1）近年来对经络现象的研究，在国内外都取得了很大的进展，经络现象的客观存在已被西方医学界认可。穴位是针灸施术的部位，不同的穴位有着相对的特异性，取穴的准确与否是临床疗效的关键。但每一个穴位怎样取穴才能更准确，疗效才能更好呢？根据传统针灸书籍记载，每个穴位都可能有多种取穴方法，而不同的取穴方法可能会使同一穴位的进针位置不完全相同，每个医生都是根据自己的习惯结合临床经验去定位自己认为准确的穴位点的，因此，同一穴位如果由几个人同时来取，位置则很难重合。由于无法建立一套权威、公认且标准的穴位定位方法，该学科在信息交流中缺乏统一的语言，这为学术交流和学科发展带来了一定的困难。

（2）现代医学的教育是直观的、规范的，即使一个普通的阑尾切除术都有明确的手术指征，手术的操作也有严格的规范程序。无论是知名的教授，还是年轻的住院医师，在整个手术操作过程中大家都会一丝不苟地遵循每一道程序，其差别只不过是手术的快慢或操作的熟练程度不同而已。而针灸治疗疾病，即使是对于肩周炎这样的常见病，不同的医生也会采用不完全相同的方法，很难有几个人采用同一公认的疗效确凿的处方，真可谓“仁者见仁，智者见智”。虽然这样的治疗方法是针灸临床辨证施治的一种特色，但也反映了一个不可否认的事实——针灸治疗各种疾病确有疗效的规范化处方尚待大家认真筛选。因此，也就给推广增加了很大的难度。

（3）“针刺容易取穴难，取穴容易辨证难，辨证容易补泻难，补泻容易调气难”。以上描述高度概括了培养一个合格的针灸医生需要经过的几个阶段。这几个阶段不仅需要扎实的中西医理论基础与长期的临床体会，而且还需要科学的培训方法才能使每位针灸医生达到一个较高的水平。不少人认为针灸达到一定水平之后便“只可意会，不可言传”。笔者认为这可能是因为一些针灸的临床思辨方法尚处于感性阶段，需向理性升华，因而还较难进行科学的描述。如果依靠每一位从事针灸工作的医生的悟性来决定这一学科的科学价值，显然是很危险的。只有不断地把针灸的方法进行完善，使其理性化、标准化、规范化，才能够让更多的人学习好针灸这门学科，更好地掌握针灸的技法，并充分地显示出针灸的科学价值，使这一学科在较高层次上得到发展。

人类对客观事物的认识永远是无限的，所以“真理”在一个时间、空间点是“绝对”的，而随着时间、空间点的推移，它便会被另一个“绝对”所取代。因此，现代医学需要不断地进行知识更新来保持自身的科学性。针灸是否也应当依照自身的认识论、方法论不断地推陈出新，用现代科技来补充与完善自己，形成一个与现代医学同步的，治疗病种更广、疗效更好的现代学科呢？这样的问题使笔者陷入了深深的思考。

二、偶然奇效的启迪

我首次用腹穴治疗腹部之外的疾病是在1972年，当时一位姓刘的老工人因腰扭伤合并坐骨神经痛前来求治，经过传统的几种针刺法治疗后，病情毫无改善，我突然想到，任脉和督脉二脉互通，那么何不用任脉的经穴来试一下？针刺气海、关元穴后不到5分钟，患者的腰痛及坐骨神经痛完全消失了。时隔不久，一位姓马的火车司机也患了同样的病，我取同样的穴位治疗，也是只扎了一次便好了。

从那时起，我便开始注意腹穴经验的积累和摸索。例如有的患者腰痛好了，腿还有症状，我就用下腹部胃经的外陵、大巨穴试一下。治疗部位逐渐从腰发展到腿，随后发展到上臂，之后又扩展到治疗全身的疾病。此后，在传统的针灸方法治疗无效时，我也总是用腹穴来试着治疗一下。随着腹针应用的次数越来越多，我无意中发现的腹穴治疗有效的病种多了起来，积累的腹针经验也更加丰富。

在积累腹针经验的过程中，我惊奇地发现，腹针不仅具有与传统针灸一样的立竿见影的效果，而且还有取穴少、疗效稳定、无痛苦等许多优点。通常只需要几次治疗，便可取得传统针灸几个疗程的疗效，使患者的治疗周期大大缩短。但是，也有不少患者反映，原有的病虽然改善了许多，但有时腹部疼痛的时间很长，这种情况又影响了腹针方法的开展。

怎样才能避免针刺时的不适反应，从而取得更好的临床疗效呢？

笔记栏

经过长期的临床观察，我发现腹针引起的内脏牵拉痛或放射痛与针刺的深度有关，而临床疗效不仅取决于选穴是否合理，针刺深浅也是重要的因素。这一发现使腹针的研究慢慢步入了正常的轨道。

就这样，在点滴的经验积累和无数的失败教训基础上，腹针治疗的病种慢慢扩展，取得了不少宝贵的临床经验。

三、腹针的探索与形成

腹针治疗的病种越来越多，我也渐渐摸索到了腹针的一些规律，腹针的研究开始从粗线条向细腻的方向发展。腹针为什么能治疗许多疑难病呢？我慢慢地悟出了一些腹针的医理。腹针疗法不仅仅是一个微针技术，而是一门包含多个子系统的独立医学系统，也可以称为“腹部医学”。

医理源于易理。《周易》是阐释人体生命科学的一门学说，中医的天人相应理论及阴阳五行学说皆发源于易理。腹部的八廓亦可追溯至《黄帝内经》。《灵枢・九宫八风》启八卦所取脏腑之象：心应离，脾应坤，肺应兑，小肠应乾，肾应坎，大肠应艮，肝应震，胃应巽。而从现代解剖学的角度来看，内脏的排序与腹部的八廓较为契合。

中医理论认为“正气存内，邪不可干”，说明所有的疾病都与内脏的功能失衡有关。而中医治疗疾病的原则是“急则治其标，缓则治其本”，治疗慢性病均是从调理脏腑入手。因此，以腹针针刺腹部的穴位来直接调理脏腑则更易收功。

气功是民间流行的一种传统健身方法，在体育锻炼方面有一定的价值。尽管民间流传的各种门派的功法很多，但任何功法都离不开一个核心内容——“意守丹田”。而气功中所指的“丹田”，是指“脐下”，即神阙穴的下面。对于神阙穴，《会元针灸学》进行了深刻的描述：“神阙者，神之所舍其中也。上则天部，下则地部，中为人部，两旁有气穴、肓俞，上有水分、下脘，下有胞门、横户，脐居其中，如门之阙，神通先天，父母相交而成胎时，先生脐带形如荷茎，系于母之命门。天一生水而生肾，状如未敷莲花，顺五行以相生，赖母气以相传，十月胎满，则神注于脐中而成人，故名神阙。”尉迟静还以3例经络敏感人为观察对象，分别反复针刺气海、石门、关元和神阙穴，发现针刺前3穴时除激发循任脉贯注的感传路线外，未发现其他感传路线。而针刺神阙穴引出的感传路线，一是纵行的主干，呈双向贯注循任脉通督脉；二是由神阙穴横行双向贯注的环行路线；三是由神阙穴向胸腹壁斜行双向贯注的放射状路线。这些都为以神阙为核心的腹针系统的形成提供了一定的理论依据和有价值的参考。

此外，近年来人们对腹穴的实验研究成果和临床经验，都对腹针疗法的形成产生了一定的影响。在总结前人成功经验和失败教训的基础上，20世纪80年代末期，在以神阙调控系统为核心的腹针理论逐渐形成后，又经过数千人次的科学实验和反复临床印证，逐渐形成了一个在临床上以治疗慢性病、疑难病为主，有广泛适应证，疗效较好的腹针治疗体系。

第二节　腹针学的机理

腹部是人体的一个重要部位，腹腔内集中了人体许多重要的内脏器官，生命活动的许多功能均是在这些重要器官的正常生理活动下得以运转的。除此之外，人体还有更为完善的功能调节系统，使人体各器官、各系统的活动直接或间接地在调节系统的控制下进行，人体对内外环境的变化产生相应的反馈，保证人体内部与周围环境之间的协调统一，维持人体生命活动的正常进行。

首先，从中医的角度来看，腹部不仅包括了许多重要的内脏器官，而且还分布着大量的经脉，为气血向全身输布、内联外达提供了较广的途径。脏腑的募穴是脏腑之气结聚的地方，也是审察证候、诊断及治疗疾病的重要部位，因其大多集中在腹部，故又称腹募穴。日本汉方医学还把腹诊发展成一种特有的诊病手段，矢数道明甚至提出外感证以脉诊为主，内伤病以腹诊为主的主张。曲直濑道三还认为“腹者有生之本，百病皆根于此”。因此，腹针治疗内脏疾病或慢性全身性疾病具有脏腑最集中、经脉最多、途径最短等优点。

其次，脐带是胎儿从母体摄入氧气、营养物质的通道。脐带的一端和胎儿腹壁的脐轮相连，另一端附着于胎盘的表面，母体的气血则由脐带向胎儿全身供应。随着胎儿在母体内的发育，以脐为中心向全身输布气血的功能不断得到完善，最后形成了一个完善的给养系统。因此，神阙向四周及全身输布气血的功能先天即已形成。胎儿出生后，随着营养摄入方式的改变，脐部输布气血的功能降到了一个次等的地位，一些血管与周围的血管建立了新的关系，一些组织闭锁，一些成为结缔组织，从而被人们所忽略。但是，这一固有的输布气血的系统依然存在。因此，笔者认为，以神阙为轴心的大腹部不仅有一个已知的与全身气血运行相关的循环系统，而且还拥有一个被人们所忽略的全身高级调控系统。这个系统不仅是腹针的物质基础，同时也是敷脐疗法的物质基础。

再次，维持机体的稳态，这是医学的共识，中医认为人体是有机的整体，在结构上不可分割，在生理上相互协调，在病理上相互影响，外病及里，里病外显。此外，中医还强调人与自然界之间的密切关系和社会、心理对人体的影响。人体作为一个外界的承受体与内脏的反映物，则是通过经络调节使自身达到相对稳定的状态。而内脏系统的失衡和在体表的反应相关，这是中医的基本概念，即“有诸内必形诸外”。人们也常把这种脏腑失衡的体表反应作为诊断和治疗疾病的依据。体针、耳针、头针等大多是通过刺激体表特定区域（如穴位、耳郭反射区或头部神经分布区），实现对脏腑功能的逆向调节作用，从而治疗脏腑疾病。腹针虽然也是针刺体表，但由于腹穴在解剖学上的优势，使之对脏腑失衡的调节更为有利，故可提高内脏在应激状态下的稳定性。

笔记栏

第三节　腹针疗法的特点

腹针疗法是一种以神阙布气说为核心，通过刺激腹部穴位调节脏腑失衡来治疗全身疾病的新针灸方法。在临床中，虽然腹针疗法适应证非常广泛，但主要应用于内因引起的疾病、久病及里的慢性病等，此为腹针疗法的优势病种。充分发挥腹针"治病必求于本"的辨证施治特点，为临床治疗提供了独特的优势。

一、腹针疗法的理论基础与优势

（一）腹部穴位的特殊性

"腹部深似井，背部薄如饼"。腹部穴位的特点，决定了腹针在刺法上有别于其他的微针系统。腹部穴位具有独特的解剖结构特点，经脉是循行于隐性感传线下面的一种多层次的立体空间结构。腹腔由厚厚的前腹壁覆盖，腹腔前壁由皮肤、浅筋膜、肌肉层（及深筋膜）、横筋膜、腹膜外脂肪及腹膜壁层等组成，其中有丰富的深、浅动脉和静脉，淋巴管，肋间神经，腰神经等，为人体内脏的生理功能和向全身气血运行提供了丰富的物质基础，这种复杂的结构为腹针疗法对全身的调节提供了多层次的立体空间，使得针刺时可以采用不同深度的刺激去影响不同的外周系统，从而达到调节局部或整体的作用。腹针深刺可直接对体腔的内脏神经及周围组织产生影响，这是腹针疗法的一个显著优势。

（二）经络感传现象的差异性

腹针疗法中的经络感传现象与传统针刺有所不同。传统针刺强调“循经感传”，而腹针的感传现象通常表现为大多数感传并无明显的向病性或循经性，但在临床上同样能取得显著疗效。这可能与腹针和体针对机体调节的机制不同有关。

传统的针刺穴位得气时，酸、麻、胀、痛的针感沿着经脉路线传导，称为“循经感传”。当循经感传传至病部位时，称为“气至病所”。大量的研究资料表明，“气至病所”时较易取得好的临床疗效。因此，传统针刺时均尽可能地采用各种手法或接气法来诱发针感达到“气至病所”。耳针时，耳穴疼痛的敏感度常作为诊断疾病和选穴施治的标准。一般来说，施治的耳穴越痛，耳郭发热得越快，治疗的效果就越好。因此，耳针的得气主要以疼痛、耳郭发热为度。而腹针中经络感传现象虽也常见，但绝大多数的感传并无明显的向病性或循经性，局部的憋胀、疼痛或局部短距离的、无规律的感传较为多见，却同样能收到立竿见影的效果。笔者考虑这种情况可能与腹针和体针对机体调节的机制不同有关。

从宏观的角度来看，神阙系统是经络系统的母系统，经络系统是一个大的系统。因此，腹针“气至病所”的向病性，表现在感传向患病的脏腑，在神阙与脏腑这个内脏封闭系统之间，弛豫地调整。当脏腑之间平衡有序后，再由脏腑之气对局部进行再调整。因此，虽然需要一定的弛豫时间，但却有较好的稳定性。而体针则是由穴位激发的经气通过“气至病所”对经络系统的局部进行微观的调整。因此，便出现了上述各种针刺系统中对针刺得气的许多不同概念。

笔记栏

（三）左右功能双重性

人体的组织结构呈现左右对称性（肢体），因此，经络的分布也和肢体的表面结构一致。腹部的经脉亦然。内脏器官在腹腔内虽然有序，但并不对称。这样便出现了腹穴穴性的双重性（除任脉的经穴外）。即浅刺或中刺左右同名的穴位时，影响相同的外周系统，具有相同的穴性和功能；深刺左右同名的穴位时，因左右穴影响的内脏及周围组织不同，而产生截然不同的两种临床效果。

机体的复杂性，决定了神阙系统的多重性。神阙系统一方面与脏腑构成一个封闭的调控系统，另一方面与周围的组织也构成一个大的网络系统，对全身的气血运行起着一定的调节作用。如恶性肿瘤和感染的转移播散，以脐为中心呈“X”状扩散转移，便是途经了这一网络系统。腹针治疗时必须考虑上述基本特点，同时也为腹针的定位取穴增加了丰富的内容。

（四）腹针取穴的多重性

腹针疗法不仅吸收了传统的中医理论和经络学说，与针灸理论紧密衔接，而且充分利用了现代的科研成果和以往的临床经验，并考虑到了上述腹部解剖结构特点和针刺特点，取穴时采用循经取穴法、定位取穴法和八廓辨证取穴法三种取穴方法，在临床上既可单独使用，又可配合使用，互补不足。针刺时使用天、地、人三部针刺法，可根据病情的轻重、病位的深浅，调节不同的外周或内脏系统，使腹针成为一个多元化、多层次的综合治疗体系。

科学实践表明，人类对客观物质世界的认识无论在广度上还是深度上都是无限的。随着现代医学对经络研究的深入和广大医学工作者在临床上的不断探索，腹针疗法一定会形成一个日臻完善的治疗系统。

（五）腹针治疗的临床优势

1. 减轻疼痛甚至无痛　腹针疗法在操作过程中，由于其独特的针刺手法和对穴位的精准定位，能够有效减轻患者的疼痛感，甚至在多数情况下实现无痛针刺，提高了患者的舒适度和治疗的依从性。

2. 安全　腹针疗法基于腹部穴位的特殊解剖结构和经络分布特点，通过规范化的操作流程和严格的操作规范，确保了治疗过程的安全性，降低了出现针刺意外和并发症的风险。

3. 快捷　腹针疗法的治疗过程相对简便快捷，每种疾病都有相应的标准化处方，且针刺深度和定位均有明确规定，使得临床医师能够快速准确地进行操作，提高了治疗效率。

4. 适应证广　腹针疗法适用于多种慢性病和疑难病的治疗，其适应证范围广泛，包括但不限于慢性疼痛、消化系统疾病、呼吸系统疾病、神经系统疾病等。通过调节脏腑功能和经络气血，腹针疗法能够有效改善患者的临床症状，提高其生活质量。

二、腹针疗法的临床特点

薄智云教授发明了腹针疗法后，为了确保可重复性和可操作性，设立了以标准化、规范化为重要基础的理论体系。

（一）临床基本特点

“处方标准化、操作规范化、辨证条理化”是腹针疗法的临床基本特点。

经络对全身的调控作用是腹针治疗疾病的基础。应用腹针疗法

笔记栏

时强调取穴的准确性，是取得临床疗效的基本保证；针刺深浅的合理性，是取得满意效果的前提，并且依据腹部经络分布的特点和特性，提出了严格的规范化要求。这种规范化虽然增加了腹针疗法操作的难度，但由于保证了临床疗效的可重复性，不仅使针灸的科学性大大提高，而且证实了腹部经络系统有序分布的客观性和与全身经络分布的相关性。这对完整地揭示经络的特性和科学地开发经络系统的功能具有重大意义。

针灸治疗的基础在于穴位的准确应用，因此穴位的精准定位是取得临床疗效的关键。腹针疗法强调操作规范化的目的在于避免取穴时出现的定位不一致现象，如取同一个穴位时的位置偏移，从而实现治疗定位的统一性，进而保障临床疗效的可靠性。在腹针理论中，每个穴位都是一个固定的定位点，而非任意选择的点。初学者可能基于既往经验认为穴位轻微偏差对疗效影响不大，但临床实践后，便会理解腹针调整的是腹部的全息系统，因此对取穴的精度要求更高。随着取穴准确性的提升，临床效果也将逐渐提高。

影响针灸疗效的因素很多，取穴的问题解决以后，针刺的深浅便成了影响疗效的关键。腹针疗法不仅对取穴的定位有严格的规定，而且对每个穴位的针刺深度都有特殊的要求，使腹针的可操作性变得更强。

在腹针临床治疗中，只要找到与疾病对应的处方便能取得较好的临床效果。例如，治疗肩周炎的处方是中脘、商曲（健侧）、滑肉门（患侧），只要把这些穴位准确地进行标定，在操作时根据处方中对穴位针刺深度的不同要求依序针之，即中脘深刺、商曲中刺、滑肉门浅刺，患者的症状便可以很快缓解。当患者的患病部位不在肩关节周围或者牵拉导致内外侧疼痛时，应根据具体位置选择针刺方案。若病变位于肩关节内侧，应在滑肉门内侧取穴浅刺；若疼痛位于肩关节外侧，则应在滑肉门外侧斜上方取穴浅刺，即按照腹部的全息图去选取与疾病相应的穴位。以落枕治疗为例，处方为中脘、商曲（患侧）、滑肉门（患侧），对上述穴位进行准确定位后，根据中脘深刺、滑肉门中刺、商曲浅刺的原则进行治疗，便可很快取得疗效。对于特殊症状还需灵活调整：当患者的患病部位在肩部时，应在商曲的外下方取穴浅刺；若患者主诉为颈部牵拉疼痛时，则应在商曲的内上方取穴浅刺，如此操作多能实现症状的即刻缓解。

任何疾病在临床上的表现都是多样的，不可能见到许多临床症状完全相同的患者，这是由人体的个体差异决定的，这就需要在临床上根据患者的症状进行相应的处理，这便是中医理论中的辨证施治。人体是一个复杂的机体，因此，在临床辨证时缺乏经验的医生很难准确把握患者病情。腹针疗法根据腹部经络的特点对应了相应的穴位，对任何一种疾病的症状都可以在相应的穴位处进行调整，使针灸辨证施治的方法更直观、更有条理，这不仅使初学者比较容易掌握，而且为针灸临床研究提供了有价值的参考。

腹针疗法对于每个疾病都有一个相应的处方，这是其不同于其他传统针灸疗法的特点之一，也就是说，只要能够对疾病进行准确的诊断，进一步的治疗处方便会相对容易确定，避免了初学者因针灸治疗方法繁多而面临的选择困难。腹针疗法中，对于每种疾病的处方都是唯一的，即用不同的穴位治疗不同的疾病，或用相同穴位而左右取穴不同治疗不同的疾病。这样就实现了取穴的相对统一，为腹针的推广提供了便利，也为医者掌握针灸的规律和提高临床水平奠定了基础。同时，也验证了针灸疗法是一种具有深厚科学内涵的医学，其临床疗效可通过重复验证。

腹针疗法的临床研究表明，针灸学科的发展必须依托中医理论的指导。只有植根于传统中医理论体系，针灸学科才能获得持续发展的理论滋养。中医理论蕴含的中国古典哲学思想具有超越时代的先进性，其"整体观念"和"辨证施治"的基本特色，强调的社会与人体、人体自身各部分的统一性，以及根据个体差异确定治疗方法的原则，至今对中西医临床实践仍具有重要指导价值。随着医学模式向"社会-心理-生物"模式的转变，中医迎来了重要的发展契机。这一理论体系正逐渐被西方医学界所理解和接纳，甚至有科学家明确地指出：21 世纪的医学将以东方医学为主导。然而，理论的前瞻性并不等同于医疗技术的先进性，中医理论本身也存在许多需要完善之处。中医理论持续发展和深入挖掘，是适应时代需求变化而必须长期坚持的重要工作。

（二）腹针的辨证特点

中医整体观念指导下的腹针疗法，其辨证特点在于"从调理脏腑入手，兼顾经脉、局部"。

腹针理论认为：经络内属脏腑，外络四肢百骸。因此，脏腑和经脉是一个统一的系统，即脏腑经脉系统。在该系统中，脏腑作为核心，四肢百骸是脏腑的外延，而经脉则是连接两者的网络。这一理论不仅使许多中医理论在腹针临床中得到了充分的应用，更印证了"正气存内，邪不可干"的经典论述，即脏腑的功能正常则病邪难侵。慢性病和疑难病的一个共同特点便是"久病及里"，基于此，腹针疗法提出"用针之道，立法为先，操术次之，尔后机变"的治疗主张，强调“从调理脏腑入手”来治疗疾病。

例如，腹针治疗颈椎骨质增生的基本处方由中脘、关元、商曲（双侧）、滑肉门（双侧）组成，其中中脘和关元深刺，商曲浅刺，滑肉门中刺，便是用了这样的原理。颈椎骨质增生是一种老年性退行性病变，其病机为脾肾两虚、气血不足、营卫不固，风寒湿邪乘虚而入，形成慢性病变。临床辨证应当遵循“治病必求于本”的原则，从调理脾肾入手，根据腹针理论，深刺中脘有健脾的作用，深刺关元有补肾的功能，两穴配合可以使脾、肾的功能得到调整，恢复人体内脏的稳态。而浅刺商曲可以改善颈部的血液循环，使颈部的疼痛症状得到快速缓解，中刺滑肉门有通调经脉的作用，能促进肩部的血液循环。这样的治疗方案不仅能迅速缓解症状，而且疗效稳定。在此处方的基础上根据颈椎骨质增生的不同类型加减，便可成为治疗多种类型颈椎病的基本处方：如神经根型颈椎病加石关，椎动脉型颈椎病加下脘，交感型颈椎病加气旁（左）（笔者经验穴，位于气海旁开 5 分）。只要诊断准确，并遵照上述原则灵活加减，就能取得良好的疗效。

腹针疗法的每个处方都遵循严格的规范，君穴、臣穴调节脏腑功能，佐穴、使穴调节经脉和病变局部。这种组方不仅能使症状很快缓解，而且可以取得很好的远期效果，体现了中医的整体观念与辨证施治特色，完整展现了理、法、方、穴的中医诊疗体系。

腹针疗法根据腹部脏腑最集中、经脉分布最多及全息分布的特点，构建了独特的理论体系。将经络分为先天经络与后天经络两个部分，强调以神阙为核心的大腹部存在着一个全身高级调控系统——神阙经络系统，这个系统对全身具有宏观调控的作用。这一理论架构使腹针疗法既保持了与中医理论的紧密衔接，又兼具独特优势。腹针疗法不仅具备传统中医（药）在慢性病、疑难病调理方面的特长，还具备了传统针灸取效迅速的特点，因此在治疗各类顽固性疾病时往往能取得显著疗效。

腹针疗法提出的“处方标准化，操作规范化，辨证条理化”原则，既是推动针灸科学研究发展的基本方法，也是提升临床疗效可重复性的重要途径。多年临床实践证实，经过系统、规范的培训后，临床医师运用腹针疗法均可取得较好的疗效。

笔记栏

第二章

腹部解剖

腹针是一种通过针刺腹部穴位治疗全身疾病的疗法。腹针的施术部位主要集中在腹部，而针刺效应的产生又与相关部位的感受器有关，因此，首先必须对腹部的解剖有一些基本的了解。

腹上壁为膈，下壁为盆膈，后壁为腰骶椎及其两侧的软组织，两侧壁及前壁则由三层阔肌及其浅、深方的软组织构成。腹壁在保护腹内脏器、维持腹压、维持脏器位置和呼吸、咳嗽、呕吐、排便等方面起重要作用。腹壁由浅至深共有六层结构，即皮肤、浅筋膜、肌肉、腹横筋膜、腹膜上筋膜及腹膜壁层。

腹部的外壁以双侧腋中线为界，又分为前腹壁和后腹壁。腹壁的主要功能是保护腹腔内的各种脏器。腹针的针刺部位是前腹壁，故对于腹部解剖的介绍也仅限于前腹壁及相关的几个方面。

第一节　前腹壁表面解剖

一、前腹壁表面标志

前腹壁的上界是肋弓和胸骨的剑突，下界是髂嵴、腹股沟韧带、耻骨结节、耻骨嵴和耻骨联合，外侧界是腋中线。在前腹壁上有许多

笔记栏

对取穴具有实用意义的可靠标志，简介如下。

（一）肋弓和正中线

左右各一，分别由左、右侧的第7~10肋软骨连成。两侧肋弓在胸骨的下方形成胸骨下角（或称肋下角）。胸骨下角的大小有很大的个体差异，一般来说，粗壮者胸骨下角较宽，呈钝角；长瘦型的个体多呈锐角。剑突与耻骨联合之间的连接线即前腹壁的正中线，由于两旁腹直肌的隆起，形成一条浅沟。这条沟的深部即两侧腹直肌鞘腱膜的纤维交织成的腹白线，脐大约位于腹白线全长的中点，将之分为脐上部和脐下部。

（二）髂嵴

髂嵴构成前腹壁的下外侧界，其最高点相当于第4腰椎棘突的高度，沿髂嵴向前可触及髂前上棘，向后可触及髂后上棘，直立体位时，髂后上棘的位置与后正中线外侧约4cm处凹窝相当。此凹窝有时亦被作为两侧骶髂关节和第二骶椎高度的标志。

（三）耻骨结节

消瘦者可以在腹股沟韧带内侧端附着处触及耻骨结节；肥胖者常由于耻部的脂肪堆积而触不清楚，此时耻骨结节的部位可按照沿耻骨联合上缘向外2cm左右加以确定。

（四）脐

位置不甚恒定，一般来说，前腹壁肌肉发达者，脐位于前腹壁正中线的中部，相当于第3和第4腰椎之间的高度；前腹壁松弛的肥胖者，脐可降到较低的水平。但是脐作为神经节段分布的标志都是有价值的，脐高度的皮节总是由第10对肋间神经分布控制。

笔记栏

（五）半月线

相当于腹直肌外侧缘所在的部位，因当腹直肌收缩时，该肌外侧缘所在部位的皮肤呈半月形凹陷，故称半月线。

二、前腹壁表面分区

从临床实用角度出发，通常采用 Leclerc 法，即通过人为划定的两条垂直线和两条水平线把前腹壁划分为 9 个区（图 2-1-1）。上水平线（上横线或肋下水平线），系通过腹正中线上、中 1/3 交界处所作的水平线。下水平线（或下横线），系通过腹正中线中、下 1/3 交界处所作的水平线。左、右两条垂线为自左、右锁骨中点到左、右腹股沟韧带中点的连线。

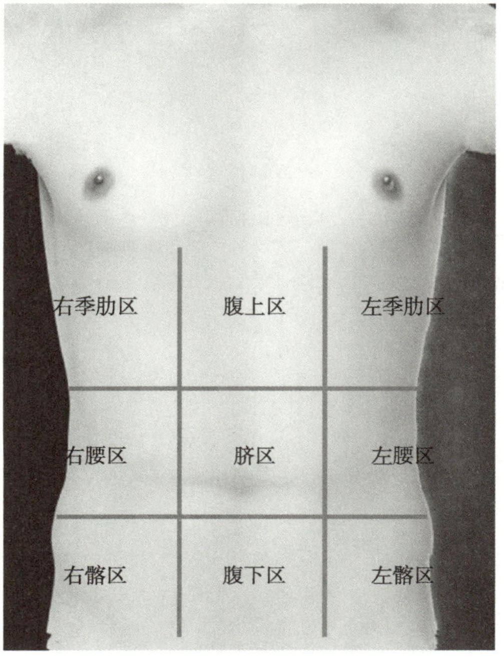

图 2-1-1　腹部的分区

笔记栏

由上述4条线将腹部划分为9个区：

3个中间区，自上而下为：腹上区（固有腹上区）、脐区、腹下区（或耻骨区）。

6个外侧区，自上而下为：左右季肋区、左右腰区（或左右腹外侧区）、左右髂区（或左右腹股沟区）。

此外，尚有以脐为中心（即"0点）的坐标横轴与纵轴，将前腹壁大体分为左上、右上、左下、右下4个象限的划分方法。腹针取穴时亦采用四象限分区法来进行选穴（图2-1-2）。但不论分为4个象限还是分为9个区，目的都是便于记录描述。此外，人们还将分区作为阐明各种腹部疾患的性质、症状、体征与解剖学定位的关系，以及预计疾病发展趋向的依据。

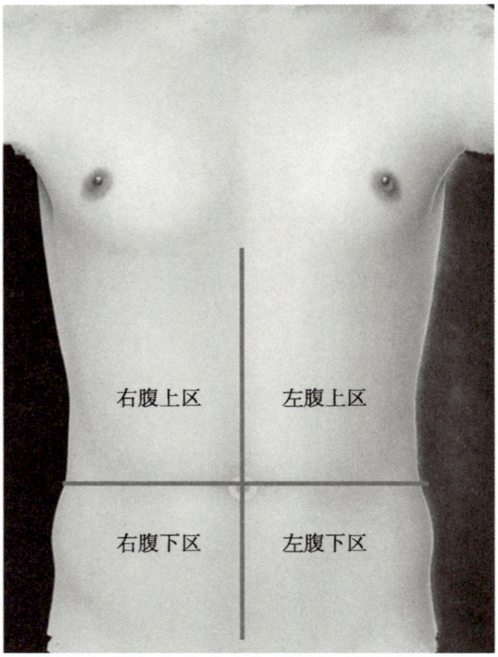

图2-1-2 腹针四象限分区法

笔记栏

第二节　腹部的形状和脏器的体表投影

一、腹部的外形

由于人们的体质不同，因此腹部的外形有很大的个体差异。

通常可以看到两种极端的腹型，它们都呈梨形。一种是基底朝上，其宽度大体与宽阔的胸廓下口相等，也就是两侧第 10 肋骨前端之间的距离（肋距），超过两侧髂前上棘之间的距离（髂前上棘间直径）。这种腹型常见于矮胖体形者，这种人的骨盆窄，膈和肝居高位，盲肠位置较常人为高，小肠系膜附着线几乎处于水平位。另一种常见于瘦长体形者，是底朝下，其宽度与大骨盆的上口相等，因此肋距小于髂前上棘间径。此种体形的人，膈和腹腔内脏的位置较低，肝常从肋缘下露出，盲肠下降至盆腔，小肠系膜附着线近垂直位。对这种体形的患者，在肋周针刺时应先触及肝、脾。

此外，腹部的形状尚可受各种因素的影响而发生变化。例如，肝脏肿大可导致右季肋区和邻接区的非正常膨隆；卵巢囊肿或子宫肿瘤患者首先呈现为下腹部，特别是耻骨上方的膨隆，随着病情发展，再徐徐向上延伸；全腹膨隆重则常见于腹水、回肠麻痹、机械性肠梗阻和晚期腹膜炎。

二、脏器的位置及其体表投影

脏器的位置虽主要取决于体质，但亦受下列因素的影响。

1. 年龄　幼年时肝脏相对较大，老年人的韧带松弛，脏器位置相对下降，一般来说，年龄愈大，腹腔各器官的位置愈低。

2. 体位　平卧体位时器官的位置较直立体位时为高。

3. 器官生理情况的不同阶段　如肠管活动的状况，子宫在妊娠时的变化，膀胱和直肠的充盈程度等。

4. 腹肌的张力。

5. 皮下脂肪及内脏周围疏松组织的发育程度。

6. 内脏胚胎发育的阻碍，如肠旋转不全就可出现内脏异位，发育不完全就会出现活动盲肠等。

尽管脏器的位置受多种因素的影响而发生种种变化，但临床上仍要求对脏器作出体表的大致定位，供诊治时参考使用。一般成年人（20~50 岁）主要脏器在前腹壁的体表投影列表及图示如表 2-2-1、图 2-2-1。

表 2-2-1　腹部主要脏器在前腹壁的投影

右季肋区	腹上区	左季肋区
肝右叶大部、部分胆囊、结肠右曲、右肾上极	肝右叶小部、肝左叶大部、胆囊一部分、部分胃体、幽门、十二指肠、胰、两侧肾的一部分、肾上腺、腹主动脉	肝左叶小部、胃贲门、胃底、胃体、胰尾、结肠左曲、部分左肾
右腰区	**脐区**	**左腰区**
升结肠、部分右肾及部分回肠袢	胃大弯（胃充盈时）、横结肠、大网膜、十二指肠、空回肠各一部分、肾上腺、腹主动脉	降结肠、空肠袢
右髂区	**腹下区**	**左髂区**
盲肠、回肠末端、阑尾	小肠、膀胱（充盈时）、子宫（女性）、乙状结肠一部分、输尿管	乙状结肠及小肠袢

笔记栏

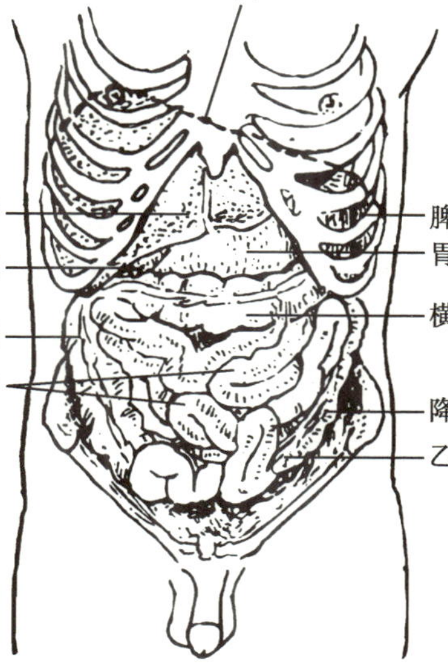

图 2-2-1 腹部脏器体表投影

第三节 前腹壁分层局部解剖

前腹壁的层次由浅至深共有六层结构，即皮肤、浅筋膜、肌肉、腹横筋膜、腹膜上筋膜及腹膜壁层。前腹壁的厚薄因人而异，同一人也随胖瘦而变化，厚的腹壁是由于肌肉发达或脂肪丰满堆积或两者兼有的结果。

一、皮肤

前腹壁的皮肤菲薄，且有很大的移动性，这是由于皮肤疏松地贴附于其深面的皮下组织；但在腹股沟区移动性较小，在腹白线和脐区则更小，这是因为上述部位皮肤与其深面的组织紧密相连。此外，前腹壁皮

笔记栏

肤还具有很大的弹性，因此能随腹内压的增大（如妊娠、腹水等）而伸展。

二、浅筋膜以及浅层血管、淋巴管和皮神经

在前腹壁上部，浅筋膜仅一层，向上与胸前壁的浅筋膜相延续。但在前腹壁下部（脐高度以下），浅筋膜明显地分为两层（图 2-3-1、图 2-3-2）。浅层为脂肪层，脂肪含量的多少因人的胖瘦而异，此层向下与大腿、会阴部和坐骨直肠窝的脂肪组织相延续。深层为膜样层，含有大量的纤维组织，在正中线处附着腹白线，向下越过腹股沟韧带的表面，在该韧带下方约一横指处附着于大腿的阔筋膜。

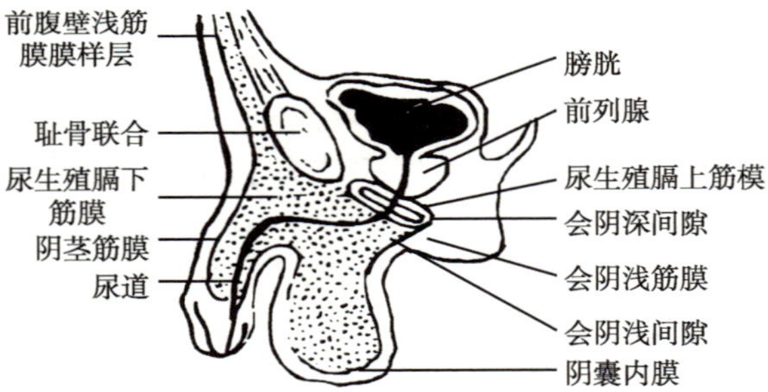

图 2-3-1　前腹壁浅筋膜（1）

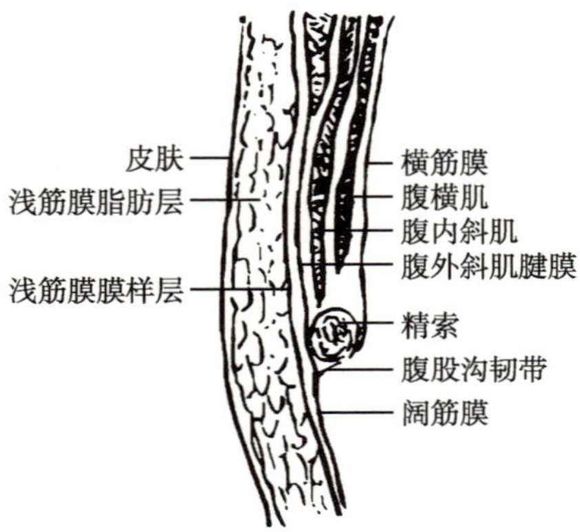

图 2-3-2　前腹壁浅筋膜（2）

笔记栏

在浅筋膜的脂肪层中或浅筋膜的两层之间通行有浅静脉、浅动脉、浅淋巴管及皮神经等结构（图 2-3-3）。

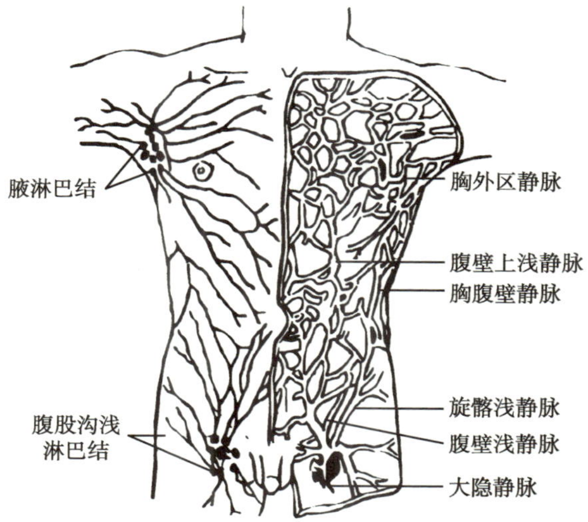

图 2-3-3　前腹壁浅静脉和淋巴回流

（一）浅静脉

前腹壁的浅静脉包括肋间静脉的属支，腹壁上静脉、腹壁下静脉的属支，以及旋髂浅静脉、腹壁浅静脉等。

前腹壁的浅静脉虽细小，但数量很多，互相联络成网，尤以脐区最为明显。前腹壁的浅静脉大体上以脐为界分为上、下两组，但两组在脐区有广泛的吻合。上组的浅静脉主要由腹壁上浅静脉和胸腹壁静脉组成，它们与胸外侧静脉和乳房内静脉相交通并经上腔静脉回流至心脏；下组的静脉血主要汇集经腹壁下浅静脉、旋髂浅静脉和阴部外浅静脉注入大隐静脉和股静脉，然后经下腔静脉回流至心脏。因为上、下组静脉在脐区有广泛的吻合，所以，前腹壁的浅静脉构成了上、下腔静脉及其大属支阻塞时建立侧支循环的潜在途径。此外，脐旁静脉从门静脉左支沿肝圆韧带到脐，在脐区与上、下组浅静脉相交通。因此，当肝硬化或其他原因引起门静脉阻塞时，都可能发生前腹壁浅表静脉的扩张。在针刺时应予以充分的注意。健康人的胸腹壁静脉有时肉眼即可看到，针刺施术时应尽量避开这些血管。

（二）浅动脉

前腹壁脐上部的浅动脉甚为细小，它们是腹壁上动脉、肌膈动脉和下位 6 对肋间动脉的分支。脐下部的浅动脉主要是腹壁下动脉的穿支及两条来自股动脉的分支：

腹壁浅动脉：从卵圆窝穿出，向上越过腹股沟韧带中、内 1/3 交界处走向脐，与腹壁上动脉的分支吻合。

旋髂浅动脉：直接起于股动脉，间或与腹壁浅动脉同起于股动脉，穿卵圆窝后沿腹股沟韧带斜向外上方，到髂前上棘附近。此外，股动脉的另一分支——阴部外浅动脉有时也发出分支到腹股沟管皮下环部位的皮肤。

（三）浅淋巴管

前腹壁的浅淋巴管也以脐为界区分为脐上部和脐下部两部分。上、下两部分在脐区广泛吻合。脐上部的淋巴向上注入腋淋巴结的胸肌群，脐下部的淋巴向下注入腹股沟浅淋巴结。因此，乳癌的癌细胞可循此吻合途径转移至腹股沟淋巴结。此外，肝的淋巴管可沿肝圆韧带到脐，与前腹壁的浅淋巴管相交通。因此，不论是原发性还是继发性的肝脏恶性肿瘤，以及腹腔其他内脏恶性肿瘤，均有可能通过沿肝圆韧带的淋巴管逆流把瘤栓带到并种植于脐的周围，然后再从脐周围进一步沿上述途径向下播散至左、右腹股沟浅淋巴结，向上播散至胸骨淋巴结和腋淋巴结。这种以脐为中心呈“X”状的扩散转

笔记栏

移，在恶性肿瘤和感染的转移播送中均可遇到。因此，以脐为核心的周围淋巴结构是肿瘤播散的路径之一。

（四）皮神经

前腹壁皮肤主要有下位 6 对肋间神经、髂腹下神经和髂腹股沟神经分布（图 2-3-4）。

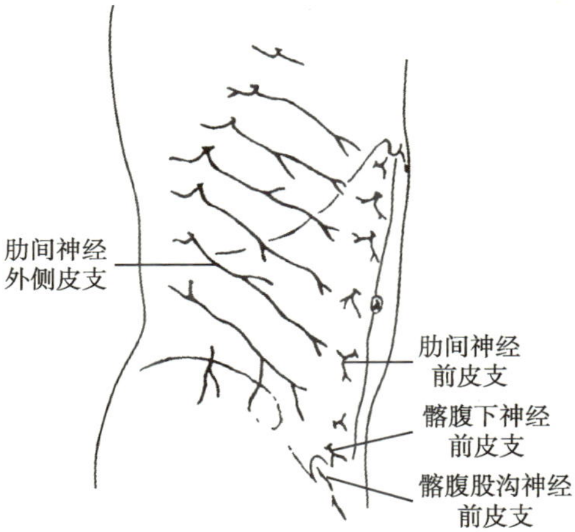

图 2-3-4 腹壁皮神经

1. 肋间神经外侧皮支　第 7 至第 12 肋间神经从相应肋间隙的前端进入前腹壁的腹内斜肌和腹横肌之间，在相当于腋前线和腋后线之间发出外侧皮神经穿经皮肤到达皮下。大多数的肋间神经外侧皮支在穿经肌肉时分为前支和后支，后支分布于背部的皮肤，前支斜向前下分布于前腹壁的前外侧部皮肤，肋下神经的外侧皮神经还分布于臀部前外侧的皮肤。

2. 髂腹下神经的前皮支　髂腹下神经的前皮支常经腹股沟管皮下环的内侧脚上方穿出腹外斜肌腔膜，分布于前腹壁前下部的皮肤，而髂腹下神经的外侧皮支分布于臀部前外侧的皮肤。

一般来说，前腹壁皮肤感觉的神经分布是：平剑突部有第 7 肋间神经分布，平脐部有第 10 肋间神经分布，耻骨上部有肋下神经及髂腹下神经分布，其余部分可依此类推。由于前腹壁的神经来自胸腰部，因此，当胸部疾患累及肋间神经干时，前腹壁可发生感应痛或牵涉痛而被误诊为急腹症。不过这种痛有一个特点，即痛的分布必然限于中线的一侧。

必须指出，上下毗邻的肋间神经常重叠分布于同一区域，每一条肋间神经的触觉纤维分布区域较痛觉和温度觉纤维的分布区域广泛，因此，两条相邻神经的损伤，呈现痛觉和温度觉的障碍，但并不意味着触觉的消失。临床上腹壁皮肤过分敏感现象在下述两类情况下可以看到：①腹腔内脏疾病和该脏器受同一节脊髓神经支配的皮区，可能出现皮肤感觉过敏的现象；②腹壁神经纤维受到炎症刺激，相应的皮区也可能出现过分敏感现象。实际上，这两类情况都与腹腔内器官发生疾病，尤以发生外科急腹症有关。在上述症状未得到确诊之前，一般不主张采取针灸治疗，以免延误病机。

腹痛是临床上一个既复杂又重要的课题，因为它并不完全意味着单纯是皮肤感觉末梢的损伤或感染，而是常与内脏疾病有关。正确判断腹痛的性质对治疗的选择至关重要。从临床上看，腹痛可以分为 3 种类型：①内脏痛。特点是痛点定位不明确，而且需要较大强度的刺激才能引起痛感。因为内脏的感觉神经末梢数量较少而大脑皮质对这种感觉的性质和定位的认辨力较差，因此容易作出错误的判断。②腹膜壁层痛。由于刺激壁腹膜或肠系膜中 T_6~L_1 的传入纤维而引起。它与内脏痛的性质不同，定位明确且较敏锐，本型腹痛常伴随腹壁肌肉紧张及不同程度的触痛，间或可出现皮肤高度敏感区。

③牵涉痛。痛觉出现在远离受刺激点之外的部位，这些部位常与受刺激器官属于同一或邻近神经节段分布。

人体在健康时，腹腔脏器和腹膜脏层除对膨满和牵拉敏感之外，对其他机械性刺激都不敏感；但在发生疾病时，可以因释放缓激肽、神经激肽等物质而使痛阈降低。

三、腹外斜肌筋膜

腹外斜肌筋膜不发达，为菲薄的纤维膜。它覆盖于腹外斜肌的肌性部和腱性部，在前腹壁的正中附着于腹白线，在下方附着于腹股沟韧带下方的大腿深筋膜。

四、肌层和在肌层中通行的神经血管

前腹壁的肌肉按位置的不同，可分为两部分，即中间部的腹直肌与锥状肌，以及外侧部的扁平阔肌（包括腹外斜肌、腹内斜肌和腹横肌）。前腹壁肌肉的作用是维持腹压，保持腹腔内脏的正常位置，与膈肌交替作用而呈腹式呼吸，与膈肌同时收缩则增加腹压。故这些肌肉称为腹压肌。此外，尚有屈曲旋转躯干的作用。因此，当脏器下垂时，针刺上述肌群，增强其张力，有利于疾病的恢复。

（一）扁平阔肌及在其间通行的神经血管

由浅及深依次为腹外斜肌、腹内斜肌和腹横肌。

1. 腹外斜肌

（1）解剖：①腹外斜肌是前腹壁前外侧部最浅表的肌肉，由肌性部和腱膜构成。腱膜大部分覆盖于腹直肌的表面，参与构成腹直肌鞘的前壁，并在正中线与对侧的腱膜相交织，构成腹白线。②腹外斜肌腱膜的下缘紧接于髂前上棘和耻骨联合及耻骨结节之间增厚的部分，称腹股沟韧带。③在耻骨结节的外上侧，腹外斜肌腱膜分裂成两部分：一部分向前下方附着于耻骨结节，称外侧脚（下脚）；另一部分向前下方附着于耻骨联合前面，称内侧脚（上脚）。两脚之间裂隙的上部有细小的横行纤维，该三角形裂隙被称为腹股沟管皮下环，在男性有精索由此穿出，女性有子宫圆韧带从之穿出。④腹股沟韧带内侧端有一部分纤维向后外上方延伸附着于耻骨，俗称腔隙韧带。腔隙韧带呈三角形，它的前缘与腹股沟韧带相延续，后缘连于耻骨梳韧带，三角的尖端指向耻骨结节，其游离的外侧缘呈弧形，是血管间隙和股环的内侧界。

（2）作用：当骨盆固定不动时，两侧腹外斜肌的收缩可使胸廓下降帮助呼气（正常情况下，呼气无需腹外斜肌帮助），并使脊柱向前弯曲，单侧肌肉收缩可使脊柱向同侧屈曲和向对侧旋转，腹外斜肌也是腹压肌。

（3）神经支配：由第 5~12 肋间神经、髂腹下神经和髂腹股沟神经支配。

2. 腹内斜肌

（1）解剖：①腹内斜肌位于腹外斜肌的深面，全被腹外斜肌覆盖，是前腹壁三层扁平阔肌中最厚者，它起于腹股沟韧带外侧半（或外侧 2/3）、髂嵴的前 2/3、腰背筋膜（腹内斜肌没有游离的后缘）和髂筋膜。②起于腰背筋膜的腹内斜肌纤维斜向内上，最上部的纤维附着于下位 3 个肋骨。③其余纤维走向剑突和前正中线。④起于髂嵴的纤维以髂前棘为中心呈放射状走向，上部纤维略斜向内上方，走向腹直肌和腹白线。⑤起于髂前上棘的纤维呈横行或略行向下，走向腹直肌。

⑥起于髂前上棘下方的纤维更为倾斜走向内下方，除一部分贴附于精索表面下行到阴囊参与构成提睾肌外，其余的肌纤维呈弓状跨越精索的前方和上方，在精索的内侧或上方移行于腱膜，与腹横肌腱膜共同构成联合腱，附着于耻骨嵴，参与构成腹股沟管内侧部的后壁。

（2）作用：两侧的腹内斜肌同时收缩时，后部的肌纤维下拉胸廓帮助呼气（在正常情况下助呼气的作用不大），并使脊柱向前弯曲，前部的纤维使腹壁内收增加腹内压；单侧肌肉收缩可使脊柱侧弯或向同侧旋转。

（3）神经支配：由第 10~12 肋间神经、髂腹下神经和髂腹股沟神经支配。

3. 腹横肌筋膜　腹横肌筋膜位于腹内斜肌和腹横肌之间，可以作为识别层次的标志。在这一层筋膜中通行的血管和神经如下。

（1）血管：下位 6 对肋间动脉和肋间静脉，4 对腰动脉和腰静脉以及旋髂深动脉和静脉。

1）肋间动脉：为第 7~12 肋间动脉，它们起于胸主动脉，循肋间隙在肋弓的深面前行，各从该肋间隙的前端进入前腹壁，通行于腹内斜肌和腹横肌之间的筋膜中，在不同的高度穿经腹直肌鞘后壁进入腹直肌鞘内，在腹直肌的后方与腹壁上动脉和腹壁下动脉吻合，终末支穿经腹直肌和腹直肌鞘前壁达皮下，各肋间动脉在其经过途中发出小分支供应前腹壁外侧扁平阔肌并达皮下分布于皮肤。

2）肋间静脉：与同名动脉伴行，向后注入上半奇静脉、下半奇静脉或奇静脉，奇静脉最后注入上腔静脉。在前腹壁，肋间神经与上述腹壁诸静脉和腹壁上静脉、腹壁下静脉有广泛的吻合；在后腹壁与腰静脉亦有吻合。因此，肋间静脉成为上、下腔静脉或其大属支阻塞

笔记栏

时侧支循环重要的潜在途径。

3）腰动脉：共 4 对，是腹主动脉的分支，其在前腹壁的经过和分支基本上与肋间动脉相同，其终末支与肋间动脉、腹壁下动脉和旋髂深动脉吻合。

4）腰静脉：共 4 对，与同名动脉伴行，直接注入下腔静脉，并同肋间静脉吻合。

5）旋髂深动脉：是髂外动脉的分支，在腹股沟韧带中点稍上方发出，在腹膜外脂肪层中沿腹股沟韧带走向外上方，在髂前上棘附近穿经横筋膜和腹横肌通行于腹内斜肌和腹横肌之间，分布于附近诸肌。

6）旋髂深静脉：与同名动脉伴行，注入髂外静脉，同肋间静脉等吻合。

（2）神经：第 7~12 肋间神经，髂腹下神经和髂腹股沟神经。

1）肋间神经：第 7~12 肋间神经分别从相应的肋间隙前端进入前腹壁，于腹内斜肌和腹横肌之间循相应的肋骨方向走向前内方，穿腹直肌鞘后壁进入腹直肌鞘，终末支穿经腹直肌和腹直肌鞘前壁达皮下成为前皮支。肋间神经在其经过途中发出外侧皮支分布于前腹壁前外侧的皮肤。肋间神经分支也分布于前腹壁的腹膜壁层。

由于肋间神经支配前腹壁的肌肉、皮肤及腹膜壁层，因此，轻微刺激前腹壁的皮肤即能引起腹壁的收缩，当脏器受损或炎症使腹膜受刺激时即可导致腹壁肌肉的紧张或强直，腹膜炎时的“板状腹”即是此例。腹针时主张把握针刺的深度和刺激量的大小也与上述腹部神经分布的特点有关。

2）髂腹下神经：由第 12 胸神经和第 1 腰神经的纤维构成，在腰大肌的外侧缘穿出，经腰方肌的前方向外下，穿腹横肌通行于腹内斜肌和腹横肌之间，然后在腹股沟管皮下环上方约 2cm 处穿腹外斜肌腱膜成为前皮支，本干在髂前上棘后上发出外侧皮支，跨越髂嵴分布于臀外侧部皮肤。

3）髂腹股沟神经：由第 1 腰神经的纤维构成，其经过与髂腹下神经大体相同，但位于其下方，有的髂腹股沟神经与髂腹下神经合成一支。由于髂腹股沟神经有一段通行于腹股沟管中，因此有人称此神经为腹股沟管神经。髂腹股沟神经的终末支由腹股沟管皮下环穿出成为前皮支，分布于男性阴囊前面（在女性分布于大阴唇）的皮肤、耻骨前方的皮肤以及大腿卵圆窝内侧的皮肤。

4）生殖股神经：由第 2~3 腰神经的前支构成，从腰大肌的前方穿出后沿该肌表面下行，在腹股沟韧带的上方分为生殖支和股支。生殖支通过腹股沟管腹环进入腹股沟管（位于精索的后方），支配提睾肌和阴囊肉膜（或大阴唇），它的终末支为皮支，分布于大腿内上方的皮肤。股支通过腹股沟韧带的后方（股动脉的外侧）进入大腿并走向前方，分布于股三角的皮肤。

（3）淋巴管：前腹壁的淋巴管可分为深、浅两组，两组之间广泛交通。浅淋巴管如前文所述，而深组淋巴管虽然彼此之间有广泛的吻合，但大体上可以这样区分，即腹上区的淋巴管注入沿胸廓内动脉排列的胸骨旁淋巴结，腹中区的淋巴管注入沿腹主动脉和下腔静脉排列的腰淋巴结，腹下区的淋巴管注入髂血管周围的髂淋巴结。

4. 腹横肌

（1）解剖：腹横肌位于腹内斜肌的深面，其下缘较腹内斜肌的下缘高。起于下位 6 对肋软骨的内面、腰背筋膜的深层、髂嵴、腹股沟韧带外侧半和髂筋膜。肌纤维基本呈横行走向，在半月线处移行于腱膜并参与构成腹直肌鞘和腹白线，但最下部的肌纤维除部分随精索下行参与构成提睾肌外，其余的肌纤维与腹内斜肌平行走向内下，并与腹内斜肌的腱膜相合构成联合腱，附着于耻骨嵴。

（2）作用：两侧同时收缩时可提高腹内压。

（3）神经支配：由第 7~12 肋间神经、髂腹下神经和髂腹股沟神经支配。

（二）中间部的肌肉和在其间通行的神经血管分布

肌肉有腹直肌和锥状肌。

1. 腹直肌

（1）解剖：①腹直肌为呈长带状的肌肉，位于正中线的两侧。起于第 5~7肋软骨和胸骨剑突的前面，止于耻骨嵴、耻骨联合的前面和腹白线的下部。腹直肌的上部较宽薄，两侧腹直肌相距 1~2cm，平脐处的宽度平均为 5~5.5cm，下段较窄厚互相靠拢，相距仅 0.1~0.3cm。②在腹直肌上有 3~4 条不规则的横行腱性白纹称腱划，其中 2~3 条腱划在脐的上方，一条平脐。由于腱划的存在，把腹直肌区分为 4~5 节。腹直肌腱划与腹直肌前壁紧密相连。腱划的存在，一定程度上可使腹直肌鞘积液局限化，亦可限制肌肉断裂时回缩。

（2）作用：下拉胸廓帮助呼气，并使脊柱前屈或增加腹腔内压。

（3）神经支配：由第 7~12 肋间神经支配。

2. 锥状肌

（1）解剖：锥状肌是一对三角形小肌，位于腹直肌下端的前方，腹直肌鞘前壁的后方，它起于耻骨嵴，向上附着于腹白线。

（2）作用：收缩腹白线；可增强下腹部的压力。

笔记栏

（3）神经支配：由第 12 肋神经支配。

3. 腹直肌鞘

腹直肌鞘是由三层扁平阔肌的腱膜构成，相当牢固，又包绕腹直肌、锥状肌、腹壁上血管、腹壁下血管、第 7~12 肋间神经的终末部及其伴行的肋间血管等结构（图 2-3-5）。

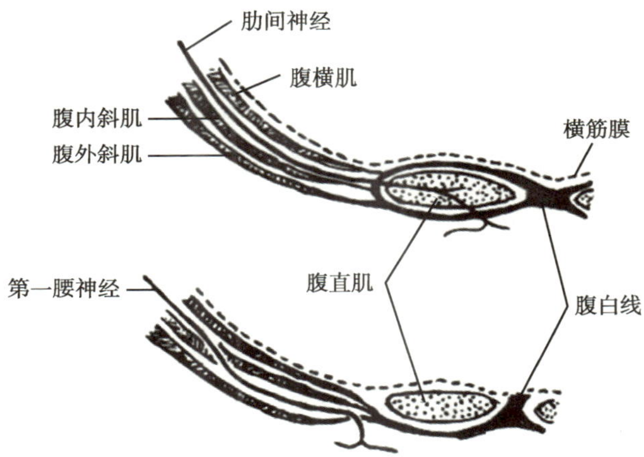

图 2-3-5　腹直肌鞘的构成

（1）构成：腹内斜肌腱膜在腹直肌外侧缘分为前、后两叶，前叶与腹外斜肌腱膜结合构成腹直肌鞘前壁，后叶与腹横肌腱膜结合构成腹直肌鞘后壁，在脐下约 3 横指处，腹内斜肌腱膜和腹横肌腱膜一起移行于腹直肌前方参与构成腹直肌鞘的前壁。腹直肌鞘后壁下缘为呈半环状的游离缘，称半环线；半环线以下，腹直肌与腹腔器官只隔以（腹）横筋膜和腹膜，当腹直肌下部发生血肿或感染时，可直接刺激腹膜，产生酷似腹腔内的疾病的症状。

（2）腹壁上动脉：是胸廓内动脉的终末支之一，穿经膈的肋骨剑突间隙到达腹直肌鞘内，而后进入腹直肌中。它的终末支与肋间动脉、腰动脉及腹壁下动脉的分支广泛交通吻合。

（3）腹壁上静脉：与同名动脉伴行，向上移行于乳房静脉。腹壁上静脉与肋间静脉、腰静脉、腹壁下静脉及腹壁浅静脉之间有广泛的交通和吻合。

（4）腹壁下动脉：在腹股沟韧带中点附近起于髂外动脉终末部的前壁，在腹股沟管腹环的内侧走向内上方，通行于腹膜壁层与横筋膜之间的腹膜外脂肪组织中；在半环线处穿经横筋膜进入腹直肌鞘，沿腹直肌的后方上行到脐部与腹壁上动脉吻合，腹壁下动脉的经过提示脐部是沟通血液循环的一个重要部位。

（5）腹壁下静脉：与同名动脉伴行，注入髂外静脉，其吻合交通情况同腹壁上静脉。

4. 腹白线　腹白线位于前腹壁正中线上，两侧腹直肌之间，由两侧扁平阔肌的腱膜在正中线交织而成。

五、腹横筋膜

腹横筋膜是衬于整个腹腔内面的结缔组织（通称腹内筋膜）的一部分，因为它的纤维呈横行走向故称（腹）横筋膜，两侧的（腹）横筋膜在腹直肌鞘的后面相延续，在脐环处称脐筋膜。横筋膜在上方与膈下筋膜相延续，在后方与被覆腰方肌和腰大肌表面的筋膜相连，在腹股沟韧带附近，横筋膜致密并与腹股沟韧带和联合腱融合。

六、腹膜外脂肪

腹膜外脂肪位于横筋膜与腹膜壁层之间，脂肪量有很大的个体差异，厚者可达数厘米，在腹壁的前下部更为明显。消瘦者腹膜外脂肪甚少，又有少量的疏松结缔组织，此时横筋膜、腹膜外脂肪和腹膜壁层三者连在一起，在脐环处没有腹膜外脂肪，脐筋膜与腹膜壁层紧贴。

七、腹膜壁层

腹膜壁层位于腹膜外脂肪的深面，是腹壁的最内层。在脐环处，腹膜壁层与脐筋膜相连。腹膜壁层由第7~12肋间神经支配，因此对刺激甚为敏感，急腹症时由于腹膜壁层受炎症的刺激导致腹肌反射性痉挛，出现所谓“板状腹”。

第四节　脐

脐是前腹壁皮肤一个内陷的瘢痕，由致密的瘢痕组织构成，上皮的深面即与脐筋膜、腹膜相连。脐位于前腹壁正中线上，其高度大约在剑突和耻骨联合上缘之间的中点，相当于第3与第4腰椎之间的高度或第4腰椎的高度。腹白线的腱膜组织在脐的部位构成一个环状开口，称为脐环，脐带即通过脐环。胎儿娩出后，脐带脱落，形成脐，脐环也即闭锁。在脐这个部位，既没有皮下组织，也没有腹膜外脂肪组织，因此，脐和脐环是前腹壁上的薄弱点，同时也为药物的渗入提供了一条较好的途径。

胚胎时期通过脐环的结构有卵黄囊柄、尿囊、脐尿管以及两条脐动脉和一条脐静脉。在脐环的下半圈有两条脐动脉和一条脐尿管，

笔记栏

在脐环的上半圈有脐静脉（图 2-4-1）。随着胚胎的发育，卵黄囊柄、尿囊和脐尿管逐渐萎缩成纤维束，脐环逐渐缩成一个小口。出生后，结扎剪断脐带，形成小脐痂，迅速愈合并有上皮形成，从而使脐环处形成内陷的瘢痕。在瘢痕形成过程中，脐动脉和脐尿管残余及其周围纤维化程度高，充填以致密的纤维性组织；而脐静脉纤维化较差，有时甚至没有闭锁，故脐环上缘组织融合较差。

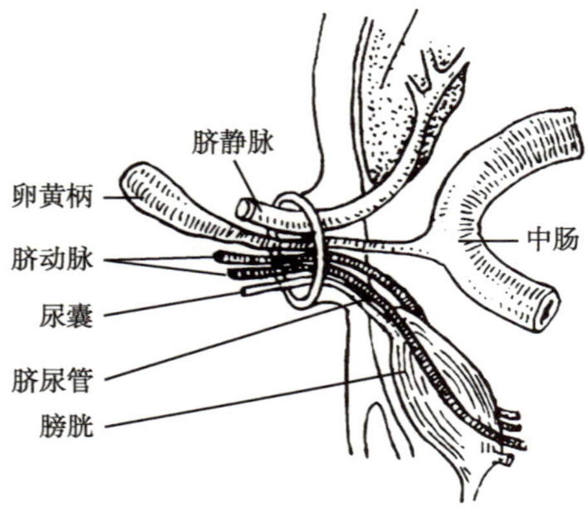

图 2-4-1　胚胎期通过脐环的结构

在胚胎发育的早期（第 1 个月末），将来演化为前肠和后肠的“U”形肠袢的顶部和卵黄囊之间以卵黄囊 - 肠管（又称脐肠管）互相连接，随胚胎发育卵黄囊也在增大（到第 2 个月达最大，直径约 5mm），脐肠管虽然也在增粗增长，但速度缓慢，因而相对缩小呈柄样，称卵黄囊柄。在胚胎发育的第 2 个月末，卵黄囊柄与肠管的联系逐渐退化消失，如持续存在，则在脐带脱落后于脐形成窦道或瘘管，即临床上所谓的卵黄管残留症。

在胚胎发育早期（约第 7 周），膀胱位于脐区，以后沿前腹壁后面逐渐下降，而其上部逐渐缩小成一管状结构，称脐尿管。随胚胎的发育脐尿管腔逐渐闭锁，出生后闭锁成为结缔组织索，称为脐尿管索。如出生后管腔仍然保留，则脐部瘘管可间歇地排出尿液，临床上称此为脐尿管闭锁不全或先天性脐尿管瘘。后天性脐尿管瘘也是基于脐尿管发育存在潜在缺陷，多因男性尿路梗阻而诱发。

随着胚胎不断增大，体壁逐渐关闭，到第 3 个月末，除脐环处外，其余的体壁均已关闭。与此同时，羊膜也迅速增大，完全占据绒毛膜内的空间，全部胚外体腔消失。

为此羊膜把胚胎与胚胎外组织相连的结构包绕成一圆柱形长带状，即脐带。脐带一端连于胎盘，另一端连于脐环周围且与腹壁皮肤相延续，脐带中的主要结构为卵黄囊柄、尿囊、脐动脉和脐静脉。同时羊水也增加，胎儿置于羊水中。

由于消化管的生长速度大于体腔的增长速度，因此肠管的大部分向外突出置于脐带中，从而起了一种代偿作用。到胚胎发育的第 5 个月，体腔的容积迅速增大到足以容纳腹腔内脏时，肠管退回到体腔。

脐带中的脐静脉、脐动脉是胎儿与母体间进行物质交换的通道。

第五节　腹膜

腹膜可分为互相移行的两部分，衬于腹壁和盆壁内面者为腹膜壁层，被覆于腹腔内脏和盆腔内脏表面者为腹膜脏层，两者之间构成不规则的潜在腔隙，称为腹膜腔。男性的腹膜腔是密闭

笔记栏

的，女性腹膜腔则通过输卵管、子宫腔、阴道而与外界存在潜在的通路。

腹膜壁层较脏层厚。腹膜壁层与腹壁和盆壁之间存在结缔组织，称为腹膜外组织，并与腹内筋膜紧密相连，腹膜壁层的致密组织与膈下面和脐以上的腹白线的深面紧密相连，在其余部分，腹膜外组织含较多的疏松结缔组织和脂肪组织。腹壁下部和盆壁的腹膜外疏松结缔组织也较多，因此膀胱充盈时可上升到前腹壁下部的后方。

腹膜脏层与脏器间仅隔以少量的结缔组织，在组织学上可以看作是该器官的外膜，某些部位的腹膜脏层又可随各中空器官（如胃、肠、膀胱等）的盈虚而适当地伸缩，如膀胱顶上的腹膜形成皱襞，而且在其深面含有一些脂肪组织，当膀胱充盈时顶部进入腹腔，皱襞延展消失。

腹膜腔中存在少量（100~200ml）浆液，称为腹膜液，涂布于腹膜表面，有减少脏器间摩擦的作用，保证胃肠等器官能自由蠕动。腹膜液是由邻近的组织液或血浆成分分泌而来，包含水分、蛋白质、电解质和其他盐类，同时含有不同类型和数目的细胞。正常细胞是一些腹膜表面脱落的单层扁平上皮细胞和巨噬细胞、肥大细胞、成纤维细胞、淋巴细胞和少数白细胞。巨噬细胞具有吞噬微粒物质的作用，并且能在腹膜腔与身体其他部分之间游走。了解腹膜液的情况，对诊断疾病有重要的意义。

腹膜菲薄呈半透明，表面光滑。其组织学结构是间皮和结缔组织。腹膜的结缔组织层中有丰富的血管网、淋巴管网和神经末梢。

笔记栏

一、腹膜的生理特性和临床意义

（一）分泌性能

腹膜是一种生物膜，在正常情况下，腹膜的间皮光滑，既能分泌又能吸收，保持一种动态平衡。正常分泌的少量浆液含有与血浆相同的一些化学成分，但浓度却有差别。浆液分布于腹膜壁层和脏层表面，使胃肠改变形态和位置移动时的摩擦力减少到最低限度，从而使胃肠自由蠕动，并保持组织细胞的生活条件。正常情况下腹膜液是由腹膜的脏层产生，经壁层吸收，因此，平时腹膜腔内不存在明显多余的浆液，充其量只有数毫升无色透明的浆液。只有当腹膜腔内液体量超过 1000ml 时，体格检查才能查出移动性浊音。而液体的性质则取决于病灶的性质。盆腔组织炎症或肿瘤压迫造成淋巴循环障碍等均可造成腹膜腔积液，另外，当某些疾病如门静脉高压或下腔静脉受阻时，腹膜能漏出大量浆液，积存于腹膜腔中，成为腹水。腹膜感染受到炎症刺激时，其间皮细胞大量地变成具有吞噬能力的组织与白细胞等一起进入腹膜腔。

（二）防御性能

腹膜有较强的消灭细菌的功能，因此，不严重的腹膜腔感染常较易治愈。大网膜的活动性很大，并含有大量的巨噬细胞，当腹膜器官发生炎症等病变时，它能迅速地向病变处移动并将病灶包裹，限制炎症的扩散。

（三）黏着性能

腹膜对胃肠损伤有很强的快速修补能力，这种修补能力是由腹膜分泌的纤维素的粘连力起作用的，所以胃肠手术切口一般很快愈合，缝合后数十分钟，吻合缘和针孔都有纤维素充积，因此不易漏水漏气。细小的胃肠穿孔有可能自动修复，但是腹膜的黏着特性使腹膜容易发生粘连。

（四）吸收性能

腹膜面积大，能吸收渗出液、血液或空气等，腹膜的吸收性能是由间皮下和浆膜下毛细血管和毛细淋巴管来履行的，一般认为腹膜腔上层的腹膜，特别是膈下的腹膜壁层浆膜下毛细淋巴管特别丰富，且又由于膈的呼吸运动，促进淋巴回流，故其吸收力特别强。腹膜不仅能吸收溶解物质，一些微粒也能经过间皮而进入毛细淋巴管。

（五）刺激反应

腹膜是体内感觉最敏锐的组织，腹膜脏层的浆膜下层中富有压力感受器，对牵拉、膨胀、压迫等刺激反应敏感，因此，膈下腹膜因有膈神经分布，该部分腹膜受刺激易引起肩部牵涉性酸痛。

二、腹膜构成的韧带、网膜和系膜

腹膜的韧带多由单层或双层腹膜皱襞形成，多数是体壁与脏器之间的腹膜壁层与腹膜脏层相移行而成的（如肝冠状韧带、左右肝三角韧带、胃膈韧带、左右膈结肠韧带），其中有些是由某些脏器的腹膜脏层移行至另一脏器的腹膜脏层而构成的（如胃脾韧带、脾肾韧带、十二指肠韧带）。腹膜构成的韧带与胃相连系的部分称为网膜（如大网膜、小网膜），与肠管相连系者，称为系膜（小肠系膜、阑尾系膜、横结肠系膜、乙状结肠系膜）。所有这些结构，对器官的固定均起一定的作用，使之保持正常的位置。

腹膜后面的内脏，例如肾、肾上腺、胰腺、输尿管，基本固定在后腹壁，但在正常的范围内也有较大的变化。空肠和回肠游动性很大，即使是相对固定的器官如肝和脾，它们的位置也随体位、体形和不同的生理、病理状态而有所改变。临床上针刺时应予以足够的重视，以免洞穿脏器。

（一）小网膜

小网膜是连于肝门与胃小弯和十二指肠上部之间的双层腹膜。小网膜的前后两叶至胃小弯处分别被覆于胃的前、后壁，在胃大弯处胃前、后壁的腹膜向下又相贴而构成大网膜。

（二）大网膜

大网膜是最大的腹膜皱褶，自胃大弯和横结肠前面向下垂悬而呈围裙状，遮盖于横结肠以下的腹腔内脏前面，其左缘与胃脾韧带相延续。

大网膜根据其长度可以分为 3 种类型：①上腹型，大网膜下缘在脐以上高度；②中腹型，大网膜下缘在棘间线之间；③下腹型，大网膜下缘在棘间线以下。其中以中腹型为最多见。

大网膜一般较薄，呈网纱状，有的呈筛状。它是体内储存脂肪的主要部位之一，所含脂肪量因人而异，一般新生儿大网膜含脂肪较少而呈透明状，随年龄增长，脂肪含量也逐渐增加，女性脂肪含量较男性为多，肥胖者脂肪含量显著增多。如脂肪堆积甚多时，大网膜外观上似脂肪块。从含脂肪量较多这点来看，大网膜有贮藏脂肪的功能。

大网膜内有许多巨噬细胞，它和淋巴细胞、脂肪小体常聚集成肉眼可见的圆形或卵圆形的乳白色斑点，称为乳斑。乳斑和大网膜的上皮细胞、淋巴管等构成很重要的吸收和防御机制。有腹膜炎症刺激时，大网膜即迅速移动到病变部位并将病灶包裹，限制其蔓延。

因此,大网膜移位情况可作为确定病变部位的参考。由于大网膜具有这种“游走”到发炎部位,并在发炎组织四周形成粘连,发挥围堵病灶不使感染扩散的重要保护作用,因此,人们称大网膜为“腹腔的卫士”。

（三）小肠系膜

小肠系膜是指系膜小肠连于后腹壁的双层腹膜,系膜内有肠系膜上血管及其分支、神经丛、淋巴管、肠系膜淋巴结、结缔组织和脂肪等,有的脂肪组织甚为丰富。

第三章

腹部穴位

穴位是针灸治疗的施治部位，每个穴位都是在体表的标准定位点。穴位的穴性是根据不同的穴位在临床上的不同功能所确定，每个穴位都具有一定的相对特异性。因此，准确地定位取穴和对每个腹穴的穴性进行了解是学习腹针疗法的基础。本章所描述的腹部穴位取穴方法，腹部的经穴、经外奇穴和新穴，以及腹穴的基本特点、穴性与腹针操作，均以腹针自有理论为基础，部分内容可能与其他医学理论或现行标准存在表达差异。

第一节　腹部穴位的取穴方法

腹部取穴时，以任脉为纵轴坐标，以胸骨柄、肚脐、耻骨联合上缘为标志点进行取穴。一般上腹部的取穴以神阙穴到中庭穴分为 8 寸，也可以从神阙穴到胸骨柄属尾（鸠尾穴）分为 7 寸，但在临床上由于剑突的长短差异较大，故腹针取穴时以中庭穴到神阙分为 8 寸为准。下腹部则以神阙穴到耻骨联合分为 5 寸为准。腹部任脉的分寸确定之后，横寸则以双乳间的距离 8 寸去度量，为了临床取穴方便，一般以神阙穴至腹侧的外缘定为 6 寸来计量。“上八下五，旁开六”说的就是腹针特有的比例寸（图 3-1-1）。

笔记栏

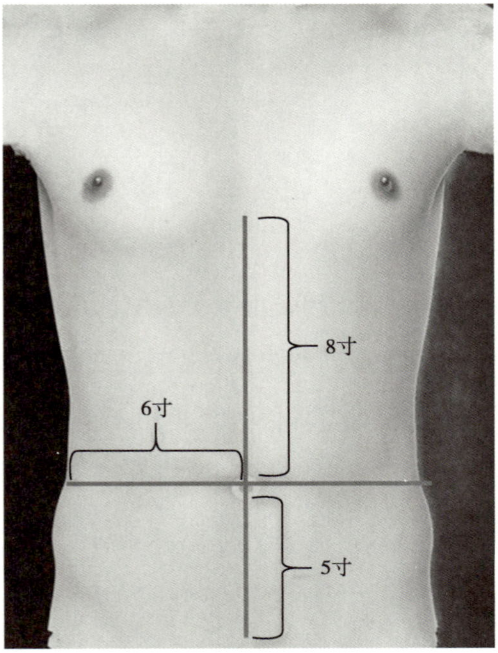

图 3-1-1　腹针比例寸

由于腹部肥瘦差异较大，而且腹部又不是一个平面，为腹穴的取穴带来一定的困难，为了腹穴的取穴规范特采取以下方法进行度量。

一、水平线，比例寸

让患者平卧后，在腹部上述标记点作垂线向上延伸，然后在两条垂线上找水平线，在水平线上等分，排除因凸凹造成的视线错觉，以达到取穴准确的目的。例如从神阙穴作一横坐标经天枢穴、大横穴到腹侧缘，可从腹侧用一直尺贴腹壁外缘与床成 90° 角笔直向上方伸出，用另一刻度尺与前尺的平面角 90° 相交向神阙穴处度量，所得的直线距离为 6 寸，其 2 寸处即为天枢穴的定位点。腹上区与腹下区的方法与上述相同。

笔记栏

二、以任脉为中心标记

从解剖上来看，任脉在腹白线的下边，因此，我们把腹白线作为任脉的体表标记。在不同的人体表面，腹白线也不尽相同，有的人在上腹部腹白线有扭曲现象，有的人在下腹部腹白线有偏移，但是，不管腹白线在腹部怎样移动，我们都把它作为任脉的体表标志。首先对任脉的经穴定位，然后再确定两侧的足阳明胃经的平行线，并以此为基础对其他的腹穴进行度量，这样才能使腹部的取穴较为精确。简单地把腹部的正中线作为任脉来取穴，在许多情况下是不正确的。

第二节　腹部的常用穴位

腹部常用的经穴有 49 个，分布在任脉、足少阴肾经、足阳明胃经、足太阴脾经、足厥阴肝经及足少阳胆经上。腹部的经外奇穴有 46 个，分布在腹前正中线上 10 个，腹部正面 18 个，腹部侧面 18 个。这些穴位中腹针常用的有 16 个，另外增补发现特定新穴 23 个，合计为腹针处方常用配穴 39 个。为了方便大家查阅，参照国家标准 GB/T 12346—2021《经穴名称与定位》(Nomenclature and location of meridian points) 和 GB/T 21709.16—2013《针灸技术操作规范　第 16 部分：腹针》(Standardized manipulations of acupuncture and moxibustion—Part 16: Abdominal acupuncture)列表如下(表 3-2-1~表 3-2-16)。

笔记栏

一、上腹部经穴

表 3-2-1　任脉上腹部经穴表（9 穴）

穴名（国际编号）	取穴部位	主治
神阙（CV8）	上腹部，脐中央	急性或慢性肠炎，慢性痢疾，肠结核，水肿，臌胀，中风脱证，中暑，小儿乳痢脱肛，风痫角弓反张，妇人血冷不受胎气等
水分（CV9）	上腹部，神阙（CV8）上 1 寸，前正中线上	腹水，呕吐，腹泻，肾炎，肠鸣泻痢，小便不通等
下脘（CV10）	上腹部，神阙（CV8）上 2 寸，前正中线上	消化不良，胃痛，胃下垂，腹泻，癖块连脐，反胃等
建里（CV11）	上腹部，神阙（CV8）上 3 寸，前正中线上	急性或慢性胃炎，心绞痛，腹水，腹胀，身肿，呕逆不食等
中脘（CV12）	上腹部，神阙（CV8）上 4 寸，前正中线上	胃炎，胃溃疡，胃下垂，胃扩张，急性肠梗阻，胃痛，呕吐，腹胀，腹泻便秘，消化不良，高血压，神经衰弱，精神病，虚劳吐血，五膈五噎，痢疾，气喘，黄疸等
上脘（CV13）	上腹部，神阙（CV8）上 5 寸，前正中线上	心痛腹胀，心中烦热，饮食不化，腹中雷鸣，反胃呕吐，奔豚，伏梁，气胀，积聚，黄疸

笔记栏

续表

穴名（国际编号）	取穴部位	主治
巨阙（CV14）	上腹部，神阙（CV8）上6寸，前正中线上	咳逆胸满，九种心痛，蛔痛，咳嗽，恍惚发狂，黄疸，中膈不利，反胃呕吐，呕血，惊悸，吐痢，癫痫
鸠尾（CV15）	上腹部，剑突尖下1寸，前正中线上	心惊悸，神气耗散，癫痫，发狂呕逆，哮喘
中庭（CV16）	前胸部，剑突尖所在处，前正中线上；神阙（CV8）上8寸	胸胁支满，呕吐反胃，饮食不下，噎膈

表 3-2-2　足少阴肾经上腹部经穴表（6穴）

穴名（国际编号）	取穴部位（双侧）	主治
肓俞（KI16）	上腹部，神阙（CV8）旁0.5寸	腹痛寒疝，大便燥，腹泻，呕逆，目赤痛从内眦始
商曲（KI17）	上腹部，神阙（CV8）上2寸，前正中线旁开0.5寸	腹中切痛，积聚不嗜食，目赤痛从内眦始，腹膜炎等
石关（KI18）	上腹部，神阙（CV8）上3寸，前正中线旁开0.5寸	呕逆，脊强腹痛，气淋，小便不利，大便燥闭，目赤痛，妇人无子，脏有恶血腹痛，食管痉挛等
阴都（KI19）	上腹部，神阙（CV8）上4寸，前正中线旁开0.5寸	心烦闷恍惚，气逆，肺胀，大便难，肋下痛，目痛，腹膜炎，疟疾，腹胀，腹痛，妇人无子，脏有恶血腹痛

笔记栏

续表

穴名（国际编号）	取穴部位（双侧）	主治
腹通谷（KI16）	上腹部，神阙（CV8）上5寸，前正中线旁开0.5寸	口㖞暴瘖，胸满食不下，胸结呕吐，目赤痛，项强，癫痫，心悸，肋间神经痛，腹泻等
幽门（KI16）	上腹部，神阙（CV8）上6寸，前正中线旁开0.5寸	胸痛心烦，逆气里急，支满不嗜食，数咳干哕，呕吐涎沫，健忘，泻痢脓血，少腹胀满，心痛逆气

表3-2-3　足阳明胃经上腹部经穴表（7穴）

穴名（国际编号）	取穴部位（双侧）	主治
不容（ST19）	上腹部，神阙（CV8）上6寸，前正中线旁开2寸；巨阙（CV14）旁开2寸	胸痛痃癖，胸背肩胁引痛，心痛，唾血喘咳，呕吐，腹中雷鸣，不嗜食，疝气
承满（ST20）	上腹部，神阙（CV8）上5寸，前正中线旁开2寸；上脘（CV13）旁开2寸	腹胀腹鸣，胁下坚痛，上气喘息，饮食不下，肩息，膈气唾血，疝痛
梁门（ST21）	上腹部，神阙（CV8）上4寸，前正中线旁开2寸；中脘（CV12）旁开2寸	胸胁积气，饮食不思，气块疼痛，大肠滑泄，完谷不化，胃脘痛，疝痛，脱肛等
关门（ST22）	上腹部，神阙（CV8）上3寸，前正中线旁开2寸；石关（KI18）旁开1.5寸；建里（CV11）旁开2寸	积气腹胀，肠鸣切痛，泻痢不食，夹气急痛，痃疾，遗溺，水肿等

笔记栏

续表

穴名（国际编号）	取穴部位（双侧）	主治
太乙（ST23）	上腹部，神阙（CV8）上2寸，前正中线旁开2寸；商曲（KI17）旁开1.5寸；下脘（CV10）旁开2寸	心烦，胃脘痛，肠疝，脚气，遗尿，精神病等
滑肉门（ST24）	上腹部，神阙（CV8）上1寸，前正中线旁开2寸；水分（CV9）旁开2寸	癫痫，呕逆吐血，重舌，舌强，胃肠火等
天枢（ST25）	上腹部，神阙（CV8）旁开2寸	奔豚，呕吐，泄泻，赤白痢，食不化，水肿，腹胀肠鸣，冷气绕脐切痛，烦满便秘，赤白带下，月经不调，淋浊，不孕，癫痫

表 3-2-4 足太阴脾经上腹部经穴表（2穴）

穴名（国际编号）	取穴部位	主治
大横（SP15）	上腹部，神阙（CV8）旁开4寸；天枢（ST25）旁开2寸	大风逆气，多恐善悲，惊悸不安，少力，下利，洞泄，便秘，小腹寒痛，中焦虚寒，四肢不举，小腹热，欲走太息等
腹哀（SP16）	上腹部，神阙（CV8）上3寸，前正中线旁开4寸	腹寒痛，饮食不化，绕脐痛，气逆抢心，膝寒，泻痢，便结或下利脓血

笔记栏

表 3-2-5　足厥阴肝经上腹部经穴表（1 穴）

穴名（国际编号）	取穴部位	主治
章门（LR13）	侧腹部，第 11 肋游离端的下际	肝脾大，肝炎，呕吐，肠鸣腹胀，食不化，寒中洞泄，溺多白浊，腰肾冷痛，胁痛，胸胁支满，一切积聚痞块，心痛而呕，四肢懈怠，肩臂不可举，卒中恶风，小儿癖气久不消等

表 3-2-6　足少阳胆经上腹部经穴表（3 穴）

穴名（国际编号）	取穴部位	主治
日月（GB24）	前胸部，第 7 肋间隙中，前正中线旁开 4 寸；期门（LR14）下 1 肋；女性锁骨中线与第 7 肋间隙交点处	胁肋痛，脘痛，呕吐，吞酸，黄疸腹胀，多唾，四肢不收，太息善悲，小腹热，胆囊炎，十二指肠溃疡，膈痉挛
京门（GB25）	侧腹部，第 12 肋骨游离端下际	腹胀，腹痛，肠鸣，泄泻，腰痛，肾炎等
带脉（GB26）	侧腹部，第 11 肋骨游离端垂线与神阙（CV8）水平线的交点上	妇人少腹坚痛，月经不调，赤白带下，肠疝痛，腰胁背痛，偏坠，下利，腰腹重痛，足痿瘛疭等

笔记栏

二、下腹部经穴

表 3-2-7　任脉下腹部经穴表（6 穴）

穴名（国际编号）	取穴部位	主治病症
曲骨（CV2）	下腹部，耻骨联合上缘，前正中线上；神阙（CV8）下 5 寸	月经不调，子宫脱垂，睾丸炎
中极（CV3）	下腹部，神阙（CV8）下 4 寸，前正中线上	遗精，遗尿，尿潴留，阳痿，早泄，月经不调，白带过多，妇女不孕，肾炎，尿路感染，盆腔炎，腹中脐下结块，阴痒，阴痛，产后恶露不止，胎衣不下，经闭，水肿，血崩等
关元（CV4）	下腹部，神阙（CV8）下 3 寸，前正中线上	诸虚百损，脐下绞痛，腹痛腹泻，肾炎，月经不调，痛经，盆腔炎，血崩，子宫脱垂，遗精，阳痿，遗尿，经闭，带下，不孕，尿路感染，产后恶露不止，疝气等
石门（CV5）	下腹部，神阙（CV8）下 2 寸，前正中线上	腹胀坚硬，水肿，尿潴留，小便赤不利，小腹痛，泄泻，身寒热，咳逆上气，呕血，疝气疼痛，产后恶露不止，崩漏，闭经，乳腺炎等

笔记栏

续表

穴名（国际编号）	取穴部位	主治病症
气海（CV6）	下腹部，神阙（CV8）下1.5寸，前正中线上	下焦虚冷，呕吐不止，腹胀，腹痛虚阳不足，惊恐不卧，神经衰弱，奔豚七疝，瘕结块，脐下冷气，阳脱欲死，阴证伤寒阴缩，四肢厥冷，肠麻痹，遗尿，尿频、尿潴留，遗精，阳痿，赤白带下，月经不调，痛经
阴交（CV7）	下腹部，神阙（CV8）下1寸，前正中线上	腹痛冲心，不得小便，水肿，疝痛，阴汗湿痒，奔豚，腰膝拘挛，月经不调，崩漏，带下，子宫脱垂，产后恶露不止，绕脐痛

表3-2-8　足少阴肾经下腹部经穴表（5穴）

穴名（国际编号）	取穴部位（双侧）	主治
横骨（KI11）	下腹部，神阙（CV8）下5寸，前正中线旁开0.5寸	疝气，五淋，小便不通，小腹满，目眦赤痛，遗尿，遗精，阳痿等
大赫（KI12）	下腹部，神阙（CV8）下4寸，前正中线旁开0.5寸	虚劳失精，阳痿上缩，茎中痛，目赤痛，女子赤带，白带过多等
气穴（KI13）	下腹部，神阙（CV8）下3寸，前正中线旁开0.5寸	奔豚痛引腰脊，泻痢，月经不调，带下，不孕症，尿路感染，腹泻等

笔记栏

续表

穴名（国际编号）	取穴部位（双侧）	主治
四满（KI14）	下腹部，神阙（CV8）下2寸，前正中线旁开0.5寸	积聚疝瘕，肠中切痛，石水，奔豚，脐下痛，女子月经不调
中注（KI15）	下腹部，神阙（CV8）下1寸，前正中线旁开0.5寸	小腹热，大便燥坚，腰脊痛，目眦痛，女子月经不调

表3-2-9 足阳明胃经下腹部经穴表（5穴）

穴名（国际编号）	取穴部位（双侧）	主治
外陵（ST26）	下腹部，神阙（CV8）下1寸，前正中线旁开2寸；中注（KI15）旁开1.5寸；阴交（CV7）旁开2寸	腹痛心下如悬，下引脐痛，疝气，痛经等
大巨（ST27）	下腹部，神阙（CV8）下1寸，前正中线旁开2寸；四满（KI14）旁开1.5寸；石门（CV5）旁开2寸	小腹胀满，烦渴，小便难，溃疝，四肢不收，惊悸不眠，肠梗阻，尿潴留，膀胱炎，遗精等
水道（ST28）	下腹部，神阙（CV8）下3寸，前正中线旁开2寸；关元（CV4）旁开2寸	三焦热结，大小便不利，疝气，小腹胀痛，腰腹痛，胞中有瘕，子门虚寒，腹水，肾炎，膀胱炎，睾丸疾病等

笔记栏

续表

穴名（国际编号）	取穴部位（双侧）	主治
归来（ST29）	下腹部，神阙（CV8）下4寸，前正中线旁开2寸；中极（CV3）旁开2寸	奔豚七疝，阴丸上缩入腹，妇人血脏积冷，经闭，不孕，带下，阳痿
气冲（ST30）	腹股沟，耻骨联合上缘，前正中线旁开2寸，动脉搏动处；曲骨（CV2）旁开2寸	心腹胀满，逆气，奔豚，腹痛，睾丸痛，阴茎痛，疝痛，妇人经水不利，不孕，胎产诸疾等

表 3-2-10 足太阴脾经下腹部经穴表（3穴）

穴名（国际编号）	取穴部位（双侧）	主治
冲门（SP12）	在腹股沟，腹股沟斜纹中，髂外动脉搏动处的外侧	腹寒气满，腹中积聚疼痛，疝痛，子痫，癃闭，痔疾，子宫内膜炎，睾丸炎，霍乱等
府舍（SP13）	下腹部，神阙（CV8）下4.3寸，前正中线旁开4寸	疝痛，腹肋满痛，上下抢心，积聚，髀中急痛，附件炎，少腹痛，厥逆，霍乱等
腹结（SP14）	下腹部，神阙（CV8）下1.3寸，前正中线旁开4寸	绕脐腹痛，腹寒泻痢，咳逆，心痛，疝痛

笔记栏

表 3-2-11　足厥阴肝经下腹部经穴表（1 穴）

穴名 （国际编号）	取穴部位	主治
急脉 （LR12）	在腹股沟，横平耻骨联合上缘，前正中线旁开 2.5 寸	子宫脱垂，疝痛，鞘膜积液，阴茎痛等

表 3-2-12　足少阳胆经下腹部经穴表（2 穴）

穴名 （国际编号）	取穴部位	主治
五枢 （GB27）	下腹部，关元（CV4）旁开，髂前上棘内侧	寒疝，赤白带下，腰背痛，腹痛，便秘，子宫内膜炎，睾丸炎等
维道 （GB28）	下腹部，髂前上棘内下 0.5 寸	咳逆不止，水肿肠痈，寒疝，呕吐，不思饮食，腰腿痛，子宫内膜炎，习惯性便秘，三焦不调，阴挺等

三、腹部经外奇穴

表 3-2-13　上腹部前正中线经外奇穴表

穴名	取穴部位	主治
梅花	中脘穴及两侧阴都穴的上下各 0.5 寸，共 5 穴	消化不良，胃炎，胃溃疡等
脐上下	脐上下各 1.5 寸	黄疸下利，胃痛腹痛
脐四边	脐上下左右各 1 寸	急性或慢性肠炎，胃痉挛，水肿，消化不良，小儿暴痫

笔记栏

续表

穴名	取穴部位	主治
囟门不合	脐上下各 5 分	小儿囟门不合，肠鸣下利，水肿疝痛，妇科疾病
绝孕	脐下 2 寸	妇人绝孕，小儿腹泻、腹痛
止泻（又名利尿、血清、关元上）	脐下 2.5 寸	尿潴留，腹痛，腹泻，肠炎，急性菌痢，胃下垂，尿血，淋病，肾炎，子宫脱垂
下中极（又名中极下）	中极穴下 5 分	尿失禁等

表 3-2-14　腹部正面经外奇穴表

穴名	取穴部位	主治
退蛔	右侧肋弓下缘，从正中线开始沿右侧肋弓下缘，向右下方每隔 6 分 为 1 穴。 计 4 穴	胆道蛔虫症
肝神	右侧肋弓下缘，由剑突尖下斜，沿右肋弓下缘 5 分处 1 穴，1.5 寸处 1 穴，2.5 寸处 1 穴。计 3 穴	内耳眩晕症
通关（经穴阴都）	中脘穴旁开 5 分处	不思饮食
食仓	中脘穴旁开 1.5 寸	一切脾胃病

笔记栏

续表

穴名	取穴部位	主治
食关	建里穴旁开 1 寸	消化不良，胃炎，肠炎，噎膈反胃，胃气痛等
胃上	下脘穴旁开 1 寸	胃下垂
水分	水分穴旁开 1.5 寸	气喘，臌胀
魂舍	脐旁 1 寸	腹痛腹泻，食入不化，大便秘结
长谷	脐旁 2.5 寸	不思饮食，食入不化，下利，水肿
气中	气海穴旁开 1.5 寸	肠痉挛，腹胀，肠鸣，肠炎，鼻血，溺血气喘等
护宫	气海穴旁开 2.6 寸	不孕症，附件炎，卵巢囊肿，睾丸炎等
外四满	石门穴旁开 1.5 寸，四满穴旁开 1 寸	月经不调
遗精	关元穴旁开 1 寸	遗精，早泄，阳痿，阴囊湿疹
胞门	相当于左水道穴	不孕症，腹中积聚，白带过多，子死腹中滞产，子宫虚冷，妇女淋病等
子户	相当于右水道穴	不孕症，腹中积聚，白带过多，子死腹中滞产，子宫虚冷，妇女淋病等
肠遗	中极穴旁开 2.5 寸	阴茎痛，睾丸炎，月经不调，附件炎，遗溺等
亭头	大赫穴下 5 分	子宫脱垂

笔记栏

表 3-2-15　腹部侧面经外奇穴表

穴名	取穴部位	主治
血门(又名食仓,肝明)	中穴旁开 3 寸	胃气痛,食欲不振,肝下垂,肝区疼痛,胃下垂,溃疡病等
治肝	中脘穴旁开 4 寸	肝、胆、胰、脾病(肝、胆、胰病针右,脾病针左)
石关(与肾经石关穴同名异位)	中脘穴旁开 5 寸	产后两胁痛
肝基	中脘穴旁开 3 寸下 3 分(右侧)	肝炎
胆囊	建里穴旁开 3 寸(右侧)	胆囊炎,胰腺炎,胆道蛔虫症
胃下垂	建里穴旁开 3 寸(左侧)	胃下垂
提垂(又名胃上)	下脘穴旁开 4 寸	胃下垂
胃乐	水分穴上 2 分,旁开 4 寸	胃痛
通便	天枢穴旁开 1 寸	便秘
提宫	大横穴下 1 寸	子宫脱垂,睾丸炎
经中	气海穴旁 3 寸	肠炎,赤白带下,月经不调,尿潴留,五淋,便秘等
通经	大横穴下 2 寸	闭经,月经不调,遗精
气门	关元穴旁开 2 寸	疝气,功能性子宫出血,胎孕不成等
提托	关元穴旁开 4 寸	子宫脱垂,下腹痛,疝痛,痛经,腹胀,肾下垂

笔记栏

续表

穴名	取穴部位	主治
子肠	中极穴旁开 3.5 寸	妇女阴挺
维胞	髂前上棘下内方凹陷处，平关元穴	子宫脱垂，肠疝痛，肠功能紊乱
维宫	中极穴旁开 4 寸，位于腹股沟处	子宫脱垂，睾丸炎
强冲（又名冲间）	曲骨穴旁开 3 寸	子宫脱垂，弛缓性瘫痪，下肢瘫痪

四、腹针新穴

表 3-2-16　腹部腹针新穴表（23 穴）

穴名	取穴部位	主治
左上风湿点（AB1）L	左滑肉门穴外开 0.5 寸上 0.5 寸	左侧网球肘、左肘关节疼痛、左肘臂麻木、屈伸不利等症
右上风湿点（AB1）R	右滑肉门穴外开 0.5 寸上 0.5 寸	右侧网球肘、左肘关节疼痛、左肘臂麻木、屈伸不利等症
左上风湿外点（AB2）L	左上风湿点穴外开 0.5 寸下 0.5 寸	左侧腕关节炎、左手关节活动不利、麻木等症
右上风湿外点（AB2）R	右上风湿点穴外开 0.5 寸下 0.5 寸	右侧腕关节炎、右手关节活动不利、麻木等症
左上风湿上点（AB3）L	左上风湿点穴外开 0.5 寸上 0.5 寸	左手腕及左手指僵直、活动不利、麻木等症
右上风湿上点（AB3）R	右上风湿点穴外开 0.5 寸上 0.5 寸	右手腕及右手指僵直、活动不利、麻木等症

笔记栏

续表

穴名	取穴部位	主治
左下风湿点（AB4）L	左外陵穴外开 0.5 寸下 0.5 寸	左膝关节疼痛，鹤膝风，膝关节活动困难，睾丸炎，不孕症，附件炎，卵巢囊肿，其他妇科病
右下风湿点（AB4）R	右外陵穴外开 0.5 寸下 0.5 寸	右膝关节疼痛，鹤膝风，膝关节活动困难等，睾丸炎，不孕症，附件炎，卵巢囊肿，其他妇科病
左下风湿内点（AB5）L	左外陵穴内开 0.5 寸下 0.5 寸	左膝关节内侧疼痛、无力、活动困难等症
右下风湿内点（AB5）R	右外陵穴内开 0.5 寸下 0.5 寸	右膝关节内侧疼痛、无力、活动困难等症
左下风湿下点（AB6）L	左下风湿点穴外 0.5 寸下 0.5 寸	左小腿外侧疼痛、活动不利、麻木等症
右下风湿下点（AB6）R	右下风湿点穴外 0.5 寸下 0.5 寸	右小腿外侧疼痛、活动不利、麻木等症
气旁（左右各一）（AB7）LR	气海穴旁开 0.5 寸	腰肌劳损，腰部疼痛、酸困，下肢无力等
气外（左右各一）（AB8）LR	气海穴旁开 1 寸（气旁穴旁开 0.5 寸）	下肢血液循环障碍疾病
下脘上（AB9）	下脘穴上 0.5 寸	颈项强直，落枕，眩晕，手足麻木等
下脘下（AB10）	下脘穴下 0.5 寸	上呼吸道感染，呼吸系统疾病

笔记栏

续表

穴名	取穴部位	主治
关元下（AB11）	关元穴下 0.3 寸	腰骶椎疼痛、麻木，下肢无力、疼痛等症
腹大横（左右各一）（AB12）LR	神阙穴旁开 3.5 寸	身困体乏，腰膝酸软，便秘，小腹寒痛，中焦虚寒四肢不举，关节疼痛，小腹热等
天枢下（左右各一）（AB13）LR	天枢穴下 0.5 寸	便秘、消化不良等消化系统疾病

第三节　腹穴特点

腹部从体表来看左右对称，因此，腹部的经脉、经穴左右同名。从腹部的解剖投影来看，腹腔内的脏器排列是有序的，心脏的底部位于腹腔的上端偏于左侧，脾脏位于左肋下，而肝脏与胆囊则位于右肋下，胃虽居中，但贲门位于上端，而胃的出口幽门则位于右上腹，至于大肠小肠则占有很大的体积。因此，腹腔内的脏器排列虽然有序但并不对称，这样的腹部解剖结构特点决定了腹部穴位在临床上的特殊性。

一般而言，当腹穴浅刺时，主要影响腹壁的深、浅动静脉，深、浅淋巴管及脊神经的腹区段及皮支和腹部壁层的一些其他组织，主要影响的是外围系统。因此，腹部左右同名经的经脉与经穴有相同的穴性和功能，其穴位的特点除与所属的经脉相关外，还和所在部位的全息影像相关。上腹部的经穴，根据部位的不同，分别可治头、面、颈、肩、上肢及手部的疾病，下腹部的经穴，根据部位的不同，分别可治腰骶部、膝关节及足部的疾病。

当腹穴深刺时，则会刺激腹腔内的脏神经及其周围的组织而引起相应的内脏系统的应激反应，直接对人体的内环境稳态产生影响，进而引起全身的变化，经穴中募穴的功能即属这些腹穴深刺时的穴性。而在浅刺这些腹穴时对内脏的影响则会很小，或其影响的仅是经脉，或与腹全息相关。一般而言，腹穴深刺时的主治与相邻近的解剖投影脏器的功能相关。在腹针中，我们把这一规律进行了归纳，用八廓将腹部穴位深刺时分为几个大的区域来进行概括的描述，以便使大家能够对腹穴的基本深刺特性进行宏观的把握。但是，许多腹穴还有其特殊的作用，还需逐一理解与记忆。

“腹部深如井”，说明腹壁厚厚的组织和腹腔内丰富的内脏器官为腹穴营造了立体的多层次的空间经络结构。因此，腹穴还有一个显著的特点，即由于腹部的疼痛呈弥散性，痛觉不敏感，形成了腹穴与其他经穴或经外奇穴调节机制的不同。传统针灸强调针刺穴位时产生酸、麻、胀、痛的得气感，并主张针感向病变部位感传的“气至病所”疗效较佳。而腹针则主张“刺至病所”，不询问患者的酸、麻、痛感，而以手感“如鱼吞饵”或以手下的沉紧感为度。因此，只要手法熟练，患者毫无痛苦，并能收到立竿见影的效果。

腹部经穴、经外奇穴、腹部八廓图见图 3-3-1~ 图 3-3-3。

笔记栏

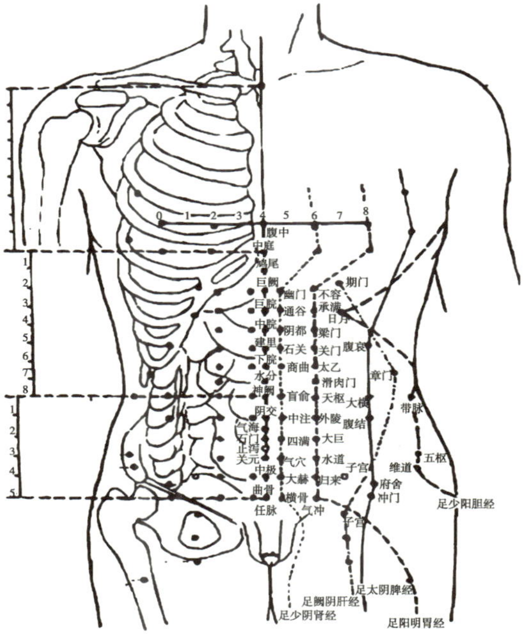

图 3-3-1　腹部经穴图

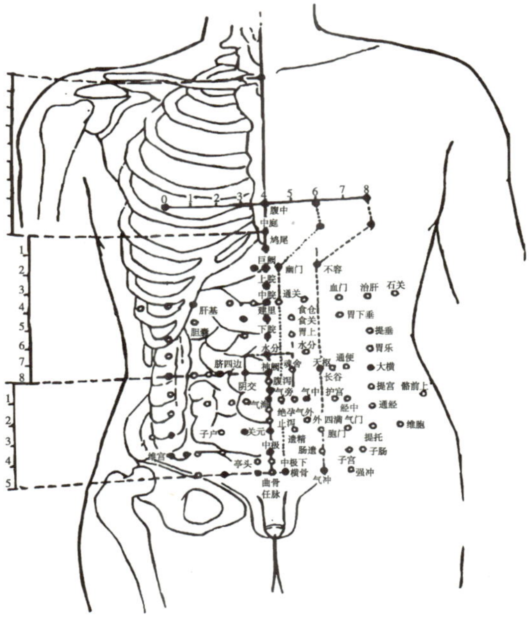

图 3-3-2　腹部经外奇穴图

笔记栏

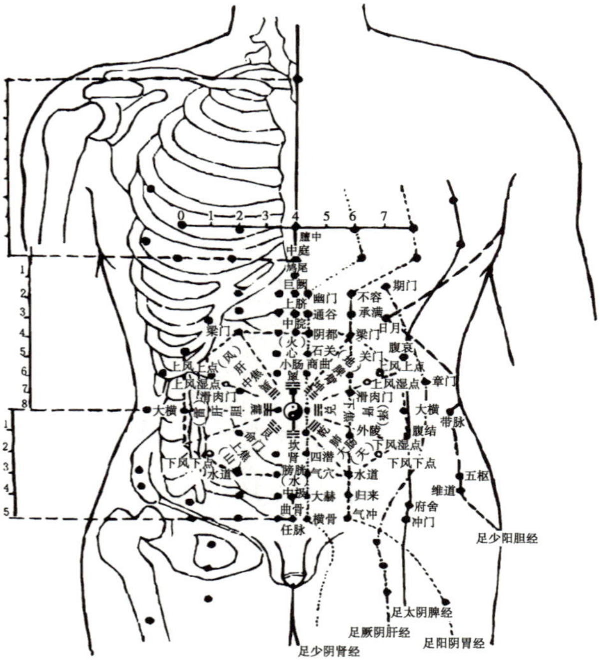

图 3-3-3　腹部八廓图

第四节　腹部穴位的研究与临床应用

针灸的发展是无数先辈针灸医师在长期的临床探索中不断发现、不断积累的结果。因此,我们必须充分吸取前人成功的经验与失败的教训,才能使腹针疗法健康地发展。人们使用腹针治疗的范围更广泛,治疗方法也逐渐完善。同时,对腹穴的研究与应用也有所进展,尽管这些研究主要集中在神阙、关元、中脘、气海等一些传统的常用腹穴上,但对拓宽腹针疗法的思路也很有意义,本节将上述的文献整理分述如下,供大家临床参考。

笔记栏

一、对神阙的研究与临床应用

对于神阙穴的临床应用和进展，刘森亭从7个方面进行了综述：①神阙的定位和解剖；②古人对神阙穴的认识和应用；③灸治神阙穴治疗中风、泻痢、肛肠病、癃闭、中暑、脐风；④神阙穴治疗方法的改进；⑤神阙穴的禁针研究；⑥神阙穴治疗范围的引申扩大；⑦神阙穴的配伍。以上使人们对神阙穴的认识更加条理化，为神阙穴的临床应用提供了较好的参考。尉迟静还以经络敏感人为观察对象，分别反复针刺气海、石门、关元和神阙穴，发现针刺前3穴时除激发循任脉贯注的感传路线外，未发现其他感传路线。针刺神阙穴引出的感传路线：①纵行的主干呈双向贯注循任脉通督脉；②由神阙穴横行双向贯注的环行路线；③由神阙穴向胸壁斜行双向贯注的放射状路线。提示"脐下"应理解为脐的下部，即神阙穴的深部，认为丹田即在此处。这一结果，也为神阙布气学说提供了有力的佐证。欧阳群等报告隔盐灸神阙穴对小鼠和肺癌患者免疫功能的影响。实验结果表明：本法能明显增强正常小鼠脾NK细胞的活性；提高荷瘤小鼠的$ANAE^+$和PFC的数值；促进正常和荷瘤小鼠腹腔巨噬细胞的吞噬功能；降低小鼠子宫颈癌U14自发肺转移率和转移指数；延长艾氏腹水癌小鼠的存活期；提高肺癌患者细胞免疫功能，减轻放疗、化疗的毒副作用，改善临床症状，具有一定的抗癌作用。用本法治疗肺癌患者69例，其T细胞亚群CD4和CD2较对照组明显增高（$P<0.01$），其精神状态、消化道及呼吸道症状有明显改善（$P<0.01$）。意味着本法能全面地调整、增强机体的免疫功能，有利于抗癌治疗。魏正健同样采用隔盐灸神阙的方法治疗重症腹痛50

例，其中急性胃肠炎20例，肠痉挛7例，均治疗1~2次痊愈；溃疡病和慢性胃炎21例，胆囊炎2例，1次治愈15例，明显好转8例。何世刚亦采用神阙隔盐灸或艾条熏灸治愈吐泻兼关节炎、关节炎、漏肩风兼关节炎、坐骨神经痛、关节炎兼便溏各1例。喻峰采用艾条距神阙1~2寸，不断旋转熏灸神阙治疗胆囊炎、胆石症腹痛21例。结果：痊愈（灸5分钟后疼痛消失）15例，好转（灸后10分钟疼痛减轻）4例，无效2例。随访半年以上未见复发。神阙穴拔火罐治疗亦有不少报道，其方法多数为拔上火罐后5分钟左右将火罐取下，再进行第2次，连续拔3次为1次治疗，也有报道采用闪火法或布架法，其作用与方式基本相似。这类方法较早由杨玉玲等报道，治疗荨麻疹105例，每日1次，3次为1个疗程。结果：痊愈101例，无效4例。刘天峰报道治疗急性或慢性荨麻疹195例，用布架法，方法和疗程与上述相似，全部有效。轻者治疗1~2次，重者4个疗程。许荣正等报道治疗过敏性鼻炎，采用同样方法，痊愈25例，好转17例，无效8例，总有效率达84%。笔者考虑，这类方法的取效与神阙穴对机体免疫功能的影响有关，因此，治疗的病种还可以拓展。

对于神阙穴，《素问》《针灸大成》《针灸学》等许多针灸专著或中医书籍都将其列为禁针穴，近年对神阙是否属禁针的讨论亦屡见不鲜。有不少人尝试对神阙穴针刺并进行了报道。丛茂滋应用透刺神阙穴治疗腹泻、慢性肠功能紊乱、遗精、痛经等症确有显效。方法：①天枢透神阙，治疗急性或慢性肠炎、脱肛等。取3寸毫针从天枢穴皮下进针，针尖向脐中方向斜刺，进针2~2.5寸，持续缓慢捻针3~5分钟起针。②气海透神阙，治疗膀胱炎、痛经、遗精等。从气海穴皮下进针，针尖向脐中方向斜刺1.5~2寸，持续缓慢捻针3~5分钟起针，由于脐窝深浅因人而异，故透刺时针体与皮肤的角度为 30° ~45°。陈俊鸿针刺神阙治疗肠鸣、泄泻、痢疾、腹痛等疾病收到一定的效果，并提出针刺神阙穴的注意点：消毒严格，左手固定脐后进针，进针深度成人 1~1.5 寸，有脐瘘管、脐疝等患者不宜深刺。并附验案 2 例。钱志云针刺神阙穴治疗各类病例 500 人次，未见 1 例事故，并提出注意消毒，不宜针刺过深。凡此种种，说明人们对神阙穴的功能是关注的，总想找出较佳的刺激方式来发掘出神阙穴的潜在功能。

对于神阙是否禁针的问题，笔者认为应从以下几个方面来考虑：①针灸的意外事故大致可以分为两种情况：一种是针刺损伤腹腔内脏器；另一种是针刺后引起局部感染。所谓的禁针与神阙不容易消毒和脐下组织菲薄容易刺伤内脏有关。②古代的针具以金针、银针居多，其粗细大约与我们现代使用的员利针或火针接近，对肌肤的损伤较大，而古代的消毒手段不够理想，因此，把神阙列为禁针穴较为有理。③近代针灸工具的改进与对针具和操作过程消毒的规范化，使针刺感染的机会越来越少，造成的肌肤损伤也越来越小。尽管如此，由于脐部不容易消毒，针刺的深度不容易把握，神阙是不可以针刺的，对于脐窝深陷、皱褶较多的患者更需谨慎处之，以免造成不必要的感染或损伤。

二、对关元、中脘、气海的研究与临床应用

（一）对关元穴的研究与临床应用

翟道荡等进行了艾灸“关元”穴抗小鼠肿瘤的实验研究。他们将实验小鼠随机分成 3 组：荷瘤艾灸组（M 组），荷瘤对照组（C 组），正常对照组（N 组）。荷瘤小鼠为左前肢腋部皮下接种了约

3×10^6 个 HAC 瘤细胞，艾灸组自接种瘤细胞日起在“关元”穴上艾灸 2 壮，隔日 1 次，共灸 10 次。结果：①整体状况：随着肿瘤的生长，C 组小鼠逐渐消瘦，行动不便，活动减少，M 组小鼠也有类似的表现，但程度较轻。②生存期：M 组共 18 只小鼠，平均成活天数为（42.9±9）天；C 组共 19 只，平均成活天数为（33.9±8.9）天；M 组比 C 组小鼠平均生存期长 9 天，约延长 26.5%，有非常显著的差异；N 组 10 只至观察结束无一例死亡。③肿瘤体积动态变化：M 组在早期肿瘤生长比 C 组显著缓慢，但随着时间的推移，M 组与 C 组的差异逐渐缩小。结论认为：艾灸虽不直接作用于肿瘤组织，却具有一定的抗肿瘤作用，表明灸关元可能提高机体的免疫功能，增强机体自身的抗御能力。杨日初等观察艾灸关元对休克患者血压和指温的影响。该组 30 例患者中，失血性休克 7 例，感染性休克 23 例。经用该法治疗，结果：显效 6 例，有效 16 例，无效 8 例，有效率为 73%。施灸后观察到：收缩压由灸前的（70±5）mmHg 上升到（87±14）mmHg，舒张压由（51±5）mmHg 上升至（58±9）mmHg，脉压由（19±2）mmHg 上升至（29±8）mmHg，前后比较差异有统计学意义，均为 $P<0.001$；指温上升显著，由（24.2±5）℃上升到（25±5.2）℃。肛 - 指温差显著，由（12.9±5.5）℃降至（12.1±5.2）℃。表明本法治疗休克不仅有升压效应，而且对周围组织毛细血管血液灌流不足有改善作用。该研究者还曾研究艾灸关元的抗休克作用，就 20 世纪 50 年代以来中医对休克的认识，艾灸关元治疗休克的情况，以及有待研究的问题进行了综述。王凤仪则用陈艾做成中等艾炷，直接灸关元穴，治疗阳痿 12 例，每次 100~200 壮，每周 1 次，3 次为 1 个疗程，疗程间隔 1 周。结果：治愈 7 例，显效 3 例，

有效 2 例。黄其波针刺关元、涌泉抢救服有机磷杀虫剂（敌敌畏）中毒，又因错误被静脉推注硫酸镁致呼吸骤停 4 小时的患者 1 例，除用西药抢救外，配合针刺关元、涌泉穴而使患者恢复了自主呼吸，认为“关元”其上有“气海”，下通“玉泉”，为气功意守之所在，是呼吸之根。此外，指压关元穴治疗产后尿潴留亦多有报道。

（二）对中脘穴的研究与临床应用

于书庄从 5 个方面进行了综述：①热补中脘，灸中脘，具有温补脾胃、温中散寒、补益气血、扶正祛邪的作用，是治疗脾胃虚弱、寒邪伤中、气血亏虚、久病不胜邪的要穴。②不仅可以治疗脾胃升降功能失常的病证，亦能治疗肺失肃降、肝失疏泄、心肾不交之证。③中脘为胃之募穴、脾之结穴，故为健脾化痰之要穴。④理气宽中，适用于治疗郁证和气厥。⑤用于诊断检查，如胃炎、胃窦炎、胃痉挛、胃酸过高、胃神经痛、胃溃疡、十二指肠炎、十二指肠球部溃疡、急性胃炎、膈肌痉挛、消化不良、食物中毒、消化道出血、过敏性结肠炎等，中脘穴均出现压痛。苏逊根据对中脘穴的临证体会指出：中脘为六腑之会穴，胃之募穴，有补中气、泻湿热、升脾阳、降痰浊、和胃气、安心神的作用。并附验案 5 例。男，27 岁。因头痛、眩晕、剧烈呕吐住院。体检：神志朦胧，眼神呆滞，口臭，项强，肝于右肋下 2cm，剑突下 4cm，质中等有触痛，肝功能异常。证属肝胆湿热，热甚发痉。用针刺中脘穴平补平泻手法，每日 1 次，配合针刺晕听区，治疗 8 日痊愈出院。另用本法治愈持续性右下腹剧烈疼痛，伴呕吐、腹胀 12 小时患者；治愈停经 3 个月，阴道出血 2 日，突然项强、眼上翻、舌外伸患者；治愈十二指肠球部溃疡出血患者，治愈眩晕、呕吐、耳鸣、重听 2 周患者各 1 例。王超采用半刺中脘穴治疗婴幼儿腹泻，用 32 号 0.5 寸毫针迅速刺入中脘穴 0.1~0.2cm，立即出针。每日治疗 1 次，停服一切药物。结果：共治 100 例，治疗 3 次后，痊愈 79 例，好转 14 例，无效 7 例，有效率为 93.0%。林冰针刺中脘治疗前额头痛 110 例，进针约 1 寸，行提插捻转，得气后，虚者补法，实者泻法，留针 20 分钟。结果：痊愈 93 例，好转 13 例，无效 4 例。袁清顺采用示指按压中脘穴，以患者能忍受为度，每次 5~10 分钟，治疗前头痛（包括眉棱骨痛）220 例，其中治 1 次愈者 159 例，2~3 次愈者 56 例，无效 5 例，总有效率约 98%。

（三）对气海穴的研究与临床应用

李洪根采用气海穴埋线治疗咽部异感症 33 例。方法：取气海穴，常规消毒；取 9×28 号缝合针及 1 号羊肠线，从水平方向将羊肠线穿过穴位皮下，在尾端针眼处剪断羊肠线，使断端都植入皮内。结果：痊愈 19 例，显效 5 例，好转 4 例，无效 5 例。弥新成针刺气海或关元任选一穴治疗呃逆。垂直进针 1.5~3 寸，行捻转手法得气即效，对病程长且顽固者适当加深针刺或配合艾条悬灸，并注意膀胱充盈者应排空后施针，治疗 208 例全部有效。其中痊愈 200 例，占 96.1%；显效 7 例，占 3.4%；好转 1 例，占 0.5%。

从上述文献中我们不难看出，近年人们对关元、中脘、气海等穴的研究与临床应用已逐步上升到一个较高的层次，为我们对腹针的发展提供了不少好的思路。李京培等在针刺抗衰老的免疫学机制研究概述中提到针灸可以抗癌；日本学者研究表明，在施灸动物皮下移植癌细胞抑制率升高，达 50%~60%，施灸的皮肤组织提取物所制的试剂具有抗癌性，但对癌细胞无直接的损伤性，其他报道也证实针灸对移植性肿瘤有抑制作用，认为免疫功能起了重要作用。针灸治疗癌症在免疫调控的机制上可能与阿片肽有关。周院贞等通过实验观察到，针刺 9 天后在小鼠上接种肿瘤，针刺相当于“膻中”“中脘”“关元”的穴位，治疗组瘤径比对照组小，差异有统计学意义（$P<0.05$），抑制率达 51%，先针刺后接种组的 NK 细胞活性高于其他组，进一步证实了针灸能提高机体的免疫功能。

三、对其他腹穴的研究与临床应用

（一）对建里穴的研究与临床应用

殷晓明应用建里穴，同时刺入双针，治疗胃下垂 82 例，其中半数以上属于重度胃下垂。针刺以 10 天为 1 个疗程，治疗及巩固过程为 1 个月。结果：41 例痊愈（自觉症状消失，X 线钡餐检查示胃上升至正常位置）；18 例显效（自觉症状明显好转，X 线钡餐检查示胃大弯上升 4cm 以上）；20 例有效（症状减轻或 X 线钡餐检查示胃仅有部分上升）；3 例无效。治疗中除个别有腹痛、呕吐外，尚未发现其他副作用。上消化道出血、妊娠、严重皮肤感染者忌用。作者认为针刺建里穴有“健脾安胃，升清降浊”的功效，对加强胃的蠕动，增强胃壁张力，以及促进吸收和加速食物的排空可能都有一定作用。肖金东则直刺建里穴 1~2 寸，针下得气后，根据虚实施以补泻手法，一般留针 20~30 分钟，待症状缓解或消失即可出针。治疗积热、寒湿、气滞、血瘀、食积、虫积之腹胀，效果颇佳。

（二）对石门穴的研究与临床应用

刘常林取石门穴，先按揉穴位 1 分钟，后用 28 号 1.5 寸针迅速刺入皮下，缓缓捻入 1 寸左右。针下有沉滞感后，施紧提慢按之泻法 1 分钟出针。治疗期间停用一切药物。本组共治 200 例婴幼儿

笔记栏

腹泻，针 1 次而愈者 132 例，针 2 次而愈者 48 例，针 3 次而愈者 20 例，但均告愈。赵柯则针刺石门穴节制生育 32 例。一般以行经完毕第 1~2 天为最佳针刺时间。用 2 寸毫针快速刺入皮肤后，再缓慢进针，行泻法 30 秒，然后留针 30 分钟，中间按上法行针 1 次。每月针 1 次，连续 3 个月。本组 32 例观察半年以上（多至数年），全部获得未孕的满意效果。

（三）对曲骨穴的研究与临床应用

白秀荣则针刺曲骨穴治疗剖宫产术后尿潴留。采用呼吸补泻法，患者呼气时进针，吸气时出针，进针后留针 15~20 分钟。每 5 分钟行弧度刮针 3~5 分钟，使针感传至阴部，出针后即在腹部两侧轻按。本组 58 例经治后全部有效。其中针 1 次排尿者 55 例，针 2 次排尿者 3 例，一般针 5~10 分钟后可排尿。沈书宇针刺大横穴治疗癔症性晕厥，用 1.5 寸毫针快速刺入本穴，然后以小角度快速持续捻转针，同时认真观察患者的表情变化，如恢复常态，可出针结束治疗，如肢体仍僵直不解、不言语，则可配刺中脘穴。本组 152 例均获效，其中配刺中脘穴获效 3 例。

其他使用腹部穴组治疗疾病的报道也较多。如张世雄等用天枢（双）、阴交、水分（简称脐周 3 穴）治疗痹病。方法：毫针平补平泻提插捻转，天枢穴针感放射到腹股沟，阴交穴放射到阴器，水分穴针感放射到胃脘和脐下。留针 15 分钟。每日或隔日 1 次，6 次为 1 个疗程，连续 3 疗程评定疗效。治疗 74 例，临床治愈 19 例，显效 24 例，好转 21 例，无效 10 例，总有效数 64 例。于慧敏取穴膻中、中脘、气海，留针 15 分钟，每日 1 次，治疗腹胀 31 例，其中慢性支气管炎 3 例，术后 4 例，产后、肝硬化腹水各 1 例，胃痛、小儿积滞、痢疾各 2

例，泻痢 16 例。结果：治愈 30 例，无效 1 例。刘立公等报道金舒白老中医治疗狂证，取任脉上的鸠尾透巨阙、中脘、上脘，或取人中（水沟）透龈交、间使透支沟。提插加捻转手法，刺激量较重，尤其人中透龈交，进针 1.5 寸以上，用重度提插，直至患者泪出，以达镇静、清心、导痰之效。此外，以腹穴为主配合体穴治疗疾病的报道甚多，无法一一详述。

从上述资料不难看出，在以神阙为轴心的大腹部许多穴位是极其重要的，具有很大的潜力，且尚有大量的穴位有待研究，因此，前景也是光明的。腹针作为一种疗法，还需要我们乃至今后更多的人去长期不断地开发、研究，使之成为一个较为完善的治疗系统。同时，今后如何与腹诊有机地结合，也还需要做大量的工作，使之成为一个更大、更为完善的腹部诊疗系统，为人类的健康作出更大的贡献。

笔记栏

第四章

腹针学的中医学基础

现代医学发展，各种微针疗法涌现，其中耳针疗法把耳郭视为人体胚胎倒影的图形，通过全身在耳郭的反应点来诊察和治疗疾病。头针是将针刺与现代医学关于大脑皮质功能定位的理论相结合，在头皮相应区域针刺引起大脑皮质反应治疗疾病的疗法。而腹针疗法与这些微针疗法不同，是以脏腑、经络为基础，以中医理论为指导，以整体观念、辨证施治为核心，通过针刺腹部穴位调节脏腑、经络及相关部位治疗全身疾病的一种疗法，因此，与中医理论有着更密切的联系。

本章将对阴阳五行、脏象学说、经络学说作一简单的介绍，使大家对腹针的中医学基础有一定的了解，并对腹部与全身的关系产生一些新的认识。

第一节　阴阳五行学说

阴阳五行学说，是我国古代《易》学朴素的唯物论和自然辩证法思想的体现。它认为物质世界是在阴阳二气作用的推动下资生着、发展着的。木、火、土、金、水五种最基本的物质，是构成世界不可缺少的元素，这五种物质具有相互制约的关系，它们处在不断的运动变化之中。古人在长期的医疗实践中，把阴阳五行学说应用于医学领域，借以说明人体的生理功能、病理变化，并指导着临床的诊断和治疗，成为中医学理论的一个重要组成部分。

阴阳学说认为，世界是物质的整体，世界本身是阴阳二气对立统一的结果，故《素问·阴阳应象大论》说："阴阳者，天地之道也，万物之纲纪，变化之父母，生杀之本始，神明之府也。"因此，阴阳学说贯穿于中医理论体系的各个方面，用来说明人体的组织结构、生理功能、疾病的发生发展规律，并指导临床的诊断与治疗。

一、阴阳学说

阴阳学说在阐释人体组织结构时，认为人体是一个有机整体，它的一切组织结构，既是有机联系的，又可以划分为相互对应的阴阳两部分。就大体部位来说，人体的上部属阳，下部属阴；体表属阳，体内属阴。体表的背部属阳，腹部属阴；外侧属阳，内侧属阴。以脏腑来分，六腑属阳，五脏属阴。五脏之中又分阴阳，即心、肺属阳，肝、脾、肾属阴。在腹部则脐轮的上部属阳，脐轮的下部属阴；腹部的正中线属阴，腹部的外侧属阳；腹中线的右侧属阳，腹中线的左侧属阴。

阴阳学说在说明人体的生理功能与病理变化时认为，人体的正常生命活动，是阴阳两个方面保持着对立统一的协调关系的结果。故《素问·生气通天论》说："阴平阳秘，精神乃治；阴阳离决，精气乃绝。"疾病的发生，是阴阳失去相对平衡，出现偏盛或偏衰的结果，即所谓"阴胜则寒，阳胜则热；阳虚则寒，阴虚则热"。

在诊治疾病方面，由于阴阳偏盛偏衰是疾病发生、发展的根本原

笔记栏

因。因此，通过腹部来调整阴阳、补偏救弊，促使阴平阳秘，恢复阴阳的相对平衡，是腹针治疗的基本原则。

二、五行学说

古代医家运用五行学说，对人体的脏腑组织、生理病理现象，以及与人类生活有关的自然界事物，进行了广泛的联系与研究，并用“比类取象”的方法，按照事物的不同性质、作用与形态，分别归属于“木、火、土、金、水”五行之中，借以描述人体脏腑组织之间生理、病理的复杂联系，以及人体与外界环境之间的相互关系。这种对事物属性的归纳方法，在《素问·阴阳应象大论》和《素问·金匮真言论》等篇中都有详细的记载，现综合列表介绍如下（表 4-1-1）。

表 4-1-1　五行属性分类

自然界						五行	人体				
五味	五色	五化	五气	五方	五季		五脏	五腑	五官	五体	情志
酸	青	生	风	东	春	木	肝	胆	目	筋	怒
苦	赤	长	暑	南	夏	火	心	小肠	舌	脉	喜
甘	黄	化	湿	中	长夏	土	脾	胃	口	肉	思
辛	白	收	燥	西	秋	金	肺	大肠	鼻	皮	悲
咸	黑	藏	寒	北	冬	水	肾	膀胱	耳	骨	恐

五行学说，将人体的内脏抽象概括地分别归属于五行，以五行的特性来说明五脏的生理活动特点。如肝喜条达，有疏泄的功能，木有生发的特性，故以肝属“木”；心阳有温煦的作用，火有阳热的特性，故以心属“火”；脾为生化之源，土有生化万物的特性，故以脾属“土”；肺气主肃降，金有清肃、收敛的特性，故以肺属“金”；肾有主

水、藏精的功能，水有润下的特性，故以肾属“水”。而这五种物质不仅具有相互资生、相互制约的关系，而且是在不断运动、变化之中的，故用于医学领域，可借以说明人体生理、病理及其与外在环境的相互关系等。

五行学说还用以说明人体脏腑组织之间生理功能的内在联系。如肾（水）之精养肝，肝（木）藏血以济心，心（火）之热以温脾，脾（土）化生水谷精微以充肺，肺（金）清肃下行以助肾（水）。这就是五脏相互资生的关系。此外，五行学说也可以说明在病理情况下，脏腑间互相生克乘侮的影响。

在临床诊断疾病时，可以综合望、闻、问、切四诊所得的材料，根据五行的所属及其生克乘侮的变化规律，来推断病情。还可以在治疗时，除了对病变的本脏进行处理外，考虑到其他有关的脏腑，并调整其关系，控制其传变，以达到治疗的目的。《难经・七十七难》提出的“见肝之病，则知肝当传之于脾，故先实其脾气”则为其例证。在腹针中，只有掌握好阴阳五行学说的临床应用，知微达变，调整阴阳五行，才能收到立竿见影的效果。

第二节 脏腑学说

脏腑，是内脏的总称。包括五脏、六腑和奇恒之腑三类。心、肝、脾、肺、肾合称“五脏”，胆、胃、大肠、小肠、膀胱、三焦合称“六腑”。五脏的生理功能是生化和储藏精、气、血、津液、神。六腑的生理功能是受纳和腐熟水谷，传化和排泄糟粕。《素问・五脏别论》说：“所谓

笔记栏

五脏者，藏精气而不泻也，故满而不能实。六腑者，传化物而不藏，故实而不能满也。”这不仅是对五脏和六腑功能的概括，同时也指出了脏与腑在功能上的基本区别。奇恒之腑包括脑、髓、骨、脉、胆、女子胞六种器官组织。脏腑中的绝大部分器官组织均位于腹腔之内，一些不在腹腔内的器官也与腹腔内的器官有密切的联系，因此，腹部内器官的状态与人体的健康休戚相关。

脏腑学说，是研究人体脏腑生理功能、病理变化及其相互关系的学说。由于人体是一个有机的整体，不仅脏与脏、脏与腑、腑与腑在生理、病理上有着密切的联系，而且脏腑与皮、肉、筋、骨以及鼻、口、舌、目、耳、前后阴等机体的各个组织器官也有着不可分割的关系。

脏腑学说，古人称之为“藏象”。藏指藏于内，就是内脏；象是征象，取其脏腑虽存在于机体之内，但其生理、病理方面都有征象表现于外的含义。这一学说的形成，主要有 3 个方面：一是古代的解剖知识，《灵枢·经水》说：“若夫八尺之士，皮肉在此，外可度量切循而得之，其死，可解剖而视之……”可见，我国在公元前已有通过尸体解剖研究人体器官的医学实践，这是形成脏腑学说的基础。二是对生理、病理现象的观察，例如，皮肤受凉而感冒，会出现鼻塞、流涕、咳嗽等症状，因而认为皮毛和鼻与肺有联系。三是长期丰富的临床实践的总结，例如，不少补肾药物可加速骨折的愈合，因而认识到肾之精气颇有资助骨骼生长的作用，从而产生“肾主骨”之说。但是，我们必须认识到，古代对人体解剖的认识有一定的局限性，因此，对人体脏器的认识应当从现代的解剖知识中获得，并对传统的理论进行再认识与补充。脏腑学说中的心、肺、脾、肝、肾等脏器，虽与西医的脏器名称相同，但在生理、病理上的含义却不完全相同。中医概念中的一个脏腑的功能可能包括好几个西医脏器的功能；而一个西医脏器的功能，可能分散在好几个中医脏腑的功能之中。这是因为，脏腑在中医学里不单纯是一个解剖学概念，更重要的是一个生理或病理学方面的概念。例如心脏，它除了代表解剖学上的实体外，还包括一部分神经系统，尤其是大脑方面的某些功能。所以脏腑学说的“心”，不能完全和西医解剖学上的心等同起来。因此，只有将中西医的知识有机地结合，互相补充，把它们统一起来，才能使我们的医学思维有所拓展。腹针治疗时有赖于对脏腑功能失衡的调整，故本节对脏腑学说的内容进行扼要的介绍。

一、五脏

（一）心

心位于胸中，主要功能是主血脉、藏神。

脉为血之府，是血液的通行隧道。心主血脉是指心脏有推动血液在脉管内运行的作用。藏神是指心所主的神志，即人的精神、思维活动。

故心的气血充盈，则神志清晰，思考敏捷，精力充沛。如心血不足，常可导致心神的病变，而出现失眠、多梦、健忘、神志不宁等症。

（二）肺

肺位于胸中，主要功能是主气，司呼吸，主宣发、肃降，通调水道。

肺主气，包括两个方面，即主呼吸之气和主一身之气。如肺主气的功能正常，则气道通畅，呼吸均匀和调。如果肺气不足，不仅会引起肺呼吸功能的减弱，而且会影响宗气的生成。

肺主宣发，外合皮毛，主要指通过肺的宣发使卫气和津液输布全身，以达到温润肌腠皮肤的作用。肺气虚弱，不能宣发卫气津液于皮毛，不仅可导致皮毛憔悴枯槁，而且可以引起卫外功能的不足而易患感冒。又由于卫气与肺气的宣发有关，同汗孔的开阖相关，所以肺卫气虚，肌表不固，则常自汗出；而肺卫闭实，毛窍郁闭，又常见无汗的症状。

肺主肃降，通调水道，主要指肺居上焦，其气以清肃下降为顺。若肺失清肃，气不得所降，即可出现胸闷、咳嗽、喘息等肺气上逆的病变。同时，肺的肃降功能，还对水液的代谢产生一定的影响。肺气的不断肃降，可以使上焦的水液不断下输于膀胱，从而保持着小便的通利。故有“肺为水之上源”的说法。如果肺失肃降，不能通调水道使水液下输膀胱，则会发生痰饮、小便不利、尿少、水肿等水液输布障碍的病变。

（三）脾

脾位于中焦而居左肋下。它的主要功能是主运化，升清，统摄血液。

脾主运化，是指脾有主管消化饮食和运输水谷精微的功能。由于饮食水谷是人出生之后所需营养物质的主要来源，也是生成气血的主要物质基础，而饮食水谷的运化则是由脾所主管，所以前人认为脾是“后天之本”和“气血生化之源”。若脾不健运，消化吸收运输水谷精微的功能失职，就会引起腹胀、便溏、食欲不振、倦怠消瘦，以至气血生化不足等病症的发生。由于脾主运化还关系到水液的代谢与输布，所以脾不健运，还常引起水湿潴留的各种病变，或凝聚而为痰饮，或溢于肌肤而为水肿，或流注肠道而为泄泻，故《素问·至真要大论》说“诸湿肿满，皆属于脾”。

脾气的功能特点，是以上升为主，即所谓“脾气主升”。因为脾气有升清的功能，如果脾气不升或下陷，则可引起头目眩晕、久泄脱肛或内脏下垂等病症。

脾统血，是指脾气充盈则能统摄血液，使之循行于经脉之内而不致外溢。如果脾气虚衰，失去统摄的功能，血液将失其正轨，而出现种种出血证，如便血、崩漏、肌衄、紫斑等。

（四）肝

肝位于胁部，居右肋下，主要生理功能是主疏泄、藏血。

肝主疏泄是指肝具有疏散宣泄的功能。肝的疏泄功能，主要关系着人体气机的调畅。所谓“气机”泛指气的运动变化，是人体脏腑功能活动的基本形式。疏泄功能的具体表现，主要有以下两个方面：①情志方面。情志活动，是神的表现之一，而神是精气的外在表现。肝之疏泄，对气机的调畅有重要的作用，因此，人的精神情志活动除了由心所主之外，与肝的关系也很密切。只有在肝气疏泄功能正常，气机调畅的情况下，人才能气血平和，心情舒畅。如果肝失疏泄，气机不调，就可引起情志异常变化，表现为抑郁或亢奋两个方面。肝气抑郁，则见胸胁胀满，郁郁不乐，多疑善虑，甚则闷闷欲哭；肝气亢奋，则见急躁易怒，失眠多梦，头胀头痛，目眩头晕等症。②消化方面。肝的疏泄功能，不仅可以调畅气机，协助脾胃之气的升降，而且还与胆汁的分泌有关。如果肝失疏泄，可影响到脾胃的消化和胆汁的分泌与排泄，从而出现消化功能不良的病变。

肝藏血，是指肝脏具有贮藏血液和调节血量的功能。由于肝脏对血液具有调节作用，所以人体脏腑组织各方面的活动，都与肝脏有密切关系。

笔记栏

如果肝脏有病，藏血的功能失常，就会影响人体的正常活动，同时也容易出现血液方面的病变。例如肝血不足，常可见到两目昏花，筋肉拘挛，屈伸不利，以及妇女出现月经量少，甚至经闭等病症。若肝气横逆，气机紊乱，还可出现吐血、衄血及妇女血崩等病症。

（五）肾

肾位于腰部，左右各一，主要功能是藏精、主水、纳气。

肾藏精，主生殖与发育，精是构成人体的基本物质，也是人体各种功能活动的物质基础。故《素问·金匮真言论》说："夫精者，身之本也。"精能化气，肾精所化之气，称为"肾气"。肾的精气盛衰，关系到生殖和生长发育的能力。肾藏精的功能失常，则生长发育和生殖能力必然要受到影响，如某些不孕症，发脱齿松，以及小儿发育迟缓、筋骨痿软等症，都是肾气不足的表现。

肾精化生肾气，是由肾阳蒸化肾阴而产生，肾阴肾阳又都以肾所藏的精为物质基础，所以肾的精气包含着肾阴与肾阳两个方面。肾阴又叫"元阴""真阴"，是人体阴气的根本，对各脏腑组织起着濡润、滋养的作用。

肾阳又叫"元阳""真阳"，是人体阳气的根本，对各脏腑组织起着温煦、生化的作用。肾阴和肾阳在人体内是相互制约、相互依存的，以维持人体生理上的动态平衡。这一平衡状态遭到破坏，即形成肾的阴阳失调的病理变化。若见五心烦热、潮热盗汗、男子遗精、女子梦交等，则为阴虚火旺的见症，是由于肾阴虚少，不足以制阳所致。而出现精神疲惫、腰膝冷痛、形寒肢冷、小便不利或小便频数、男子阳痿早泄、女子宫冷不孕等症，则是肾阳虚衰，温煦和生化的功能不足所致。若肾虚而又无明显的寒象或热象，一般称为"肾气虚"或"肾精亏损”。由于肾阴虚和肾阳虚的本质都是肾的精气不足，所以肾阴虚和肾阳虚之间有内在联系，在病变过程中常互相影响，即肾阴虚到一定程度可以累及肾阳，肾阳虚到一定程度也可伤及肾阴，成为阴损及阳或阳损及阴的肾阴阳两虚证。

肾主水是指它在调节体内水液平衡方面起着极为重要的作用。体内水液的潴留、分布与排泄，主要是靠肾的气化作用。肾的气化功能正常，则开阖有度。开则代谢的水液得以排出，合则机体需要的水液能在体内留存。在正常情况下，水液通过胃的受纳，脾的转输，肺的敷布，通过三焦，清者运行于脏腑，浊者化为汗与尿排出体外，使体内水液代谢维持着相对的平衡。这一代谢过程中，肾的气化作用贯穿始终。如果肾的气化失常，开阖不利，就会引起水液代谢的障碍，而发生水肿、小便不利等病症。肾主纳气是指呼吸虽由肺所主，但吸入之气，必须下及于肾，由肾气为之摄纳。肾气充沛，摄纳正常，才能使肺的气道通畅，呼吸均匀。如果肾虚，根本不固，吸入元气不能归纳于肾，就会出现动则气急，呼吸困难的病变。

二、六腑

（一）胆

胆附于肝，内藏“精汁”，故《灵枢·本输》称它为“中精之府”。精汁即胆汁，味苦色黄，来源于肝，受肝之余气而成，疏泄下行，注入肠中以助消化饮食物。故肝胆气逆或湿热熏蒸则多见口苦、呕吐苦水以及胆汁外溢导致一身面目发黄等病症。

肝胆本为表里之经，肝与情志有关，而胆气之盛衰亦常涉及情志

笔记栏

活动的变化。《黄帝内经》中曾提出胆主决断、人的勇怯与胆有关的见解。故临床上对某些惊悸、虚怯、失眠、多梦等精神情志病变，也常从胆来治疗。

（二）胃

胃位于膈下，上接食管，下通小肠。胃的主要功能是受纳、腐熟水谷。容纳于胃中的水谷，经过胃的腐熟消磨下传于小肠，其精微通过脾的运化，以供养周身。脾胃对饮食水谷的消化功能，又称为“胃气”。由于脾胃有消化饮食、摄取水谷精微以营养全身的重要作用，所以合称脾胃为“后天之本”。《素问·平人气象论》说：“人以水谷为本。”《中藏经》也说：“胃气壮，五脏六腑皆壮也。”都指出了脾胃消化功能对人体生命与健康的重要性。腹针中，也常把调理脾胃作为重要的治疗方法。

（三）小肠

小肠上接胃，下接大肠。它将胃所传下来的水谷，做进一步消化而分清别浊，清者由脾转输到全身，浊者通过阑门下注于大肠，无用的水液下渗膀胱。故《素问·灵兰秘典论》说：“小肠者，受盛之官，化物出焉。”由于小肠有分清别浊的作用，所以小肠有病，除影响消化吸收功能外，还会出现大小便的异常。

（四）大肠

大肠上端接小肠，大小肠交接处为回盲瓣，下端为肛门。大肠接受小肠下注的浊物，再吸收其中部分多余的水分，使食物残渣成为粪便，由肛门排出。故《素问·灵兰秘典论》说：“大肠者，传道之官，变化出焉。”大肠有病则传导失常，出现便秘、痢疾、泻利不爽，或因热灼津亏和津液不足而见便结、便秘等症。

笔记栏

（五）膀胱

膀胱位于下腹，是人体主持水液代谢的器官之一，主要有贮尿和排尿的作用。在人体水液代谢过程中，水液通过肺、脾、肾、三焦诸脏腑的作用，布散周身，被人体利用后下达膀胱，生成尿液，通过膀胱的气化功能而排出体外。故《素问·灵兰秘典论》说："膀胱者……津液藏焉，气化则能出矣。"若膀胱气化不行，即可见到小便不利或癃闭，若膀胱失其约束，又可见尿频、小便失禁等症。

（六）三焦

三焦亦为六腑之一，因在十二脏腑中唯它最大，故又有"孤府"之称。正如《类经》所指出的，三焦是"藏府之外，躯体之内，包罗诸藏，一腔之大府也"。

三焦有主持诸气，总司人体气化的作用，为通行元气和水谷运行的道路。元气发源于肾，但必须借三焦的通路，才能敷布周身，以激发、推动各个脏腑组织器官的功能活动。所以《难经·三十八难》谓三焦"有原气之别焉，主持诸气"，《难经·六十六难》又说："三焦者，原气之别使也。主通行三气，经历于五脏六腑。"人体之饮食水谷，特别是水液的消化吸收、输布与排泄，是由多个脏腑参加，共同完成的一个复杂的生理过程，其中又有三焦的作用。《难经·三十一难》说："三焦者，水谷之道路。"《素问·灵兰秘典论》说："三焦者，决渎之官，水道出焉。"指出了水谷，特别是水液的通行，必须以三焦为通道。而三焦所以能通行水谷，成为水液代谢的通道，又主要是因为三焦是运行元气的通路，有主持诸气、总司人体气化的功能。因此可以看出，三焦主通行元气与运行水谷、疏通水道的功能，有着内在联系。

元气通过三焦运行于全身，上、中、下三焦以及元气经过的不同脏腑，各自发生不同的气化作用，使饮食水谷的消化吸收与输布排泄得以正常进行。上焦主宣发敷布，即通过心肺的输布作用，将饮食物的水谷精气散于全身，以温养肌肤、筋骨，通调腠理。《灵枢·营卫生会》将这一功能形容为“上焦如雾”。中焦主腐熟水谷，是指脾胃消化饮食、吸收精微、蒸化津液，使营养物质化生营血的作用。《灵枢·营卫生会》将这一功能形容为“中焦如沤”。下焦主泌清别浊，并将代谢的水液及糟粕排泄于外。这种功能主要是指肾与膀胱的泌尿作用，同时也包括肠道的排便作用。《灵枢·营卫生会》把这种功能称为“下焦如渎”。综上所述，可以看出，三焦的功能关系着水谷精微，特别是水液的消化吸收、输布与排泄的全过程。因此，若三焦水道不利，则会使水液潴留，发生小便不利、水肿等病症。

三、脏腑之间的关系

（一）脏与脏

1. 心与肺　心主血，肺主气，两脏同居上焦而“肺朝百脉”，这就决定了心与肺在生理和病理上的密切联系。心血与肺气是相互依存的，血的运行有赖气的推动，而气的输布也需要血的运载。故前人说：“气为血之帅，血为气之母。”在病理上，若肺气虚弱，宗气不足，则运血无力，循环瘀阻，从而出现胸闷、气短、心悸、唇青舌紫等症。反之，若心气不足，或心阳不振，血脉运行不畅，也会影响肺的宣降功能，而出现咳嗽、喘息、气促、胸闷憋气等症。

2. 心与脾　心主血，脾生血，脾气足则血有生化之源，而心所主之血能充盈；血液运行于经脉之中，赖心气为之推动，然亦必需脾气为之统摄，以维持其正常的运行。所以，心与脾的关系主要反映在血液的生成与运行这两个方面。

在病理上，心脾两脏亦常互为影响。如脾气虚弱，运化失职，血的化源不足；或脾不统血而致心血亏耗；或思虑过度，耗伤心血，影响脾的健运，均可引起以心悸、失眠、食少、肢倦、面色无华等为主要见症的“心脾两虚”证。

3. 心与肝　心主血，肝藏血。血脉充盈，则心有所主，肝有所藏，以维持它们的正常生理功能。若心血不足，则肝血亦常因之而虚；肝血不足，心血亦常因之而损。所以，血虚证常见心悸、失眠等心血不足病症与视物昏花、月经涩少等肝血不足病症同时出现。

肝主疏泄，心主神志，都与精神情志活动有关。因而在某些精神因素所致的病变中，心肝二脏亦常相互影响，并在心肝二脏的血虚、阴虚病变中，心烦失眠与急躁易怒等精神症状常同时出现。

4. 心与肾　心属阳，位居于上，其性属火。肾属阴，位居于下，其性属水。故心火必须下降于肾，使肾水不寒；肾水亦须上济于心，使心阳不亢。在生理状态下的这种“水火既济、心肾相交”的关系，与其他脏与脏间的生理关系一样，是以相关两脏本身阴阳的动态平衡为重要条件的。因此在病理上，心或肾本身的阴阳失调，均可导致心肾间这种关系的破坏，从而出现相应的病症。例如，心阳不振，心火即不能下温肾阳，以致水寒不化，上凌于心，就会见到心悸、心慌、水肿等“水气凌心”的证候。若肾水不足，不能上滋心阴；或肾阳不足，不能蒸化肾阴，会使心阳独亢，而见到心悸、怔忡、心烦、失眠等“心肾不交”的证候。若阴虚不能制阳，心火炎于上还可出现口舌生疮、口干少津、五心烦热等“阴虚火旺”的病症。

心主血，肾藏精，精血之间又能互相资生，因此，肾精亏损与心血不足亦常互为因果。同时，心藏神，肾精生髓，脑为精髓所组成的元神之府，故心、肾、脑之间又有密切的关系而互为影响，在临床上又可见到多种病症。

5. 脾与肺　肺主气，脾为气血生化之源。一方面，肺中所需的津气，要靠脾运化水谷精微来供应。因此，肺中津气的盛衰，在很大程度上取决于脾运化功能的强弱。另一方面，脾主运化水液，亦有赖于肺气宣发和肃降功能的协调。《素问·经脉别论》所说"脾气散精，上归于肺，通调水道，下输膀胱"，就指出了脾肺之间在生理上的这种内在联系。正由于脾肺二脏在气和水津方面有着如此密切的关系，所以它们在病理上的相互影响，也常表现在气和水津这两个方面。例如，脾气虚损，常可导致肺气不足，而见体倦无力、少气懒言等症；脾失健运，水湿不行，聚而为痰饮，影响肺气的宣降，便可出现喘咳痰多等症。所以既有"脾为生气之源，肺为主气之枢"，又有"脾为生痰之源，肺为贮痰之器"的说法。肺病日久，也可影响到脾脏。如肺气虚衰，宣降失职，因而引起水液代谢不利，以致湿停中焦，脾阳受困，出现水肿、疲倦、腹胀、便溏等症，在临床上也较为常见。

6. 肝与肺　肝与肺的关系，主要表现在气机的升降方面。肺居上焦，为阳中之阴脏，其气肃降；肝位于中焦（通常称为肝居下焦，笔者认为是指功能而言，故以其解剖位置而称之），为阴中之阳脏，其经脉由下而上贯膈注于肺，其气升发，如此阴阳升降，以维持人体气机的功能正常。若肝气郁结，气郁化火，循经上行，灼肺伤津，出现胁痛、易怒、咳逆、咯血等症，即为"肝火犯肺"。相反，肺失清肃，燥热下行，亦可影响及肝，肝失条达，疏泄不利，则在咳嗽的同时，出现胸胁隐痛胀满、头晕头痛、面红目赤等症。

笔记栏

7. 肾与肺　肾与肺的关系，主要表现在水和气两个方面。

肾为主水之脏，肺为水之上源。故水液代谢是否正常，与肺肾两脏的关系甚为密切。如果肺的宣降功能失职，或者肾的气化作用不利，不仅会影响水液的正常代谢，而且两者之间又常互相影响，造成水液代谢的严重阻碍，出现咳逆喘息不得卧、水肿等病症。所以《素问・水热穴论》说："故水病，下为胕肿大腹，上为喘呼不得卧者，标本俱病。""其本在肾，其末在肺，皆积水也。"

从气的方面来看，肺司呼吸，肾主纳气，肺的呼吸功能需要肾纳气作用来协助。只有肾中精气充盛，吸入之气才能经过肺的肃降下纳于肾。所以有"肺为气之主，肾为气之根"的说法。若肾的精气不足，摄纳无权，气浮于上；或肺气久虚，伤及肾气，而致肾不纳气，均可出现气喘、动则尤甚等病症。

另外，肺肾之阴液也是互相滋养的，而肾阴又为一身阴液之根本，所以肺阴虚可损及肾阴，肾阴虚则不能上滋肺阴。肺肾阴虚，临床常出现颧红、潮热、盗汗、干咳音哑、腰膝酸软等症。

8. 肝与脾　肝藏血而主疏泄，脾统血、主运化而为气血生化之源，肝脾二脏在生理上有着密切关系。脾胃的升降、运化，有赖于肝气的疏泄。肝的功能正常，疏泄调畅，则脾胃升降适度、运化健全。若肝疏泄失职，就会影响脾胃的升降、运化，从而形成"肝胃不和"或"肝脾不和"的证候。临床常见生气之后，胸胁痞满，食欲不振，食后腹胀，嗳气不舒等，就是肝不疏泄，导致脾胃失和，升降失常所致。反之，脾病也影响于肝。如果脾气不足，消化吸收功能不健，血无生化之源；或脾不统血，失血过多，均会累及肝，形成肝血不足。又如，脾失健运，水湿内停，日久蕴而成热，湿热郁蒸，使肝胆疏泄不利，可形成黄疸。由此可见，肝病传脾，脾病及肝，肝脾两脏在病变上常是相互影响的。

9. 脾与肾　脾为后天之本，肾为先天之本。脾主运化水谷精微，须借助于肾中阳气的温煦；肾脏精气亦有赖于水谷精微的不断补充与化生。因此在生理上，脾与肾，后天与先天，是相互资助、相互促进的。在病理上亦常互相影响，互为因果。如肾阳不足，不能温煦脾阳；或脾阳久虚，进而损及肾阳，最终均可导致腹部冷痛、下利清谷、五更泄泻、水肿等脾肾阳虚证的发生。

10. 肝与肾　肝藏血，肾藏精，肝血有赖于肾精的滋养，肾精也不断得到肝血所化之精的填充，精与血是相互资生的，所以有“精血同源”“肝肾同源”的说法。在病理上，肾精与肝血的病变亦常相互影响，如肾精亏损，而导致肝血不足；反之，肝血不足，也可引起肾精亏损。

由于肝肾同源，所以肝肾的阴阳之间，也是相互联系、相互制约的。在病理上也常相互影响，阴液不足，而导致阳的偏亢；阳偏盛，也要消灼阴液，导致阴的不足。例如，肾阴不足，可引起肝阴不足，可导致肝阳上亢；反之，肝火太盛，也可下劫肾阴，形成肾阴不足。

（二）脏与腑

脏与腑，主要是表里关系。脏为阴，腑为阳；阳主表，阴主里。一腑一脏，一阳一阴，相互配合，并由其经脉互为络属，以构成表里关系。

1. 心与小肠　心的经脉属心，络小肠；小肠的经脉属小肠，络心。心与小肠通过经脉的相互络属构成表里关系。表现在病理方面，如心经实火，可“移热小肠”，引起尿少尿赤、排尿灼热等小肠实热的病症。反之，小肠有热，亦可循经脉上熏于心，见心烦、舌赤糜烂等病症。

2. 肺与大肠　肺与大肠，亦通过经脉的互为络属而构成表里关系。肺气肃降，则大肠传导如常，粪便排出通畅。若大肠积滞不通，也反过来影响肺气的肃降。临床上，如肺失清肃，津液不能下达，则可见大便困难；若大肠实热，腑气不通，又可引起肺气不利而喘咳胸满。

3. 脾与胃　脾与胃经脉互相络属，构成脏腑的表里关系。胃主受纳，脾主运化，共同完成饮食物的消化、吸收以及水谷精微的输布。胃气主降，脾气主升。胃降，糟粕得以下行；脾升，精气才能上输。胃为阳腑，喜润恶燥；脾为阴脏，喜燥恶湿。脾胃脏腑阴阳相合，升降相因，燥湿相济，才能维持人体饮食物的消化吸收功能。由于脾和胃在生理功能上是相互联系的，所以它们的病变也常相互影响。如脾为湿困，运化失职，清气不升，即可影响胃的受纳与和降，而见纳呆、呕恶、脘腹胀等病症。反之，若饮食失节，食滞胃脘，浊气不降，也会影响脾的升清与运化，而见腹胀、泄泻等症。《素问·阴阳应象大论》所说“清气在下，则生飧泄；浊气在上，则生䐜胀”，就是对脾胃升降失常所致病症的病理及临床表现的概括。

4. 肝与胆　胆附于肝，经脉互相络属。胆汁来源于肝，是肝之余气泄于胆，聚合而成。因此，肝与胆在生理上、病理上的关系是非常紧密的。肝病常影响及胆，胆病也常影响及肝，终则肝胆俱病，如肝胆火旺、肝胆湿热等。

5. 肾与膀胱　肾与膀胱的经脉互为络属，相为表里。膀胱的气化功能，取决于肾气的盛衰，肾气有助膀胱气化、司膀胱开阖以约束尿液的作用。肾气充足，固摄有权，膀胱开阖有度，以维持水液的正常代谢。如果肾气不足，气化不利，固摄无权，膀胱开阖失常，就会出现小便不利或失禁、遗尿、尿频等病症。所以有关尿液的贮存与排泄的病变，除膀胱本身外，多与肾脏有关。

（三）腑与腑

六腑的主要功能是传导化物，在饮食的消化、吸收与排泄等一系列功能活动中，密切联系，互相配合，起着重要作用。

饮食入胃，经胃的腐熟，成为食糜，再进一步消化，并泌别清浊。清者为精微以养全身，其中的水液渗入膀胱，浊者为糟粕进入大肠。渗入膀胱的水液，经气化作用排泄于外而为尿；进入大肠的糟粕，经燥化与传导作用，通过肛门排出于外而为粪便。在上述饮食物的消化、吸收与排泄过程中，还有赖于胆汁的疏泄以助消化的作用，以及三焦的敷布元气、疏通水道的作用。六腑的相互关系及其综合作用，正如《灵枢·本脏》所说："六腑者，所以化水谷而行津液者也。"由于六腑传化水谷，需要不断地受纳、消化、传导和排泄，虚实更替，宜通而不宜滞，所以前人有"六腑以通为用""腑病以通为补"的见解。

六腑在生理上的密切联系，决定了它们之间在病理上也是相互影响的。如胃有实热，消灼津液，可使大便燥结，大肠传导不利；而肠燥便闭也可影响胃的和降，使胃气上逆，出现恶心、呕吐等病症。又如胆火炽盛，常可犯胃，见呕恶吐苦水等胃失和降的病症；而脾胃湿热，熏蒸于胆，使胆汁外溢，又可见黄疸病症。

第三节　经络学说

经络学说主要是阐述人体各部分之间的相互联系及影响，说明这些联系是人体生命活动、病理变化与诊断、治疗疾病的重要依据。它同脏腑学说紧密结合，是中医基础理论中的重要组成部分。它的产生与发展和针灸疗法有着密切的关系，故《灵枢・经脉》说："经脉者，所以能决死生，处百病，调虚实，不可不通。"

腹针是针灸方法的一种，也是借助经络调节脏腑治疗疾病的一种疗法。因此，亦需对经络学说有一定的了解，本节将从经络学说的简介与现代对经络的研究两个方面进行扼要的介绍，以期使大家对经络学说产生一定的认识。

一、经络学说概述

经络，是经脉与络脉的总称。经有路径的意思，经脉是经络系统的纵行干路。络有网络的意思，络脉是经脉的分支，以纵横交错，网络全身，无处不至。经络是运行全身气血，联络脏腑肢节，沟通上下内外，调节体内各部分的通路。

（一）经脉

经脉分为正经和奇经两大类，为经络系统的主要组成部分。正经有 12 条，即手足三阴经和手足三阳经，合称"十二经脉"。此外，还有十二经别，是十二经脉别出的正经，它的作用，除了加强表里两经联系之外，还能通达某些正经未能行经的器官与形体部位，以补正

笔记栏

经之不足。十二经筋，是十二经脉循行部位上分布的筋肉的总称，有连缀百骸、维络周身、主司关节运动的作用。十二皮部，是十二经脉在体表一定皮肤部位的反应区。十二经筋与十二皮部的分区与十二经脉相合，并以十二经脉命名。奇经有八，即督脉、任脉、冲脉、带脉、阴维脉、阳维脉、阴跷脉、阳跷脉。由于它们与脏腑没有直接的相互“络属”关系，相互之间也没有表里配合，与十二经脉不同，故称“奇经”。

1. 十二经脉　十二经脉有手经、足经、阴经、阳经之分。即于十二经脉中分为手三阴经、手三阳经、足三阴经、足三阳经 4 组。这是根据各经所联系内脏的阴阳属性及其在肢体循行位置的不同而定的。阳经属腑络脏，行于四肢的外侧，阴经属脏络腑，行于四肢的内侧；手经行于上肢，足经行于下肢（表 4-3-1）。

表 4-3-1　十二经脉名称分类表

<table>
<tr><th>部位</th><th>阴经
（属脏）</th><th>阳经
（属腑）</th><th colspan="2">循行部位
（阴经行于内侧，
阳经行于外侧）</th></tr>
<tr><td rowspan="3">手</td><td>太阴肺经</td><td>阳明大肠经</td><td rowspan="3">上肢</td><td>前线</td></tr>
<tr><td>厥阴心包经</td><td>少阳三焦经</td><td>中线</td></tr>
<tr><td>少阴心经</td><td>太阳小肠经</td><td>后线</td></tr>
<tr><td rowspan="3">足</td><td>太阴脾经</td><td>阳明胃经</td><td rowspan="3">下肢</td><td>前线</td></tr>
<tr><td>厥阴肝经</td><td>少阳胆经</td><td>中线</td></tr>
<tr><td>少阴肾经</td><td>太阳膀胱经</td><td>后线</td></tr>
</table>

十二经脉除上述的循行特点外，每一经脉都有其一定的循行部位及主要病症，其循行的部位都与所属的脏腑相连，其主要病症都与

脏腑的疾病与所循行的部位相关。此外，手、足三阴三阳经脉的走向有一定的规律，相互交接也有一定的规律：手三阴，从胸走手，交手三阳；手三阳，从手走头，交足三阳；足三阳，由头走足，交足三阴；足三阴，从足走胸、走腹，交手三阴。这样就构成了一个"阴阳相贯，如环无端"的循环路径。

手足三阴三阳十二经脉，内系六脏（包括心包）六腑，阴经属脏络腑，阳经属腑络脏。从而构成了脏腑阴阳的表里相合关系，即手阳明大肠经与手太阴肺经为表里，手少阳三焦经与手厥阴心包经为表里，手太阳小肠经与手少阴心经为表里，足阳明胃经与足太阴脾经为表里，足少阳胆经与足厥阴肝经为表里，足太阳膀胱经与足少阴肾经为表里。在循行路线上，凡具有表里关系的经脉，均循行分布于四肢内外两个侧面的相对位置，并在手或足相互交接。由于手足阴阳十二经脉存在着这种表里关系，所以在生理上是彼此相通的，在病变时也是相互影响的。

在头部，阳明经行于面部，太阳经行于面颊、头项及头后部，少阳经行于头侧部；在躯干，少阴、阳明、太阴经以自内向外的顺序分布于躯干部前面，太阳经分布于后面，少阳、厥阴经分布于躯干的侧面；在四肢，太阴、厥阴、少阴经以由前往后的顺序分布于内侧面，阳明、少阳、太阳经也以上述顺序分布于外侧面。

2. 奇经八脉　奇经八脉是督脉、任脉、冲脉、带脉、阴维脉、阳维脉、阴跷脉、阳跷脉的总称。奇经八脉交叉贯穿于十二经脉之间，具有加强经脉之间的联系，以调节正经气血的作用。凡十二经脉中气血满溢时，则流注于奇经八脉，蓄以备用；不足时，也可由奇经给予补充。奇经与肝、肾等脏及女子胞、脑髓等奇恒之腑的联系较为密切，这对奇经的生理病理均有一定意义。

奇经八脉中，督脉行于背正中，能总督一身之阳经，故又称“阳脉之海”。主要病症包括脊柱强直、角弓反张、脊背疼痛、精神失常、小儿惊厥等。

任脉行于胸腹部的正中，能总任一身之阴经，故有“阴脉之海”的称号。任脉，还有“妊养”的意思，其脉起于胞中，在女子具有妊育胎儿的作用，所以又有“任主胞胎”的说法。主要病症为疝气、带下、少腹肿块、月经不调、流产、不孕等。

冲脉，为总领诸经气血的要冲。其脉上至于头，下至于足，能调节十二经气血，故冲脉有“十二经之海”和“血海”之称。主要病症为月经不调、闭经、崩漏、乳少、吐血及气逆上冲等。

带脉围腰一周，有如束带，能约束诸脉，所以有“诸脉皆属于带”的说法。因为带脉为病，多见于妇人带下；而带下之病，又多由脾失健运，湿浊不化而下注所致。故主要病症为带下、子宫下垂、腹部胀满、腰软无力等。

跷，有轻健跷捷的意思。跷脉的生理功能主要是：阳跷主一身左右之阳，阴跷主一身左右之阴。同时还有濡养眼目、司眼睑开阖和下肢运动的作用。其主要病症为：阴跷为病，肢体外侧肌肉弛缓而内侧肌肉拘急，喉痛，嗜睡；阳跷为病，肢体内侧肌肉弛缓而外侧肌肉拘急，癫狂，不眠，目内眦赤痛。

维，有维系的意思。阴维脉维系三阴经，阳维脉维系三阳经。阴维脉发生病变时，常患胸痛、心痛、胃痛等症；阳维脉发生病变时，常患寒热反复发作等症。

在奇经八脉中，只有任督二脉有本经脉自身的穴位，而其他的 6

条奇经则均只有循行部位而无本经自身的穴位。故通常人们所称的“十四经脉”，即指任脉、督脉和十二经脉。

（二）络脉

络脉主要有十五络脉、络脉、孙络、浮络和血络等。

十五络脉即十二络脉（每一条经脉都有一条络脉）加上任脉、督脉的络脉和“脾之大络”，总共15条，它是所有络脉的主体，通常叫作十五大络。

从十五络脉分出的横斜散布的脉，一般统称络脉。

从络脉分出的细小支脉，称为孙络。

络脉浮现体表的叫作浮络。

络脉（特别是浮络）在皮肤上暴露出的细小血管称为血络。

络脉的分布特点：凡是从属表的阳经分出的，则走向其相合的里经；从属里的阴经分出的，则走向其相合的表经。有些络脉，还深入体腔，同有关的脏腑发生联系。另外，任脉的络脉，从胸骨剑突下分出，散布于腹部；督脉的络脉，从尾骨下分出，散布于头部，并走向背部两侧的足太阳经；脾之大络，出于腋下，散布于胸胁部。任脉的络脉联系各条阴经；督脉的络脉联系各条阳经；脾之大络，其分支细脉，网罗全身，是十五络脉的统属。

十五络脉外，另有“胃之大络”，出左乳下，上贯横膈，联络肺脏，是宗气积聚的处所。

从络脉分出的孙络的分布是沿着十五大络分布的区域而向其周围横斜扩散的，呈面状散布，主要扩散到周身体表，但也有孙络分布到体腔内脏，并同经脉密切贯通和联系。浮络的分布都在身体浅表部位。

笔记栏

二、经络的生理及应用

经络是人体组织结构的重要组成部分。经络的理论，对于说明人体的生理功能、病理变化，以及指导临床的诊断与治疗，具有十分重要的意义。

（一）经络的生理

经络有沟通表里上下、联系脏腑器官与通行气血的作用。经络的功能活动，称为“经气”。人体的五脏六腑、四肢百骸、五官九窍、皮肉脉筋骨等组织器官，虽各有不同的生理功能，但又共同进行着有机的整体活动，使机体内外上下保持着协调统一，构成一个有机的整体。而这种有机配合、相互联系，主要是依靠经络系统的沟通、联络作用实现的。由于十二经脉及其分支的纵横交错、入里出表、通上达下、相互络属于脏腑之间，奇经八脉联系沟通于十二正经，十二经筋、十二皮部联络筋脉皮肉，从而使人体的各个脏腑组织器官有机地联系起来，构成了一个表里、上下彼此之间紧密联系、协调共济的统一体。同时，经络又是血气循行的通路。人体的各个组织器官，均需要血气的濡润温养，才能维持其正常的生理活动。而血气之所以能够通达全身，发挥其营养组织器官、抗御外邪保卫机体的作用，则必须依赖于经络的传注。《灵枢·本脏》所说“经脉者，所以行血气而营阴阳，濡筋骨，利关节者也”，就是对这一生理功能的概括。

（二）经络的应用

1. 说明病理变化 经络在病理上的作用，主要是关系疾病的发生与传变。经络失去正常的功能，即经气不利，就容易遭受外邪的侵袭而发病。既病之后，病邪又常沿着经络，由表入里、由浅及深地传变。《素问·皮部论》说:"邪客于皮则腠理开,开则邪入客于络脉,络脉满则注于经脉,经脉满则舍于腑脏也。"指出了经络是外邪从皮毛腠理而内传于五脏六腑的传变途径。如外邪侵袭肌表,初见发热、恶风寒、头痛身疼等症,由于肺合皮毛,外邪循行内舍于肺,继而可见咳嗽、喘促、胸闷、胸痛等肺病的证候;又因肺与大肠相表里,有时可见到腹痛、腹泻或大便燥结等大肠病症。

经络不仅是外邪由表入里的传变途径,而且是脏腑之间、脏腑与体表组织器官之间病变相互影响的重要渠道。通过经络的联系,内脏病变可以反映到体表的一定部位,如肝病见两胁痛或少腹痛,这是因为足厥阴肝经"属肝""布胁肋""抵少腹",两胁与少腹是肝经所过之处。其他如肾病见腰痛,胃火见牙龈肿痛,胆火见耳痛、耳聋等,也都是这个道理。通过经络的联系,内脏的病变也可以互相影响,如肝病影响胃,心移热于小肠,肾虚水泛凌心射肺等。

2. 指导诊断和治疗　由于经络有一定的循行部位和脏腑属络,它可以反映所属经络脏腑的病症,因而在临床上,就可以根据疾病的症状,结合经络循行的部位及所联系的脏腑,作为诊断疾病的依据。例如,两胁疼痛,多为肝胆疾患;缺盆中痛,常是肺的病变。因为两胁是足厥阴肝经和足少阳胆经所过之处,缺盆是手太阴肺经所过之处。又如头痛一症,即可根据经脉在头部的循行分布规律来辨别:其痛在前额者多与阳明经有关,痛在两侧者多与少阳经有关,痛在颠顶者多与厥阴经有关,痛在颈项者多与太阳经有关。《伤寒论》的穴经分证,就是在经络学说基础上发展起来的辨证体系。近年来,在临床实践中,发现在经络循行的通路上,或在经气聚集的某些穴位处,有明显的压痛或摸到结节状、条索状的反应物,局部皮肤的形态、色泽变化，也常用于疾病的辅助诊断。如盖国才编著的《穴位压痛辨病诊断法》便是利用了经穴在各种疾病中的不同部位的反应，研究整理出来的一种穴位诊断方法；“经络测评”也是根据经络学说发展起来的一种依据经络脏腑理论诊断疾病的方法，而且这些方法在临床上已经得到了广泛的应用。

经络学说还广泛地用以指导临床各科的治疗，特别对针灸、按摩和药物治疗，更具有较大的指导意义。针灸与按摩治疗，主要是针对某一经或某一脏腑的病变，在病变的邻近部位或循行远隔部位上取穴，通过针灸或按摩，以调整经络气血的功能活动，从而达到治疗的目的。例如治疗头痛，除了取疼痛局部的穴位外，还常循经远隔取穴，以加强疗效。如太阳经头痛，多配手部后溪穴或足部昆仑穴；阳明经头痛，多配手部合谷穴或足部内庭穴；太阳经头痛，则配手部中渚穴或足部足临泣穴来治疗。同样道理，脏腑有病，也可在它相应的经脉上取穴。如胃痛，取胃经的足三里；肝病，刺肝经的期门穴等。

此外，针刺麻醉以及各种新的微针疗法，诸如耳针、头针、眼针、颊针等和各种新的针刺方法如电针、水针、埋线等，也都是在经络学说的理论基础上发展起来的。因此，经络不仅在说明人体生理功能和病理变化上有着重要意义，而且也是指导临床诊断治疗的重要依据。

三、现代对经络实质的研究

经络是人体内部客观存在的系统，是有物质基础的。但经络的实质究竟是什么，却仍然是国内外医学界共同关注与不断研究的课题。多年来，人们从各不相同的角度对经络进行深入研究，产生了各种不同的见解，现择要加以介绍。

（一）经络与周围神经系统相关说

有人根据经络的分布和穴位的疗效探讨其与周围神经系统的关系。周围神经系统包括脑神经和脊髓神经。上部脊神经组成颈丛和臂丛，分布于上肢，在颈部和胸部与交感神经相接；下部脊神经组成腰丛与骶丛，分布于下肢，在腰骶部与交感神经相接。因而认为，经络穴位的作用即与此有关。手三阴经分布于上肢的掌面，接近心肺，故主治胸部疾患；手三阳经分布于上肢的背面，接近颈部脊神经及颈上交感神经节，又经颈内动脉（颈动脉丛）及脑神经与头部各器官相连，故主治头部疾患。足三阴经分布于下肢内侧，在腰骶腹部与交感神经相连，故主治腹部疾患；足三阳经分布于下肢后外侧，在腰骶背部与脊神经及交感神经相连，上达背及头部，与头部神经相连，故主头部及五官疾患。

对形态学方面的观察结果已经说明，经络穴位与周围神经的关系最为密切。根据解剖学知识来看，动、静脉等其他组织，无非也是被稠密的神经纤维所包绕的庞大的神经领域。因此认为，这些组织，特别是周围神经就是经络在外周的物质基础。福建医学院（现福建医科大学）有学者根据实验研究提出，针刺作用的原理是神经反射活动。针刺穴位，有的刺在神经干上，有的刺到皮肤感受器，有的刺到肌肉或肌腱的感受器，有的刺到血管感受器，这是反射活动的感受器部分。传入神经有躯体神经和自主神经。中枢神经部分有皮质的兴奋抑制过程，也有皮质下各级中枢的躯体内脏反射活动。穴位与内脏的反射性联系是在自主神经参与下实现的。

（二）经络与神经节段相关说

从经络与神经系统的分布情况来看，经络主要是纵行分布，而神经是横行分布，特别在躯干部分这种差异更为明显。但不少研究者从经络所属的穴位进行分析，认为穴位主治性能的分区情况符合神经节段的划分，并由此说明经络与神经节段的一致性。如有根据经络学说“头气有街，胸气有街，腹气有街，胫气有街”，以及躯干部穴位分上、中、下三部（或分三焦）等记载，认为古代医学对经络穴位的横行联系早有认识。如背俞、募穴与脏腑的关系就不受经络的纵行线所限，认为这些关系适合用神经节段的理论来进行解释。这种解释与其对气街学说的理解有关。近年有人认为气街学说解释全息胚更为贴切。

北京医学院（现北京大学医学部）解剖教研组的研究认为：从胚胎学来看，纵长的消化管最初是与躯干同长并行，而且是分节的。各节皆与本节的皮、肌表里对应，且都受本节的神经控制。后来逐渐延长加宽，加上管道上出现肝、胰等物化的器官，形体庞大且位置倾侧，致使原来的分节不复显著。根据现在的许多研究资料，已能指定一个脏器或某一部位应属哪个体节。这种分节的重要性，在于说明针刺某一部位同所要治的脏器疾患可以距离很远，但都同属一个体节。上海第一医学院（现复旦大学上海医学院）人体解剖教研组的研究认为：俞、募穴与相应的内脏，以及任脉穴位区域的神经所属节段与其主治内脏的节段也有相当的一致性。如膻中属 T_4，主治呼吸系统（属 C_2~T_4）疾患；中脘属 T_8，主治胃（属 T_6~T_9）疾患；关元属 T_{12}，主治泌尿生殖系统（属 T_{10}~T_{12}）疾患等。

笔记栏

（三）经络与中枢神经功能相关说

根据针刺感应路线有时可以在身体跨越若干个节段行走等现象，有人认为，从现代生理学的知识来分析，这并非体表局部存在此种传导兴奋的功能线，而是神经中枢（可能是大脑皮质）在功能上排列在一起的特殊的皮质上发生兴奋的结果，即经络乃是中枢神经系统内特殊功能排列在人体局部的投射。人体上任何一点受到刺激都可以在中枢发生一个兴奋点，在中枢内可能存在着一些功能上相互关联的细胞，只要其中一点兴奋就会波及其他神经细胞，由此可以解释针刺一个穴位能够引起一条感应路线的原因。至于内脏有病针刺远隔穴位能够发生作用，这可能是针刺穴位时在中枢所产生的兴奋点，与某些内脏调整中枢间发生着一定的联系或是相互重叠的结果。北京医学院（现北京大学医学部）研究发现，在15例截肢患者中，12例有幻肢痛及幻肢感者，针刺其残端上穴位仍有传导感觉产生，且可传至不存在的肢体的末端。由此说明，这种针刺的传导感觉与大脑皮质的惰性兴奋灶存在有关。在24例健康人中，针刺列缺建立用氨水抑制呼吸的防御性条件反射后，19例可见此种条件反射循本经泛化至尺泽，其中4例于孔最封闭后，不影响泛化，均说明经络与皮质有密切关系。

（四）经络-内脏-皮质相关说

中国医学科学院的研究说明，经络与内脏有着肯定的联系，而皮质与内脏也有着肯定的联系。因此他们推测，经络、内脏、皮质间必有联系，并提出经络-内脏-皮质相关的假说。他们在针刺狗足三里建立食物性条件反射后，在胃经其他穴位捻针，虽然这些穴位不曾与食物建立条件反射，但大多数亦出现条件反射性唾液分泌，而在膀胱经穴位捻针则不出现分泌或较少分泌。另在胆经穴位阳陵泉捻针，虽离足三里近，也不引起唾液分泌。这说明条件反射有循经泛化的现象。从大体解剖来看，泛化途经与神经干的分布无一致关系。因此他们认为，经络虽与神经有关，但它本身是单独的特殊的传导系统，它对于电、磁、声、气、机械、化学刺激等有特殊反应。至于这种传导系统的结构基础是什么，有待于今后的研究加以阐明。

（五）经络与神经、体液调节功能相关说

古书记载："经脉者，所以行血气而营阴阳（脏腑、内外），濡筋骨，利关节者也。"从现代生理学的知识来看，人体各部分及各种功能之间之所以能紧密地互相联系起来，乃是由于身体具有神经、体液综合调节的功能所保证的。神经，是指从神经末梢到大脑皮质的完整系统；体液，是指来自内分泌腺或体内任何组织细胞的，可以借血液循环运行或自行渗透浸润的一切化学物质或代谢变化的总称。针刺是对神经系统的刺激，以引起反射作用，这一反射作用的传出途径，可能通过神经，也可能通过神经与体液的综合活动而到达效应器官。关于经络与神经、体液调节相关的实验资料颇多，针灸刺激某部的穴位所引起的作用，在其相关的神经反射弧被破坏后，如某部的神经（传出或传入）被切断或阻滞麻醉后，这种刺激作用便消失了。在神经系统功能状态改变时，针刺的作用亦异。可使功能状态亢进者减弱，功能低落者增强，从而产生了积极的调整作用，以使功能趋于正常。这种作用亦被称为针刺的双向调节作用。其具体的调节途径，可以是通过轴突反射，或通过交感神经营养作用，或通过脊髓节段性联系，有时也可通过生理或病理反射等引起近距离节段或跨越几个节段的联系。更可以通过特殊的投射系统与非特殊的投射系

统，影响中枢神经高级部位，也可能影响大脑皮质的边缘系统，而引起更远距离或全身性的作用。如果有体液因素参加，则其影响将更广泛和持久。

神经、体液说在解释针灸作用的原理方面有相当的普遍性，但对经络现象中的某些问题，这一方面现有的知识，尚不能予以完满的解释。

（六）经络与类传导说

沈阳医学院病理教研组和生理教研组的一些研究结果表明，无论针刺哪一个穴位，都有可能引起不同程度的神经、体液性活动，但不同的神经有其特有的不同影响区域。进而他们又在动物实验中获得一些现象，从而提出经络既与神经系统有密切关系，又是一个独立的类传导系统的假说。

他们的实验是以某种物质从兔耳炎症灶被吸收的速率和淋巴管管腔的状况为指标进行观察的。发现在针刺足三里时，可以改善炎症灶的血液循环状态，表现为某种物质吸收加速。他们认为，这显示了经络的特异效应，并称此为经络吸收现象。当针刺与胃经相表里的脾经上的穴位阴陵泉时，出现与针刺足三里相同的效应，认为这是经络吸收感应现象。先后或同时针刺足三里和丘墟时，则吸收显著降低，他们称此为经络吸收抑制现象。但若改变针刺强度，即给足三里以弱刺激而给丘墟以强刺激时，则可解除上述抑制现象，他们称此为经络吸收脱抑制现象。在进一步的实验中，又发现这种经络吸收现象有被某种非麻醉剂封闭的可能，他们称此为经络吸收封闭现象。

为了解释不同穴位具有不同影响领域，以及穴位间或经络间的相互制约关系，在切断了支配针刺穴位区域的神经支配后，经络吸收现象几乎完全消失；若只保留一部分的神经支配，如只保留躯体神经或自主神经传入纤维时，则吸收现象亦部分保留。这说明经络吸收现象与神经系统有密切关系。

根据以上的现象，他们提出了经络系统是类传导系统，亦即经络可能是分布在体表的，严整而规律的相对独立的体系，它受神经系统的调节，但绝不等于古典解剖学所指的中枢神经的功能活动的体现者，它似乎具有特异的生理及理化特性，并且可被某种物质所阻断，从而认为经络的本质很可能是较古老的、分化较为低级的传导系统。

（七）经络与生物电

经络运行气血，外通皮肤，其穴位即具有通导的作用，因而经脉的高电位、低阻抗特性尤其被今人所重视。

皮肤电现象的研究工作可分两类：一类有外加电流，测定皮肤的导电量，直接测定皮肤电阻。一类没有外加电流，测定皮肤的电流量，直接描记皮肤电流的波动，或直接测定皮肤电位。应用这些方法来研究其与经络、穴位之间的关系。

日本的中谷义雄应用第一类方法研究证明，皮肤上有电阻小的部位，呈现络状，称为“良导络”。在良导络上则有电阻特小的点，称为“良导点”，认为良导络和良导点相当于经络和腧穴。

苏联学者曾应用第二类方法研究皮肤的电流量变化，来探索皮肤与内脏间功能的联系，观察到皮肤表面某些部位的电位比较高，称之为“皮肤活动点”，有一些皮肤活动点的位置与腧穴部位相符合。在内脏功能状态变化时，某些与内脏相关的皮肤活动点就发生明显的变化。

采用皮肤电阻测定以研究经络，近年来在国内外有广泛的开展。

其得出的结论是：在皮下组织中有着连续的通路，其皮肤电阻较邻近的皮肤为低，在这些通路上可以找到一些皮肤电阻更低的点。这些线和点与经络和腧穴相符合。但线及点与生命无关，在尸体及活体上都同样存在，尸体上的数值则较为恒定。另外，线及点与身体的完整与否也没关系，在分割下的皮肤上仍然存在，而在肌腱膜上则不能找到。

祝总骧进一步研究指出，经脉的低阻抗、高振动音以及隐性感传等特性具有严格而稳定的定位，其宽度仅为 1~2mm，其循行和经典经络图谱基本吻合。其利用截肢前后测试隐性循经感传线和低阻抗线的方法定位后再经真空减压法使表皮层形成水疱而与真皮层分离；更进一步用水解表皮层组织蛋白的方法，分离出角质层；再用低阻抗线测试法分别测试离体的表皮层和角质层。结果发现，原经脉线的低阻抗特性在离体的表皮层和角质层上继续存在，其位置不变。说明人体皮肤表面经脉线上的低阻抗特性，不取决于角质层以下的其他各层细胞结构，而取决于经络线在角质层的特殊性。然后经过冰冻取材和切片，在光镜下观察角质层的厚度。结果发现，标记的低阻线下角质层厚度明显小于非低阻抗对照区，证明经络线角质层变薄是经络具有低阻抗特性的根本原因。还进一步证实人体隐性循经感传和低阻线下的皮肤中，神经束和血管分布的密度较对照区为高，说明神经末梢、神经束以及血管的集中可能就是发生循经敏感现象的物质基础。

福建省研究单位根据经络测定的结果提出，当器官活动增强时，相应经络原穴电位增高，器官摘除，或经络线路经过地方的组织破坏，则相应经络原穴电位降低，甚至为零。他们还在对十几个手术、创伤及骨折病例的测定中发现，当组织损伤影响到某一经络通过时，该经所属原穴测定读数降低，甚至为零。根据对这些现象的观察，他们认为，原穴的电位变化是由脏器存在和活动情况以及经络通信而决定的，并提出“经络实质是人体内电的通路”的看法。他们认为，从组织器官发出的电流，依其强度和量等特性，沿着特殊导电通路行走，纵横交错，遍布全身。至于作为电路的具体导电组织是什么，他们认为，身体内任何组织均可导电，因此应考虑这个通路导电组织的多样性，即多种组织作为导电介质的作用。这样形成的经络系统是独立存在的，它与神经系统有密切联系，但并不等于是神经系统。

这一系列的研究成果，不仅得到了一再的重复验证，而且经络电特性的原理也被广泛地应用于临床的诊断与治疗中，如耳穴诊断法即较多地采用了电测定的方法，经络测评诊断法也是采用了同一原理。有的研究者认为，这些方法均是不同程度地采用了经穴的击穿电流“阈值”为参考而进行设计的。其他如魔针、经络电冲击疗法等均是运用了经络的高电位、低阻抗特性。对经络的研究，除上述的方法外，国内外还采用了 γ 闪烁照相技术，观察示踪剂注入经穴内显示的线状迁移轨迹，更证实了客观显示经络循行的可行性。运用声、光、电、热、磁、核等先进技术和感觉生理研究循经感传等，做了大量的工作，取得了不少有价值的成果。还有人认为，经络是人体的综合发生系统，从“生物控制论”的观点出发，把人体看作自动控制系统，而经络则相当于“传导道”，穴位则相当于“发生器”，针灸等刺激则相当于“信息源”，经络在控制系统与控制对象之间，传递着控制讯号与反馈讯号。总之，经络是超出人们的感官范畴而客观存在的，经络的多种生物物理特性分别和不同层次的形态结构有关。说明经脉循行线绝不是一种单一的线性结构，而是存在于隐性感传线下面的一种多层次的、复杂的空间结构。这一宏伟的、多层次的空间结构是发生各种生理和生物物理特性的依据，亦即经络“行血气，营阴阳”的物质基础。应当看到，随着科技的不断进步和对经络的开发研究，人们将会逐步地得到对经络实质的更圆满的解释。

第四节　腹部先天经络系统

笔者在长期的探索与研究中发现，许多临床现象与前面章节中所述的传统经络理论并不完全一致，这引发了笔者的思考，进而提出了新理念——“先天经络系统”和“神阙布气学说”。在这两个新理念的指导下，临床实践取得了很好的效果，不仅证实了经络系统的客观存在，而且使经络整体理论更完善。我们可以借助腹部的经络现象来深入了解这一理念。

一、穴位分布特点

在长期的临床观察中发现，以脐为核心的腹部是人体许多重要穴位的富集区，除大家熟知的腹部募穴外，尚有许多的特效穴分布在脐的周围。这些穴位的排布不仅有序而且浅表，虽然针刺时常常并无任何的针感，但与全身的应答关系非常明确，有时止痛的见效时间甚至可以秒计算，并且这些有序的穴位排布与已知的经络系统并不相关。因此，笔者认为，这是一个新经络系统，并根据这些穴位的分布特点与全身的相关性定名为“腹部先天经络系统”。

当我们进一步对这一系统进行深入研究时，发现当采用较浅刺激时，许多经络敏感者均能提供高度一致的精确描述，从而验证了这一浅层经络系统的存在，并在多年临床实践中被众多医生重复证实。

当我们把针刺到一定的深度后，上述穴位的功能特性会部分或完全消失，继之则是传统经络上穴位功能的显现，此时尽管穴位仍然是无痛的或只有轻微的针感，但对被刺激的相应经脉的远端病变已经有了很好的治疗作用。在较短的时间内相关经脉系统得到一定的调整，有时一些经络敏感者能清楚地描述暖流向肢体的远端扩散。而那些不在经脉上的穴位却极少有相似的作用。

在更深入的研究过程中还发现，当研究集中在经穴上继续进行深刺的观察时，穴位的特性又发生了改变，相关部位的内脏在承受腹部肌肉刺激后会产生相应的应激状态，使腹腔内的脏器功能得到调整，能使相当多的疾病得到治疗。

这些临床上常常可以观察到的同一穴位不同深度有着不同功能的情形，曾被祝总骧教授用“经络是一个多层次、多功能的立体空间结构”来形象地描述，而笔者对腹部的经络研究恰恰证实了腹部便是这样一个多层次的立体空间结构的多功能的经络系统。

二、以脐为核心的再认识

当我们对腹部进行深入的研究时发现，人体的经络系统虽然是与生俱来的系统，但并非是在短时间内育成的系统，它和人体的正常生理一样，同样需要一个非常漫长的生长发育期。从“经络是运行气血的通道”的意义来讲，任何的组织都离不开经络供给的气血以保持正常的生理状态，哪怕是一个细胞都绝不例外。因此，我们可以这样认为，经络是先于肢体和内脏的系统，由于经络系统的存在才有可能形成正常的人体。因此，经络是人体最早的全身调控系统。同样，经络也是与人体的正常生理同步发生和同步完善的系统。

根据上述理论，经络的形成我们可以追溯到胚胎期，在母体内胎儿是通过母体供给的气血逐渐成形的，而母体供给胎儿气血的最早通道，是脐带。因此，脐带是经络形成的最初始的通道和调控系统。在漫长的胚胎期，人体便是通过脐带从母体提供的气血中汲取营养，经过细胞不断地同化、异化形成组织，再由组织不断地同化、异化形成系统，最后由不同的系统逐渐形成完整的人体。在这一过程中，脐带一直扮演着一个重要的角色，它不仅是供给营养的通道，而且在组织发育到一定的程度后会控制供给某些组织的营养量，绝不会让任何系统无限地发育。因而，脐带的调控作用是不容忽视的，因此我们可以断言，脐带是全身最早的调控系统和全身营养的供给系统，在中医的理念中，脐带便是最早的经络系统或称为先天经络系统。可以明显地看出，中医经络系统的概念既包含调控的作用，又包含供给营养的作用。因此，在临床上不仅可以应用于诊断，而且可以应用于治疗。

东西方医学对人体的研究采用了不同的思维方法和科学理念。西方医学对人体的研究采用直观的剖析法，注重对具体的细胞、组织、器官和系统进行直观的研究与探索。而中医对人体的研究则采取观察功能的分析法，通过对临床现象的观察和临床经验的总结和感悟来认知人体的未知领域，所以有时可能会是比较模糊的，甚至有时必须要有许多年临床的体验，才能逐渐地有所认知和领悟。因此，中医研究的是人体的功能系统，对于这一系统的研究，除了几千年临床经验的总结外，更多的是临床观察的感悟和理性的推验，有许多中医的理念早在两千多年前即已非常完善，由于那时中医的理论已经上升到了古典哲学的阶段，故有时虽然中医的理论是模糊的，但是在指导临床治疗时却是有效的。只要人们对东西方医学的特点有所了解，自然会找到两种医学的契合点。而且可以这样认为，两种医学都是人类与疾病斗争历史的宝贵经验和精神财富，但是两种医学都有各自的特点和不足，轻视西方医学或轻视东方医学的观点都是错误的，都不是科学的态度。从多视觉的角度对生命科学的研究才是最科学的方法，因此，东西方医学的整合将是未来医学的主体，只有把人类对疾病斗争的经验完美地结合才能真正地使生命科学的研究取得更大的成果。中国传统文化的一个特点是“择善而从之”，针灸学的发展也必须吸纳现代医学的科学方法，不断地开拓才能满足时代对临床变化的需求，使学科的发展与现代医学同步。

三、先天与后天的经络变化

胎儿在母体发育成熟后，先天供给营养的途径基本完善，即先天经络已经形成。胎儿娩出后，人体的营养摄入方式发生了变化，通过鼻子吸入氧气，由母亲的乳汁供给营养，后天的经络系统开始发育和创建。其时，先天供给营养的途径被人为地切断（脐带被结扎），而这一系统的功能被新的方式所替代，从而融入新的系统中，同时被人

笔记栏

们所忽略。但是,这一系统在腹部依然存在,当人们发生疾病时便可以在腹部找到与全身应答关系非常明确的相关位置点,只要根据腹部先天经络分布的特点进行相应的轻微刺激,许多疾病的症状便会在很短的时间内缓解。在现代医学中,肿瘤的淋巴转移途径其实也是通过了腹部的这一系统,因为在中医的理念中,经络所涵盖的组织结构非常广泛,不仅包含血液系统、淋巴系统、神经系统、体液系统,还包含许多其他未知的系统。由于经络无处不在,因此,任何不同的组织解剖层面都有经络。

婴儿的发育是漫长的,这也为后天的经络发育提供了时间上的准备,随着婴儿自身营养系统的逐渐完善,以脏腑为核心的后天经络系统逐渐开始发育。这时的经络系统有一个显著的特点,即中医理论中的“气血”开始通过婴儿自己摄入的食物由脏腑吸收转化后,向全身输布,依赖母体提供营养的方式从根本上发生了改变,从而提示了先天经络的终结和后天经络的开始。

婴儿的发育营养所需是从很容易吸收的母乳开始的,随着胃肠道功能的逐渐改善和正常生理发育的需要而不断调整摄入营养的结构,内脏系统转化食物的能力逐渐增强,以脏腑为核心的经络系统开始发育,逐渐形成了一个向全身输布气血的系统,也就是人们所认为的向全身供给营养的系统。西方的医学家把经络形象地称为“能量管道”也是不无道理的。

在传统的中医临床工作中,针对婴儿和幼儿,中医师常施用“推三关”手法进行治疗。同时,四缝穴放血被用于治疗小儿消化不良,而小儿的推拿操作也主要集中于手部区域,捏脊法则常用于治疗消化系统疾病。这些实践表明,早在古代,中医便已认识到除腹部和背部外，上肢的经络是后天经络中较早发育成熟的。在民间也流行着“若要小儿安，常带三分饥与寒”的小儿保健歌谣，不仅形象地说明了消化系统功能正常对小儿健康和发育的重要性，而且给我们提供了许多非常有价值的参考。经络的形成是有序的，是经过长期的发育逐渐形成的，在不同的发育阶段有不同的生理特点和发病特点，而这些特点是与人的正常生理功能基本吻合的，这样就给了我们一个明确的启示：中医经络理论研究的是人体正常生理状态下的另一个功能系统。从这个角度切入对经络进行研究，无论是东方医学还是西方医学都可以找到明确的定位点。

在人体的生理发育过程中，生殖系统是人体各个系统中最后完善的系统。《黄帝内经》云“女子二七而天癸至”，是指女性在 14 岁左右生殖系统发育成熟，这与现代生理学的年龄是基本吻合的。在经络系统方面是足少阴肾经基本成熟的时期，而足少阴肾经也是经络系统中最后形成的经脉，肾经发育的成熟标志着后天经络系统的完成，人进入生理上的成年期和经络上的成熟期，男性因性别的差异略有推迟，这点东西方医学都有完全相同的描述。因此，可以明确地断言，经络研究的是身体自身的、能够影响人体正常生理的、在人体正常生理发育过程中同步形成的功能系统。

中医理论在长达两千多年的研究与发展过程中，主要研究的是成人经络系统，这一时期的人体不仅发育到了成熟的阶段，智商也达到一定的相应水平。当成年人患病时，不仅能够对自己的临床症状进行完整的描述，而且可以对治疗时的感觉进行准确的表述，这样不仅利于对疾病治疗的调整，而且对于医师临床经验的总结和经络理论的形成都可以提供非常重要的参考，使之成为一个较为完善的依赖患者感知、医师经验总结和体悟而形成的经脉系统。在初始的经脉理念建立之后，多年的临床验证使每一条经脉的大致位置得到基本的确认，经过漫长的、无数代医家的重复验证后，证实了经脉系统的客观存在，于是经络的理论开始创建，逐渐向细化的方向发展，人们对影响人体正常生理的另一个功能系统——经络系统的认知与应用日趋完善。当医生用针灸针刺入人体的某个特定穴位时，患者会告知特定区域内出现的相关感觉，这是与传统中医经络的理论大致相符的。同时，这样的相关感应也是医生事先经过思考力求寻找的“循经感传”，并依赖这些感觉使患者的某些症状得到缓解。这些相关的反应与现代西方医学已知的组织和系统毫不相关，因此，被西方医学工作者理解较为困难。但是，近年来随着东西方医学工作者对经络研究的深入，通过多种物理、化学的方法对经脉循行线用半衰期较短的元素进行观察，发现了这些元素在肢体上循经迁移的轨迹与中医经络理论记载的途径基本相符，证实了经脉的客观存在。从而，针灸疗法也在世界上得到了非常广泛的推广应用。这种取之于人体自身的调控系统对健康、保健、治病、康复的作用正被更多的人所认知。

当人体进入更年期，生理会发生很大的变化，机体的功能下降，逐渐进入老年，这时的经络系统也随着人体的正常生理进入衰老期。而更年期的进入，标志着经络系统衰老阶段的开始，首先是脏腑功能的减弱，在脏腑功能减弱的过程中，也是从部分到全部逐渐发生的。

进入更年期，生殖系统出现功能紊乱，女性月经周期出现无规律的变化，男性性功能减弱。脏腑系统也随之开始出现相应的反应，先是由肾脏的功能逐渐下降，足少阴肾经的经脉气血不足，其后累及下肢的足少阴肾经的经筋和皮部，形成下肢的血液循环障碍。中医讲“人老先老腿”，其实讲的就是经络的衰老先从肾经开始的道理。在临床上，对于老年人的治疗，中医重在补肾也是同样的原理。

从上述经络的发育、形成和衰变的过程看，中医经络系统研究的对象是人体正常生理功能系统的延伸，是研究对生理功能系统出现异常时可能影响到的人体整体反应的功能系统，而这个系统的研究是非常复杂的，这是由人类自身的复杂构造所决定的。由于现代科技水平还缺乏相应的科学手段来研究，因此，很难对其进行科学的评估，最客观的方法是通过临床的疗效来进行验证。

从经络的发育、成熟与衰变的过程来看，我们不难得出这样的结论：经络是一个逐渐形成和完善的系统，这一系统虽然与人体的正常生理同步，但绝不是等同的系统。人体先天经络的个体差异不大，但遗传性疾病都与先天的禀受相关，即受基因的影响。后天经络具有明显的阶段性，在不同的阶段有不同的发病特点和辨证施治特点，在传统针灸治疗中已基本掌握了经络发育期与成熟期的很多疾病变化的规律和临床治疗时的辨证特点，可以根据患者不同的年龄和疾病特点来决定对治疗方法的选择，因此，大多比较容易取得好的临床疗效。

腹针疗法从经络衰老期出现脏腑的功能逐渐降低，继而产生气血缓慢递减，使之不足以输百脉而达四肢的经络生理特点出发，从调理脏腑入手，兼顾疏通经脉和局部，来治疗老年病、慢性病，不仅具有立竿见影的效果，而且治疗周期短、远期疗效好。有些多年的脑血管后遗症经过几次治疗便能取得很好的效果。同时，在许多慢性病的治疗上有近百位医师都有过这样的临床经验，不仅验证了中医整体医学的理论，而且证实了脏腑是经络系统的核心，后天经络是以脏腑为核心形成的系统。对于老年病、慢性病的治疗重在调理脏腑，不仅适用于中医处方用药，对于针灸治疗同样具有指导意义，是较为理想的治疗方法。

笔记栏

第五章

腹针的原理

腹部是人体的一个重要的部位，在腹腔内集中了人体许多重要的内脏器官，生命活动的许多生理功能均是在这些重要器官的正常生理活动下得以运转。中医认为“正气内存，邪不可干”。正气内存，是指内脏的功能正常，那么邪气就不会侵入，疾病便不会发生了。而中医所指的内脏，便是五脏六腑。五脏六腑的大多数又集中在腹部。因此，本章从中医对腹部的认识、神阙布气说与腹针的关系、腹针对机体稳态的影响三个方面来说明腹针的原理。

第一节　中医对腹部的认识

从中医的角度来看，人体的躯干分为上焦、中焦、下焦三个部分。横膈以上（胸部）为上焦，包括心与肺。横膈以下至脐上为中焦，脐下为下焦，腹部包括了中焦、下焦两个部分，且包括了脾、胃、肝、胆、肾、膀胱、大肠、小肠、女子胞等许多重要的器官。

第一，中医认为，心位于胸中，但得养于脾胃，与小肠相表里，因此，通过经别络于小肠；肺虽位于胸中，但肺的经脉却起于中焦，下络大肠。其他的脏腑俱在腹中，因此，五脏六腑与腹部有密切的联系。

笔记栏

第二，经络学说中，背为阳、腹为阴，在腹背循行的八条经脉中，有任脉、足少阴肾经、足阳明胃经、足太阴脾经、足厥阴肝经五条经脉从腹部经过，足少阳胆经循行于腹侧，腹部不仅有阴中之阴的任脉，还有足阳明胃经和足少阳胆经两条阳经。因此，在腹部不仅可以调阴，而且可以调阳。因经络“内属脏腑，外络肢节”，故十二经脉的经别亦从腹部经过与脏腑相接。此外，还有带脉束腰一周与背部的督脉、膀胱经相连，冲脉、阴跷脉、阴维脉亦行于小腹或腹前，为气血向全身输布提供了较广的途径。

第三，每一个脏腑都有一个募穴。募穴是脏腑之气结聚的地方，由于募穴与脏腑的部位更为接近，所以脏腑有邪多反应于募穴。滑伯仁曾说：“阴阳经络，气相交贯，脏腑腹背，气相通应。”（《难经》注）指脏腑与俞穴、募穴相通，病邪侵袭脏腑，俞穴、募穴则出现各种病症，并以俞穴、募穴为审察证候，诊断、治疗疾病的重要部位。因脏腑的募穴大多集中在腹部，故又称“腹募”。

第四，孟昭威教授通过长期的实践和观察，提出“经络是整体区域的全息系统”的观点。有人认为，如果把整个经络系统作为一级全息元，“气街”则为从属于经络系统的二级全息元。而经络中的“气街”，如《灵枢·卫气》云：“胸气有街，腹气有街。头气有街，胫气有街。故气在头者，止之于脑。气在胸者，止之膺与背腧。气在腹者，止之背腧与冲脉于脐左右之动脉者”因此，头针、耳针是头气街的二级全息元。腹针即是腹气街的二级全息元。

日本对腹诊术较为重视，从而形成了日本汉方医学特有的主要诊病手段之一。矢数道明甚至提出了“外感证以脉诊为主，内伤病以腹诊为主”的主张。日本有关腹诊的著作颇丰，曲直濑道三在

笔记栏

他著的《百腹图说》(1602年)序文中有“腹者有生之本，百病根于此”的论点，后得古方家吉益东洞的极力强调，甚至小林沼司等还把腹部分为51个区域，按照程序在人体表面进行针刺观察对腹部产生的种种影响，并证明腹部症状的缓解有助于调节整体的平衡和解除病症。国内外的研究证明，针刺具有从减痛到镇痛、解痉、消炎、脱敏和免疫刺激的作用……尤其是耳针治疗可使疼痛迅速地有时甚至以“秒速度”消失。但在治疗慢性内脏疾病时，耳穴治疗的效应随着治疗次数的增加而逐步降低，必须经过一段休整或穴位的不断调整才能保持穴位的相对灵敏度。人们认为这是耳郭穴位的相对自身抗性，可能与小耳穴的经脉(能量管道)狭窄，容易造成信息的过载有关；并与信息传递的距离太远，容易造成经脉的疲劳有关。而腹针直接在腹部施术，治疗内脏疾病或久病及里的慢性全身性疾病，则具有脏腑最集中、经脉最多、途径最短等优点。因此，腹针治疗各种慢性病不失为一种最直接、最理想的刺激方法之一。

第二节　神阙布气说与腹针的关系

中医学中，采用药物外敷脐部治疗疾病已超过两千年，日本汉方医学使用腹诊也有数百年的历史，笔者使用腹针疗法治疗全身性疾病亦有多年，本节仅从脐的形成与中医经络的角度对以神阙为核心的系统输布气血的功能进行剖析，以期阐明腹部诊治与腹针的原理。

笔记栏

一、脐的形成与神阙的功能

神阙位于脐窝中央，脐窝是由新生儿时脐带残端变干后，脐带与腹壁表皮相连处出现裂口，逐渐与腹壁脱离，遗留创面愈合后形成。因人体胚胎在母体内是通过脐带获得营养逐渐成长的，所以肚脐是禀受先天的最早形式，因此，神阙具有向四周及全身输布气血的功能。

第一，脐带是胎儿从母体摄入氧气、营养物质的通道。脐带的一端和胎儿腹壁的脐轮相连，另一端附着于胎盘的子宫体表面，内含两条脐动脉及一条脐静脉。其间充以脐状物，具有保护脐带血管和推动血液循环的作用。母体的气血则由脐带中的血管向胎儿全身供应，随着胎儿在母体内的发育，以脐为中心向胎儿全身输布气血的网络不断得到完善，最后形成了一个完善的给养系统。因此，神阙向四周及全身输布气血的功能在先天即已形成。

第二，胎儿出生后，脐带作为一个废弃的组织将会在新生儿期干燥、脱落。营养的摄取方式发生了根本的改变，通过呼吸吸取氧气，通过食物的消化、吸收摄取各种营养。虽然胎儿期从脐带供给营养的方式中断了，被一种新的方式所取代，但脐周系统向全身提供气血的通道及网络并未完全消失，而是随着营养摄取方式的改变，脐部输布气血的功能降到了一个次等的地位并减弱，一些血管与周围的血管建立新的关系，一些组织闭锁，一些成为结缔组织索，在新的环境下部分地融入了新的气血调节系统，从而被人们所忽略。但是，这一固有的输布气血的关系依然存在。这如同旧河改道，有时旧的河道仍然有用。如在恶性肿瘤和感染的转移播散中，均可遇到以脐为中心呈“X”状扩散转移，这便与淋巴管以脐为中心的分布相关。

因此，以神阙为轴心的大腹部不仅有一个已知的与全身气血运行相关的循环系统，而且还拥有一个被人们所忽略的全身高级调控系统。这个系统可能形成于胚胎期，虽然目前我们尚无解读其密码的能力，但也可以从中医的临床应用中略见端倪。

二、中医对脐周的认识

中医认为，腹诊具有审病因、析病机、断病位、辨病性、定病症、立治法、测预后的作用，在诊治疾病中有着极其重要的意义。因脐位于大腹中央，又名神阙，系血脉之蒂，生命之蒂，故腹诊多与脐诊与脐周相关。而针刺经络时又与神阙具有一定的相关性，使腹部形成了一个以神阙为核心的诊治体系。

第一，俞根初先生曰：“按腹之要，以脐为先。”说明了脐诊在腹诊中的重要性。中医认为，脐位于大腹中央、身体正中，又名“神阙”，系血脉之蒂，为精、神、气、血往来之要，与冲任关系密切，并为人体上、下、左、右交会之中心，乃生气所系，内通五脏而关系于肾。故触脐上下任脉之硬坚，而知脾肾之虚；触脐周硬满压痛，知脾胃之不和。动气脐上知下焦虚寒，阳气浮越；脐上筑动，知阴精亏损，虚阳浮越；脐上动气知下虚已极，摄纳无权。当脐动气知脾肾虚寒，命门火衰；当脐筑筑跳动，脉来滑数知肠热蕴结，阳明气逆；脐跳当脐或左旁，或上冲脘中，其势如新张弓弦，按之弦劲搏指，知木亏水旺，冲阳上冒；动气在脐下，脐跳弦紧或弦细，腹部拘急，知寒邪内郁，寒伤冲脉。从上述的论述中，我们不难看出脏腑与神阙的相关性。

第二，如果把任脉与天枢穴联结成一个以神阙为轴心的坐标的话，我们可以惊奇地发现，许多重要的穴位集中在纵轴坐标与横轴坐标上。这可能与神阙输布气血的功能有关。天枢位于脐旁的横轴坐标上，从解剖投影角度来看与大肠并不贴近，但却能反映与治疗大肠的疾病；关元是纵轴上的一个点，而小肠在腹腔内占有很大的体积，但小肠的疾病却能从关元穴得到诊治。此外，膻中、巨阙、中脘、气海、石门、中极等穴都具有类似的特性，而且数千年来，这种特性在针灸临床上一直被广泛地应用。这些可能与胚胎发育早期的脐肠管、脐尿管、卵黄囊柄、尿囊、脐动脉和脐静脉等，随着胚胎的发育逐渐闭锁，出生后虽成为结缔组织索，但与脐环形成了一个固有的联系形式相关。因而，其中不少的穴位及其所主脏腑的联系有时出现一种与脐环连接的放射性。这可能与胚胎发育期脐环与脏腑沟通的渠道有关。

第三，经络系统的形成，可能是脏腑形成后产生的又一向全身输布气血、营养四肢百骸的系统。随着胎儿的成形，脏腑功能的逐步完善，以脏腑为主的经络系统逐渐形成，并部分地与脐环系统融合。新生儿期摄入方式的改变，促进了脏腑功能的健全，同时也加速了经络系统的完善，逐渐形成了一个完整的经络系统。在经络系统形成的过程中，虽然较多地受到了脐环（神阙）系统与脏腑分布特点的影响，在腹部分布了较多的经脉，但更多的则是根据全身机体的需要而自身发展与完善起来的一个巨系统。因此，可以认为：①经络系统形成于脐环（神阙）系统之后，可能是脐环系统生成的子系统。但母系统的功能在胚胎后期及新生儿期随着子系统的壮大而渐次收缩，逐渐降到了一个从属的地位。而子系统则可能是母系统促成脏腑之后，由脏腑之气输布产生。母系统与子系统的联系则是以脏腑为纽带。我们从先天脐尿管闭锁不全或后天性脐尿管瘘及卵黄管残留症的形态结构上可以得到令人信服的推演。②可能一些已知的和未知的微针系统则是由经络系统完善后，功能高度精密分化派生出来的一些子系统。这些子系统则是依附经络而产生的，如头针、耳针、眼针、手针、鼻针系统等。③由于神阙系统形成过程的特殊性，决定了通过腹募穴诊治脏腑疾病的重要性，而有许多腹募穴是脏腑与神阙系统联系的枢纽。因此，神阙系统对机体的宏观调控具有一定的优势。

第四，从前腹壁的局部解剖来看，前腹壁的浅静脉数量很多，互相联络成网，尤以脐区最为明显。前腹壁的浅静脉大体上以脐为界分为上、下两组，但在脐区有广泛的吻合。因此，前腹壁的浅表静脉构成了上、下腔静脉及其大属支阻塞时建立侧支循环的潜在途径。此外，脐旁静脉从门静脉左支沿肝圆韧带到脐，在脐区与上、下组浅静脉相交通，因此，在肝硬化或其他原因引起的门静脉高压时都可看到以脐为中心的静脉曲张。

前腹壁的浅淋巴管亦以脐为界区分为脐上部和脐下部两部分。上、下两部分在脐区广泛吻合。脐上部的淋巴向上注入腋淋巴结的胸肌群，脐下部的淋巴向下注入腹股沟浅淋巴结，此外，肝的淋巴管可沿肝圆韧带到脐，与前腹壁的浅淋巴管相交通，形成以脐为中心呈“X”状的连接。因此，在恶性肿瘤或感染的转移播送中，均可见到这种从胸部乳腺转移至腹股沟淋巴结的现象。这种情况与脐静脉曲张都属上文我们所提到的“重走旧道”。

此外，前腹壁尚有丰富的动脉、深静脉、深淋巴管、肋间神经、腰神经等，为腹部的诊治提供了丰富的物质基础。由于脐部既没有皮下组织，也没有腹膜外脂肪组织以便于药物的渗入与吸收，无疑也为敷脐疗法的运用提供了极大的便利。而腹部深似井，能直接对内脏神经产生影响，也是腹针治疗中不可忽视的一种优势。

第三节　腹针对机体稳态的影响

维持机体的稳态，这是医学的共性。中医认为人体是有机的整体，在结构上不可分割，在生理上相互协调，在病理上相互影响，外病及里，里病外显。此外，还强调人与自然界之间的密切关系和社会心理对人体的影响。人体通过经络调节气血运行，维持内外环境动态平衡，进而保持机体相对稳态。人们认为，药物治疗和针灸治疗的一个不同点就是对机体反应性的依存程度不同。一般认为，针灸刺激引起的机体反应，依赖于机体本身固有的生理性功能（稳态）。对于经络这个中医的调控系统，过去没有已知的与经络相应的解剖结构是西医接受针灸的一个最大的问题。

第一，近年来，国内外使用放射性同位素注入针灸穴位，并用 γ 闪烁照相技术跟踪同位素在体内的活动，证明了针灸经络系统的存在。有人还描述了血管与组织间有一不为前人所知的电发生长距离输送系统，并说这代表着一个除血液循环外的另一循环系统，并命名为血管间隙闭合回路（VICC）。考虑在特定位置，组织间隙通路可形成经常被利用的离子流的间隙通道，它很可能与针刺术语中的经络非常一致。人们还从生理、生物物理、形态学基础等研究方面对经络与穴位的特性进行实验，取得了很大的进展。虽然以上每一种方法只能从一个侧面对经络实质进行一些零散的解释，但把大家获知的结论进行归纳，便足以说明经脉循行线绝不是一种单一的线性结构，而是存在于隐性感传线下面的一种多层次的、复杂的空间结构。这一宏伟的多层次的空间结构是发生各种生理和生物物理特性的依据，亦即经络“行气血，营阴阳”的物质基础。

现代医学手段对经络研究的认证与参与，有利于揭示人体的奥秘，可使针灸的发展有大的飞跃。但是，我们应当认识到，应用现代医学的手段和方法去研究以人为对象的科学还存在很大的困难。人体的信息是模糊的，模糊的人生活在模糊的世界里，模糊的事物理应去模糊地理解、模糊地处理。因此，腹针对机体稳态的影响，仍应从中医的角度去理解。但我们并不主张把数千年来遗留下来的，某些因远古人们对人体解剖认识的局限造成的失误也进行照搬，而应当把那些宝贵的经验与遗留的谬误割裂开来，进行重新梳理与归纳，使中医的内涵更容易被理解与接受。腹针对脏腑的定位尊重解剖实体，在理论上则以中医的生理、病理为依据。

第二，从腹部的解剖实体来看，腹腔内有大量的重要器官，前腹壁丰富的深浅动静脉、淋巴管、肋间神经、腰神经等为人体内脏维持正常生理和向全身运行气血提供了丰富的物质基础，同时也为腹针对全身的调节提供了多层次的空间结构。使我们在施治时可采用不同的深度去影响与刺激不同的外周系统，从而达到调节局部或整体

笔记栏

的作用。腹针可深刺直接对体腔的内脏神经及周围组织产生影响，也是腹针治疗不可忽略的一种优势。

中医理论认为，人体是一个统一的有机体，外病及里，里病外显，上下内外无不休戚相关，并对这些相关的关系进行了高度的概括。如五官与内脏的归属，皮、肉、筋、骨、肌与五脏的关系，风、寒、暑、湿、燥，火对脏腑的影响等，无论是生理的还是病理的现象，都可以从中医理论上得到恰到好处的解释，从而使我们可以在中医理论的框架内辨证施术，使我们的治疗井然有序。腹针中，脏腑的分布合于后天八卦，《黄帝内经》《难经》及《易经》对脐及脐周部位同五脏六腑的对应关系有详尽的论述，而且根据我们使用腹针多年的临床体会，发现这种古老的模糊分类法，不仅大致符合人体内脏器官的解剖结构，而且在辨证施治中更具有重要的意义。

第三，内脏系统的失衡和在体表的反应相关，这是中医的基本概念，即“有诸内必形诸外”。人们也常把这种阴阳、脏腑失衡的体表反应作为诊断和治疗疾病的依据。有人用信息理论予以解释，认为内脏是产生信息的信息源，又是外在信息输入的靶器官；而体表既是内脏反应的信息源，又是内脏信息反馈的靶器官；大脑则起着信息转换、存储、识别的作用；经络是信息传输的通道。脏腑的疾病也正是通过体表的针刺反馈进行着逆向调节。耳穴诊治、头针、第二指掌骨全息律等大多是使用了这一原理。腹针则有所不同，不是单一的信息反馈重演。我们认为，这与腹部的生理特性有关：①在一般的微针系统中，压痛敏感试验是一种主要的测试方法与施治的选穴手段，而腹部由于胃肠的收缩蠕动及膀胱的充盈、排空等，使内脏处于不断的运动之中，内脏痛觉较模糊、弥散、定位不精确，故不适宜上述方法的使用。②在一般的微针系统中，皮肤的形色变化也是一种主要的观察方法，而内脏的不断运动与腹部较厚的覆被，对形色反应在腹部皮肤上的形成造成了较大的困难，故此种诊治方法在腹针中的意义也不大。此外，电测定也因腹部皮肤松弛，容易出现探测时的皮肤抵抗，以及表皮面积太大而无法使用。因此，腹部的诊治与一般的微针系统方法较少雷同。③腹诊时，仅把腹壁出现的抵抗、压痛、动悸、肌肉张力的强弱等作为观察指标，而上述指标又因客观因素对检测的干扰很大，不宜作为直接施针的依据。再者，我们虽然可以看到不少关于腹诊的论述，但很多是日本汉医的经验，而日本汉医腹诊的认证与中医有不少内涵上的区别，因此，在使用时需注意对证的转换。所以，腹针是把外在的表象加以归纳整理后，进行分析判断，使之在以神阙系统为中心的脏腑学说指导下，宏观地进行调节。

第四，运用腹部穴位治疗脏腑的疾病，数千年来已积累了丰富的经验。因此，通过调整脏腑的功能来治疗杂病、难病之类的慢性病有许多宝贵的经验可以借鉴。这些与外科的手术指征一样，应进行严格的筛选。外病及里，且伤之不深，当治其标，若病已久，久病及里，则当标本同治，腹针宜。里病外显，其病在本则腹针治其本而标症悉除。大约"腹者有生之本，百病根于此"一语，可能也是相同的道理。近年，真田比吕志从脾虚和瘀血辨证，针刺中脘、关元治疗变形性关节炎；松山纪行应用中脘、列缺治疗拇指疼痛，都合于腹针的原理。而疾病对机体稳态的影响，较大程度地表现在对腹部内脏内外环境的影响上，因此，用腹针来调整便显得非常必要。

第五，国内外的研究证明，针刺治疗作用的机理是：以诱发了非伤害性的传入冲动活动作为穴位组织中的特异性信息，这个冲动通过已有的神经通路传入中枢神经系统，在不同水平上与来自机体不同部位的病理性（伤害性）传入的阈上和阈下刺激活动相互作用，同时激活抗伤害系统的不同成分，影响内源性阿片、神经递质和其他物质的生成和分泌过程，使神经刺激的传导正常化，调节中枢神经系统的操纵和指令功能，并通过它的调解影响机体的能量代谢、免疫功能和其他活动过程。并且已经证实，针灸可导致周围神经、脊髓、丘脑、边缘系统及大脑皮质等各水平的生物电参数改变。而腹针对机体稳态的影响则可能在各水平上与来自机体大致同部位的病理性（伤害性）传入互相影响，同时在各相应的水平激活抗伤害系统的不同成分，使神经刺激的传导正常化。我们曾用腹针进行 2~3 次针刺后，使双拇指失去屈伸功能 11 年的患儿与脑血管意外多年手部屈伸功能障碍的患者的功能得到大部分恢复。这种情况，可能与腹部针刺引起内脏活动在大脑皮质与运动 4、6 区分布有一致的地方有关。因此，其应答关系较为明确，并为腹针治疗全身疾病提供了相应的支持。所以，从中医的角度，可以把肩周炎看成腹部所见的一种内脏体壁反射而进行治疗；对支气管哮喘患者要重视胃内停水的腹证，也有一定的道理。也有人从生物电和神经体液的角度解释针刺调节体内环境稳定的原理。认为神经体液和针刺的生物电机制可以相互补充。提出了生物电内环境稳定原理是针刺的一个重要部分。生物电内环境稳定与其他类型的内环境稳定，如生物化学的、热的和其他的一道，形成第一级内环境稳定系统，自主神经系统结合这些内环境稳定系统形成第二级环境稳定系统，从而保持身体内部系统

笔记栏

处于平衡状态。腹针对脏腑功能的调整能力较佳,利于通过针刺调节神经体液内环境的稳定,故可提高内脏在应激状态下相对稳定的能力。

腹针疗法的针刺部位特点,决定了其治疗内脏疾病及全身性慢性疾病的相对优势。这一优势不仅拓宽了原有穴位的主治范围,而且为探索新的穴位提供了一个很好的框架。因此,腹针疗法是对已有疗法的补充或替代,任何一种针刺方法都有其独到之处,如同每一种药物都有其相对的适应证一样。这才是对腹针的客观评价与对针灸的科学态度。

第六章

腹针的定位及取穴特点

腹针是通过刺激腹部穴位调节脏腑失衡来治疗全身疾病的。是以神阙布气说为核心形成的一个针刺系统，因此，腹针的定位以神阙为中心展开，这点虽与解剖学上把肚脐作为体表标志来定位相同，但内涵上却有本质的区别，前者把神阙作为一个功能系统，而后者则仅仅把它作为一种定位点。

从腹壁的分层解剖结构上看，腹壁上存在着丰富的血管、淋巴、神经、肌肉、腹膜等组织，这些复杂的组织结构与较厚的腹壁层常常可以使在腹部穴位施术时出现一些意想不到的临床效果。我们考虑，这种情况可能与针刺影响不同的外周系统和内脏系统相关。因此，针刺腹部某个特定的穴位，随着其进针深度的不同，其产生的治疗效应有时会截然不同，虽然这点我们目前尚未进行相关的实验来验证，但在大量的临床观察中我们已经得到了肯定的答案，发现了腹部穴位的一些基本规律，因而在临床取穴时一般采用三种方法，即循经取穴法、定位取穴法和八廓辨证取穴法。

三种取穴方法中，影响外周系统的是先天经络的神龟系统和经脉系统在腹部的经络系统，影响内脏的系统是先天经络的八廓系统。根据中医治病必求于本的原则，腹针疗法治疗慢性病时多采用“调理脏腑入手，兼顾经脉局部”的基本方法。从病机的角度来看，慢性病都是“久病及里”，必须把脏腑的调理作为首要任务。因此，强调“调理脏腑如同源头蓄水，疏通经脉恰如开渠引流，治疗局部好比定向灌注”，使腹针疗法成为由内而外的综合治疗体系。

第一节　循经取穴法

《灵枢·经别》曰：“夫十二经脉者，人之所以生，病之所以成，人之所以治……”说明人体生理功能的维持和疾病的发生无不与十二经脉有着重要的关系。《灵枢·海论》又曰：“夫十二经脉者，内属于腑脏，外络于肢节……”说明体内脏腑与体表肢节之间所存在的密切关系，主要是通过经络的联系实现的。而体内脏腑又是经脉之气发生的部位，因此，利用腹部的经脉来调节全身的经络犹如闸门控水、源头造池，只要调节适宜，便能取得良好的临床效果。

循经取穴法便是根据经脉分布的特点，通过腹部的经穴治疗全身疾病的取穴方法。

腹部有六条经脉（包括任脉）通过头面、胸腹与同名经连接，通过四肢的末端与表里经相接，通过脏腑或经别等经络使全身形成一个统一的有机体，使腹部经穴的治疗范围上可达头面，近可调脏腑，远可及四末，为腹针治疗全身疾病提供了较好的物质基础（参看第四章第三节经络学说）。如足阳明胃经从头部循面颊、胸腹、膝关节外侧而下，故头颈部疼痛、牙痛及膝关节外侧的疼痛，均可取腹部足阳明胃经的经穴治疗。

还可以通过腹部的经脉治疗相表里经的病变，如取任脉的经穴气海、关元等治疗腰椎疼痛，即督脉的疾病；取足少阴肾经的经穴治疗足太阳膀胱经的病变等。根据同名经脉相接于头面、胸腹等特点，通过腹部的经脉治疗其他相对应的同名经的病变，如手阳明大肠经循行于上肢外侧至鼻旁与足阳明胃经相交，故大肠经的前臂部及腕部的疼痛也可针刺足阳明胃经的滑肉门穴，取得较好的止痛效果。

在临床中，局部取穴治疗常可取得立竿见影的效果，但数十分钟或几小时后，疾病的症状又恢复到治疗前的水平，必须经过多次反复的治疗疗效才能稳定。人们认为这是一种治标不治本的方法。而不少同样的疾病通过或配合腹针来进行调节，症状则能很快得到控制，且较少复发，我们考虑可能与“治病必求于本”和“标本兼顾”有关。

第二节 定位取穴法

腹针理论认为，以神阙为核心的腹部存在着两个全身的经络调控系统，其中调节外周的系统位于前腹壁浅层，是一个全身缩影的全息影像。定位取穴法便是利用腹部的这一特点，以腹部区域调节全身的取穴法，也是腹针疗法中的一种重要的取穴方法。

笔记栏

一、定位取穴法的内容

现代研究表明，生物体内存在的某些局部是全局的缩影，并且在一定程度上可再现整体之象的规律。这一规律被称为生物全息律。

从生物全息律看，生物体每一相对独立的部分都是源于同一生物胚的延续，在化学组成的模式上与整体相同，是整体成比例的缩小。因而像头、耳、鼻、眼、颊、背、手、足等微针系统都是生物全息律的体现。腹针作为一个大的针刺系统，既包含传统经络系统，其每个特定区域和穴位同样都包含着整个机体的生命信息，都是构成整体的全息单位，在结构上是整体成比例的缩小。同时也存在着“全息反馈”现象，即人体整体的信息也对腹部发生影响，产生调节和控制作用，反过来，腹部的信息不但反映着整体的状况，也对整体产生影响，有着调控作用。腹针中通过腹部的全息分布特点对人体相应部位进行对应的调节便是腹针取穴中的一种重要方法，即定位取穴法的核心内容。

二、腹部的全息影像特点

笔者经过大量的临床反复研究发现，腹部的经络是一个多层次、多功能的立体空间结构，人体在腹部的全息影像酷似一个隐藏在前腹壁上的神龟。其颈部从两个商曲穴处伸出，其头部伏于中脘穴上下，尾部从两个气旁穴处向下延伸，终于关元穴附近，其前肢分别由滑肉门引出，在上风湿点屈曲，止于上风湿外点，其后肢由外陵穴向外伸展止于下风湿下点穴。在厚厚的腹壁覆被组织中，这一影像分布于腹壁的浅层，构成了神阙调控系统中外周调节系统的主体，而腹部定位取穴法主要调节与腹部穴位人体相对应的部位，因此，腹部定位取穴法以腹部的神龟形状生物全息影像为特征（图 6-2-1）。“神龟图”彩图见文前彩插。

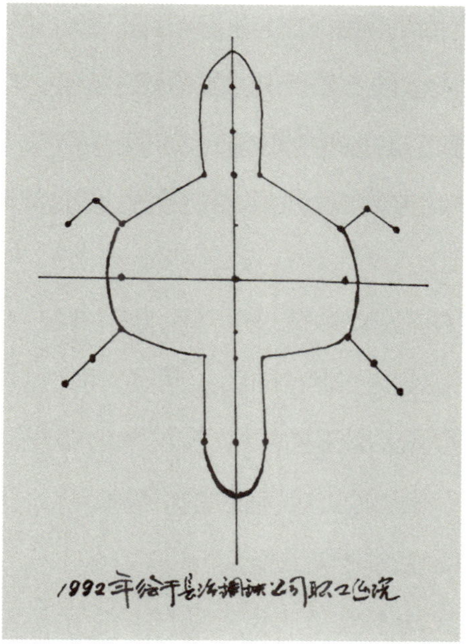

图 6-2-1　腹部“神龟图”（1992 年手绘版）

三、定位取穴法的特点

人体是一个庞大的生物体，而腹部的全息影像是整体经过缩微的图像，因此，整体反映在腹部便形成了穴位点状密集的穴区带。故在临床中准确地选用与肢体相关的穴位，是取得较好临床疗效的关键，必须在临床上不断地揣摩才能掌握腹穴与整体的应答关系，并在此基础上逐步熟悉疾病的变化规律及相对的个体差异，才能取得很

笔记栏

好的临床效果。

根据腹部的全息分布特点，定位取穴治疗头部疾患时以中脘、阴都等穴及周围的穴位为主。腹全息的颈部由商曲穴处伸出，故治疗颈部的疾患以商曲、石关及附近的穴位为主。腹全息图的前肢代表人体相应的上肢，故治疗左右上肢的疾患选取由滑肉门至上风湿点、上风湿外点之间的同侧穴位进行治疗。腹全息的后肢由外陵穴向外下方伸展与人体的下肢相应，故治疗下肢的疾患选取由外陵至下风湿点、下风湿下点之间的相应穴位进行治疗。腹全息的腰骶部起于气旁终于关元穴附近，故腰椎的疾患选取其附近的穴位进行治疗。

前腹壁丰富的深浅动静脉、淋巴管、肋间神经、腰神经及脂肪、肌肉组织为腹部经络提供了丰富的物质基础，而在这厚厚的组织中，腹全息系统隐存于腹壁的浅层中以立体结构的组织形式存在着，并且随着病情的轻重、病程的长短、病位的深浅而有所不同。因此，在腹针中针刺的手法便显得非常重要。

腹部定位取穴法不仅是腹针疗法的一个重要特点，而且为腹部的循经取穴提供了一个基本的框架，为临床选方配穴提供了较大的便利。但必须认识到，腹针疗法是建立在中医的理、法、方、穴基础上的一种综合的治疗方法，因此，必须配合八廓取穴法，在治病必求于本的前提下，腹针的取穴方为完整。

第三节　八廓辨证取穴法

《周易》是阐释人体生命科学的一门学说，因此，医易学说是中医学的理论基础。中医的天人相应理论及阴阳五行学说皆发源于易理。腹部的八廓亦可追溯至《黄帝内经》，因此，易理对医理有着十分重要的指导作用。本节从八卦的内容及腹部八廓定位两个方面对腹针的八廓辨证取穴法进行简单的介绍。

一、八卦的内容

“卦”是《周易》最根本的内容。《周易》说“观象于天”“观法于地”“观于天文”“察于地理”“天之道”，是对依天地画卦的记载。而八卦的方位图，又可分为两种，即伏羲八卦方位图与文王八卦方位图。前者后世一般称为先天八卦图（图 6-3-1）；后者后世一般称为后天八卦图（图 6-3-2）。

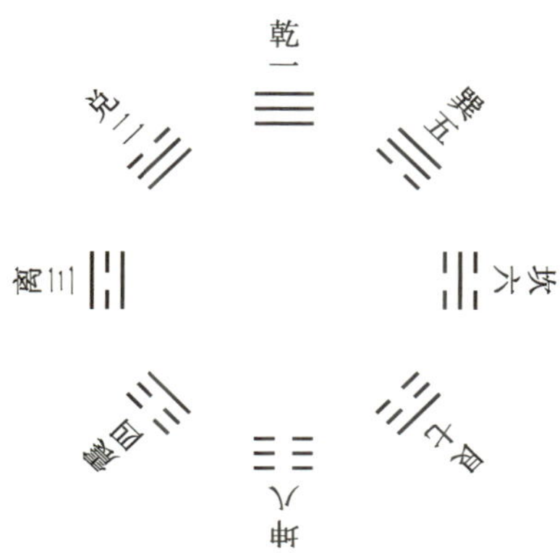

图 6-3-1　先天八卦图

笔记栏

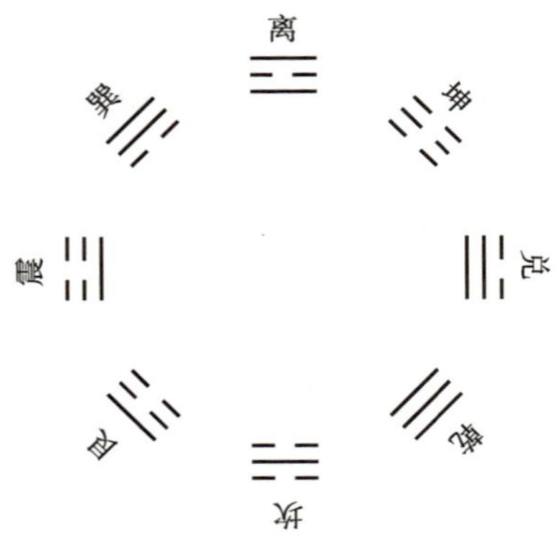

图 6-3-2　**后天八卦图**

先天八卦图与后天八卦图最根本的区别是：先天八卦图为天地自然摹拟图，天在上，地在下，日从东升，月从西升。后天八卦图为天地阴阳相交图，天阳下降于地，地阴上升于天，天地交泰而生万物，用以表示万物和人类的化生。

八卦图是由太极图演化而来，即太极本无极，无极生两仪，两仪生四象，四象生八卦。因此，在八卦图中，不仅含有阴阳运动的倾向性，而且含有太少阴阳四种不同程度的倾向，使八卦的本源与时序和方位的变化规律有密切关系。甚至《说卦》中还讲到了八卦与五行的关系，说“乾为金”“坤为地（土）”“巽为木”“离为火”“艮为山（土）”。虽然没有提到震、兑两卦与五行的关系，但震居东为木、兑居西为金是个常识问题，不言而喻。据此，八卦与五行的关系可以用一个图形表示（图 6-3-3，《医易概论》）。

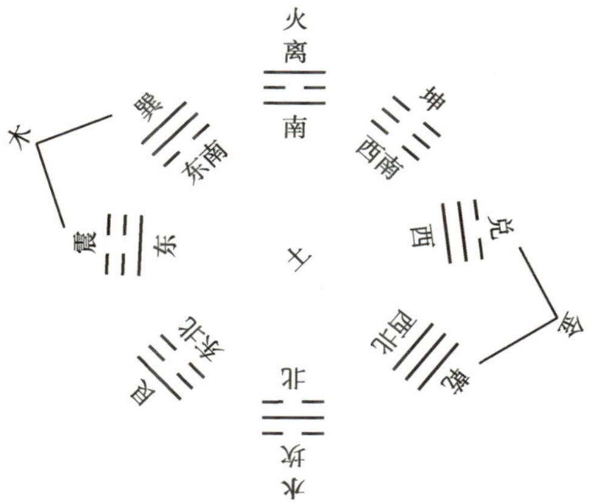

图 6-3-3　八卦与五行的关系

文王八卦图不仅概括了自然界及人体阴阳五行的关系，还反映了人体内部的生理，适合于中医的研究。《灵枢・九宫八风》中所载八卦脏腑对应关系与《易经》理论相合，故笔者在腹针研究初期，就将腹部的八廓定位以“心应离，脾应坤，肺应兑，小肠应乾，肾应坎，大肠应艮，肝应震，胃应巽”为基本轮廓。

二、八廓的定位及辨证取穴法

八卦与五行关系的确定为腹部八廓的定位判定提供了有力的依据。我们在长期的腹针实践中发现，许多疾病不仅与脏腑有关，而且腹部脏腑的分区与调节是有规律可循的，这一规律与后天八卦相合，人体内脏的生理也大致合于上图的规律。心居上焦为火，肾居下焦为水，肝胆位于右肋下为木，脾居左肋下为土，而肺金与大肠相表里，降结肠与乙状结肠又恰位于左下腹，用粗线条将人体内脏的生理清晰地表达了出来。

在腹部八廓定位时，以神阙为中心把腹部分成大致相等的八个部位，为记忆方便，各以一个穴位为核心代表一个部位，如中脘为火，为离，主心与小肠；关元为水，为坎，主肾与膀胱；左上风湿点为地，为坤，主脾胃；左大横为泽，为兑，主下焦；左下风湿点为天，为乾，主肺与大肠；右上风湿点为风，为巽，主肝与中焦；右大横为雷，为震，主肝胆；右下风湿点为山，为艮，主上焦。

八廓中每一廓的穴位都对所主脏腑有特有的治疗作用，并对内脏的平衡调节起着重要的作用。如心肾不交出现虚烦不眠、心悸健忘、头晕耳鸣、咽干、腰膝酸软等症时，则可通过离廓与坎廓的穴位进行治疗。而如肝肾阴虚出现头晕目眩、耳鸣如蝉、健忘失眠、咽干口燥、五心烦热等症时，则可通过巽廓与坎廓的穴位进行治疗……这样，腹部八廓辨证取穴法不仅大大拓宽了针灸的治疗范围，而且为多层次地开发穴位的性能提供了极大的便利。

此外，腹募穴及其他的经验穴在腹针取穴治疗时也有着重要的意义。综上所述，不难看出，人的机体是一个复杂的生物体，而腹针的多元化取穴特点，则有利于在一个有限的范围内，使用尽量少的穴位，使每一个患者的多种疾病同时得到调节，从而使机体的内脏失衡逐渐得到纠正，最后达到康复的目的。因此，腹针的最大特点便是“治病必求于本”。

笔记栏

第七章

腹针的临床应用

腹针疗法是以中医的理、法、方、穴为基础，通过在腹部进行针刺调节脏腑、经络治疗全身疾病的一种新方法。一般而言，只要能临证悉变，依理施法，便有较广的适应证和较好的疗效。因此，腹针较好地体现了中医整体观念、辨证施治的基本特色。本章从腹针的适应证、禁忌证，腹针的针刺手法，腹针的常用处方等三个方面对腹针进行分析，使大家对腹针的规律进行一定的了解。

第一节　腹针的适应证、禁忌证

应用腹部穴位治疗消化系统、泌尿系统等内脏疾病都有很好的疗效，这些传统的治疗方法，前人已经积累了丰富的经验，我们在此不作讨论。本章所讲腹针的适应证及禁忌证，仅以全身疾病为前提。

一、腹针的适应证

上一章提到，由于腹针的理论体系的特殊性，既通过经脉和全息系统影响外周系统，又通过先天八廓系统影响内脏系统。在临床治病过程中体现了标本兼顾的特点，无论是内调脏腑，还是外络关节，或是开阖腠理，均有其用武之地，故腹针疗法的适应证极其广泛，充分体现了腹针是以调整脏腑的功能来治疗全身疾病。因此，腹针的治疗以调动与调节人体的内脏功能为目的，使之运转逐渐地有序化，故较大地依赖于人体本身。一般而言，腹针的适应证首先以内因性疾病，即以内伤性疾病或久病及里的疑难病、慢性病为主要适应证。

临床上大致可以分为：

（1）先天禀赋不足而导致的先天发育迟缓相关病症。

（2）结缔组织病：系统性红斑狼疮、类风湿关节炎、干燥综合征等由于先天性缺陷和后天获得性免疫系统疾病。

（3）病程较久的内伤脏腑的全身性疾病，如脑血管病后遗症、阿尔茨海默病、帕金森综合征、脑动脉硬化症、心血管病、高血压、癔症等。

（4）脏腑失衡后引起的疾病，如血栓性耳聋、眼底出血、球后视神经炎、视神经萎缩等。

（5）虽病程较短，但与脏腑的正气不足相关的疾病，如肩周炎、坐骨神经痛、关节炎、颈椎综合征、腰痛、双腿麻木、酸困等。

（6）其他的针灸适应证，经治疗疗效不佳者，均可为腹针的适应证。

二、腹针的禁忌证

腹针的刺激部位是腹部，因此，一切原因不明的急腹症均为禁忌证，以免因针刺而引起误诊。此外，急性腹膜炎、肝脾大引起的脐静脉曲张、妊娠后期均为禁忌证。对长期患有慢性病而致身体虚弱的患者，在施术时亦需谨慎处之，如肝脾大则需注意针刺两肋时不宜太深，以免损伤实质性脏器。

第二节　腹针的针刺手法

在腹针治疗前首先应检查肝、脾的大小及是否有触痛，然后对准备施治的部位从上而下进行触压，对每一个部位的肌紧张、压痛、痞块、积结都应进行仔细的鉴别，了解上述症状的出现是否与治疗的疾病相关，然后进行治疗。有时腹部的一些反应不仅能帮助明确诊断，有利于对针灸的处方进行调整，而且对一些被忽略的疾病也能提供有价值的诊断信息，从而使对疾病的诊治达到理想的效果。

腹针施术时，应根据患者的胖瘦、脂肪的厚薄、病程的长短、病气的深浅、疾病的虚实等几个方面来选择针具的长短、进针的深浅及手法的补泻。

一、针具的选择

为了避免针刺意外的发生，便于控制进针的深度，腹针治疗时通常对同一个患者使用统一长度的针具来进行治疗。一般而言，体形较高大或较矮胖的人，腹壁的脂肪层较厚，太短的针有时达不到施治的深度，一般选用 50mm 长度的针具治疗。而中度肥胖及普通体形的人，腹壁的脂肪层适中，一般采用 40mm 长度的针具治疗。瘦削体形的人，腹壁的脂肪很薄，较易刺穿腹壁层，一般采用 30mm 长度的针具治疗。这样，不仅可在施术时得心应手，而且可以在进针时减少患者的痛苦，并使进针的深度得到很好的控制。对于一些特殊病症，则选择一些特殊规格的针具效果会更好。

二、进针的深度

腹壁层较厚，针刺时不仅疼痛程度较轻而且便于施术。由于腹壁的分层局部解剖结构各不相同，因而影响的外周系统亦有明显的不同，往往同样的一组穴位可以依据进针的深浅不同而治疗多种疾病，故将进针深度分为天、地、人三部。一般病程较短或其邪在表的病，针刺天部（即浅刺）；病程虽长，未及脏腑或其邪在腠里的病，针刺人部（即中刺）；病程较长，累及脏腑或其邪在里的病，针刺地部（即深刺）。运用时也有例外，如腰部的疼痛，虽病程短，但针刺地部较易收到立竿见影的效果。腹针医师须明白“疾病有浮沉，针刺有浅深”，这是腹针针刺的基本要求。一般疾病在患病之初病位较浅，随着病程的延长，病位会不断地发生改变，因此，针刺深浅，需当心中了了，并在长期的临床实践中不断总结与体悟，才能渐入佳境，临床应用时亦应灵活多变。

三、针刺的手法

腹部进针时首先应避开毛孔、血管，然后施术要轻、缓。如针尖抵达预期的深度时，一般采用只捻转不提插或轻捻转慢提插的手法，使腹腔内的大网膜有足够的时间游离，以避免刺伤内脏。施术时一般采用三步法，即候气、行气、催气手法。进针后，停留 3~5 分钟，谓之候气；3~5 分钟后再捻转使局部产生针感，谓之行气；再隔 5 分钟行针 1 次加强针感，使之向四周或远处扩散，谓之催气；留针 30 分钟后起针。

腹针虽不追求得气感，但依然有手法补泻之分。腹针的补泻手法依刺激的强弱而定，弱刺激为补，强刺激为泻。因腹针的适应证以慢性病为多，而慢性病又久病则虚，故施以腹针时补多泻少。施补法时除采用手法外，多配合施以灸法，灸时可自上而下地对每个针刺的穴位温灸，也可以用艾灸架置于神阙穴上温灸，以壮元阳、温经络，使腹针的疗效得以提高。

四、常用的针刺法

腹针时，常可在针刺后使疾病的症状很快缓解，且症状的缓解与某一主穴有确凿的相关性时，可在该穴的基础上拓展施用三星刺、三角刺、梅花刺等不同的针刺法，以加强主穴的治疗作用。这样，不仅可使腹部的穴位大大增加而又便于记忆，以取得更佳的临床效果。

（一）三星刺

三星刺是以主穴为中点，在两侧各距 0.3~0.5 寸处分别加刺一针，使三针呈直线排列的多针刺法。这种针法适宜于如坐骨神经痛等。

（二）三角刺

三角刺是以主穴为顶点，在向上或向下各距 0.3~0.5 寸处分别加刺一针，使三针形呈等腰或等边三角形的多针刺法。这种针法适宜于如膝关节疼痛、肩关节疼痛等。

（三）梅花刺

梅花刺是以主穴为中心，在上、下、左、右各距 0.3~0.5 寸处各加刺一针，共五针，形成梅花的图案的多针刺法。这种针法适宜于腰痛等疾病。

综上所述，可以看出，针刺法的使用前提是以能改善临床症状的主穴为核心，因此，处方中相对特效穴筛选的正确与否直接影响疗效，而选用哪一种针刺法则依据病位的大小、疾病的程度与病程的长短来定。同时，针刺的方法亦可变通，如现有针刺数量已可取得良好的临床效果，就无须再刺，如使用三角刺后尚不满意，亦可再针一针，以观后效。总之，既不可已建功而凑其数，又不可功未成而草收兵，应根据临床的治疗需要而适当掌握。

第三节　腹针的处方

处方是药物或穴位的组合，具有相对的针对性。每种疾病通常对应数种基础处方，以适应临证时的个体差异。笔者在长期的实践中总结出了多种适应证较广的常用腹针处方，为临证施治时的辨证选穴提供了极大的便利。这些处方的应用虽有一定的规定，但在临床上又可灵活加减，使之与传统的中医理论更为契合。

基于中医方剂学的“君、臣、佐、使”原则，构建腹针疗法处方的基本规范。详细阐述处方中君、臣、佐、使穴位的特性和功能，系统描述穴位的加减变化及处方分类，并概述腹针疗法“处方标准化，操作

笔记栏

规范化，辨证条理化”的治疗体系，尝试为针灸学科的发展提供一种新的模式。

腹针处方作为中医理、法、方、穴的重要组成部分，是基于临床疗效建立的治疗系统，它遵循中医方剂学的规范，经过长期临床实践反复验证的，具有显著疗效。腹针的处方原则源于中医的方剂学，腹针处方学的内容主要是在中医辨证、立法的基础上，研究如何按照处方的组方原则，选择适当的穴位，规定针刺的顺序、深度、方向，制定成方，并且根据病情需要确定配伍的方法等。

在长期的医疗实践中，笔者逐渐认识到穴位配伍以后能够共同协调、互相促进、增强疗效，或者能够消除或缓和某些穴位可能带来的不利影响。这些认识通过进一步与方剂学原理结合并上升到理论层面，从而形成了腹针的处方学，并通过长期临床反复验证得到确认。学习和掌握腹针处方的组方及配伍原则后，在临床中就可以更精准地选择穴位、制定组方，以提高临床疗效。

历代中医文献记载了大量针灸处方，其中许多在临床实践中疗效显著，我们应当努力发掘，加以提高。然而，随着时代发展与疾病谱的演变，许多疾病是不断变化的，使得临床上难以直接套用传统处方。因此，腹针疗法基于处方配伍原则，针对一些新时代的疾病特征，开展研究，逐步构建为融合传统中医辨证思维的治疗体系。

一、腹针处方的组成与配伍

腹针处方是由两个或两个以上穴位组成的协同配伍系统，遵循特定的组方原则和配伍方式。同时，由于穴性和功效差异，穴位配伍后产生相互关系，故需要注重每个处方的穴位的组成与配伍。

（一）腹针处方的组成原则

腹针处方的组成原则，根据中医方剂学的理论和临床的实践经验，分为君、臣、佐、使四部分，君穴、臣穴为主穴，佐穴、使穴为辅穴。

1. 君穴　根据病情的需要，针对病因和主要症状，进行脏腑辨证，选择一两个主要穴位作为一个处方的主要组成部分，对相关的脏腑进行调整，以集中解决内脏疾病的主要矛盾。

2. 臣穴　加强主穴调理脏腑的功效或兼顾调理其他相关脏腑症状的穴位。

3. 佐穴　“佐”，即辅助的意思，协助主穴和辅穴调整内脏后，进行经络辨证，调理相关经脉或相表里经脉，治疗一些次要的症状，使脏腑的气血能够通过相关的经脉向患病的部位输布，为主穴和辅穴调理脏腑后产生的气血建立相关经脉通路的穴位。

4. 使穴　为治疗相关症状的穴位，具有引导气血直达病所的作用，是治疗疾病临床症状相应部位的局部取穴。有时使穴是引经穴，具有调和诸穴的功用。

综上所述，君穴是一个处方的主要组成部分，臣穴是协助主穴共同调理脏腑的部分，在大多数治疗慢性病和复杂病的处方中应当体现中医“治病必求于本”的基本原则。在中医理论中，“经络内属于脏腑”“有诸内必形诸外”，说明无论是从经络的生理上，还是从疾病的病理上，保持相对的内脏非平衡适度稳态是中医治病的基本特色，尤其是治疗慢性病和复杂病时非常重要。因此，腹针处方中的君穴和臣穴，是以调理相关的脏腑为主要目的的；佐穴、使穴都是辅助穴，是以治疗临床症状为目的的。所以，处方的组成也可分为主穴和辅穴两个部分。在一个处方中，君穴、臣穴、佐穴、使穴的穴位多少由处方的需要决定，并没有特殊的规定。

一般主穴较少，辅助的穴位较多。以颈椎病为例：颈椎病处方由中脘、关元、商曲（双）、滑肉门（双）6 个穴位组成。颈椎病是颈椎退行性病变，主症是颈椎骨质增生引起的头痛、头晕、心慌、颈部疼痛、上肢疼痛、麻木等症状。

肾主骨，颈椎病与肾虚相关，所以在处方中以关元补肾为君穴。在老年人中，颈椎骨质增生的发生率很高，但是有临床症状的仅占 10% 左右，大部分与颈部的肌肉功能欠佳有关。中医理论中脾主肌肉、四肢，因此颈椎病也与脾虚相关，处方中以中脘补脾为臣穴。滑肉门是足阳明胃经的经穴，可以疏通上肢及头部的经气，是佐穴。商曲在腹部的全息图中位于颈与肩的结合处，是治疗病变部位的穴位，为使穴。在处方中，君穴关元调理主要脏腑肾脏的功能，臣穴中脘调理相关脏腑脾脏的功能，佐穴滑肉门疏通经脉，使穴商曲治疗局部的病变，使处方形成了从脏腑到经脉和局部的整体治疗体系。

总之，腹针处方的组成原则，是中医辨证施治的一部分，是中医“理、法、方、穴”的具体应用。在腹针处方中，必须体现“调理脏腑入手，兼顾经脉局部”的多层次、多靶点的整体治疗原则，使腹针处方的治疗形成立体的治疗体系，体现出中医“治病必求于本”的基本特色。

（二）穴位的配伍原则

腹针处方穴位的配伍组成原则，是通过穴位的配伍来实现的。

配伍，是把两穴或两穴以上的穴位配合在一起，具有一定选择性的用穴方法。穴位每因配伍的不同而作用有所区别，如中脘与关元相配伍，则能补脾补肾；与下脘相配伍，则能和胃健脾。通过配伍，有的可以加强穴位的功效，如中脘是胃的募穴，可以治疗胃的疾病，配下脘则治疗胃病的范围更广、作用更强；有的可以减少穴位的偏性，如中脘与关元同用，中脘健脾，可以减少关元补肾动肾之弊。“肾为先天之本，脾为后天之本”，关元可以补肾，但针刺本是泻法，以泻法行补事，需要一定的操作技巧才能达到治疗的目的。因为先天之元气是先天禀受，虚多实少；后天之源是生于水谷，取之有道。因此，二穴合用时可以减少关元补肾动肾之弊。

每个处方所用穴位的多少，主要依据病情而定。如病情较单纯，或治法需要专一时，处方的穴位应力求少而精；如病情复杂，需要同时治疗两种以上疾病时，处方的穴位必然要多一些，但穴位过多有时会造成相互牵制、相互影响，必须注意。

一个处方中各穴位的针刺深度，一般来说，主穴（君穴、臣穴）的针刺深度略深于一般穴位的针刺深度，而辅助穴位（佐穴、使穴）的针刺深度浅于常用针刺深度。有时根据病情的不同会有变化。用穴的针刺深度，不仅在一个处方中要分别主穴与辅助穴的层次，而且还要依据患者的具体病情而有所变化。

二、腹针处方的加减变化

一个处方的组成，不论是古方还是今方，都有一定的原则和一定的适用范围，是辨证施治的具体运用。因此，在临床应用时处方不是一成不变的，应当随着患者的病情变化、体质强弱、年龄大小、病程长短、病位深浅，以及胖瘦调整，并考虑到治疗的补泻，适当地、灵活地加减运用。

（一）穴位的加减

处方常因穴位的加减而改变其功用和适用范围。例如，中脘和关元在腹针的处方中分为天地针，是补肾、补脾之方，适用于肾虚、脾虚而致的骨关节疾病和腹部冷痛、下利清谷、五更泄泻、水肿等脾肾阳虚者。假使在这个处方的基础上加下脘，就兼有理胃气的作用，如果把下脘的针刺深度变浅，则有改善脑供血的作用；假使肾虚较甚，在上方的基础上加气海，兼有增强补肾的作用；如果把气海和关元的针刺深度加深，则有治疗急性腰痛的作用。这是在主症未变的情况下，随着兼症的不同而加减变化的方法。

（二）穴位配伍的变化

处方的穴位配伍改变后，往往会直接影响到处方的主要作用。如以治疗落枕的处方为例，中脘、商曲（患侧）、滑肉门（患侧）是治疗落枕的基本处方，有滑利颈部肌肉、消炎止痛的作用。如果把患侧的商曲改为与健侧的商曲配伍，即是治疗肩周炎的基本处方，而有滑利肩关节、改善肩部供血的作用；与双侧的商曲配伍，即是颈、肩部疾病的处方，有滑利颈、肩部肌肉的作用。由此可见，处方的配伍、组成与功用、主治是密切相关的，主要穴位的配伍变化了，处方的作用和适应证也会改变。其次，腹针治疗疾病时基本处方是固定的，同样的疾病，随着临床症状的不同，所取穴位也需要加减变化。在临床上，腹针疗法对同一种疾病的不同症状进行了归纳，以解决患者的个体差异，笔者将这种穴位的加减称为“辨证条理化”。

笔记栏

（三）穴位刺激量的改变

在中药的处方中，药物的用量改变，会使其的治疗范围发生变化。在腹针的一个处方中，穴位的刺激量如有改变，它的作用也会随着变化。腹针穴位刺激量的变化表现在针刺的深浅、刺激的强弱和穴位的增加几个方面。例如中脘与关元，中脘的刺激量（针刺较深）大于关元，就以调理脾胃为主（也可以穴位深浅的刺激量不变，加下脘）；若关元刺激量（针刺较深）大于中脘，则以补肾、补脾为主（也可以穴位深浅的刺激量不变，加气海）。由此可见，穴位相同，而对穴位的刺激量改变时，其处方作用的主次也就相应转化，适用范围也就有所区别。

三、腹针处方的分类

腹针处方的分类，有以疾病分类，有以证候分类，有以病因分类，有以脏腑分类，有以治法分类等。其中，以疾病分类、以证候分类为临床常用。以证候分类的以天地针、引气归元等处方为代表，在腹针疗法中也把这类处方称为常用处方，把以疾病分类的处方称为疾病处方。

（一）常用处方的特点

常用处方是在临床上经常使用的处方，由于在临床上有时疾病是多因一果，有时疾病是一因多果，还有时是多因多果。因此，许多临床证候都与脏腑的功能密切相关。为了便于临床的使用，我们把在临床中经常使用的穴位组合称为常用处方。

这些处方的特点是：有的处方只有君穴和臣穴，而没有佐穴和使穴；有的处方只有佐穴，而没有主穴和辅穴，因此，在临床上很少单独使用，但治疗时又是疾病处方中不可缺少的要素。经过多年的临床实践，有些常用处方已经成为腹针的经典处方。

1. 经典处方——“天地针”　“天地针”是一组在腹针治疗中最常用、最经典的处方。由任脉中脘、关元两个穴位组成（图 7-3-1）。腹针理论以“神阙为中，中脘为天，关元为地”。“中脘”是胃之募穴，胃与脾相表里，有“水谷之海”之称；“关元”是小肠的募穴，别名“丹田”，有培肾固本、补气回阳之功，故两穴合用具有补脾肾之功能。

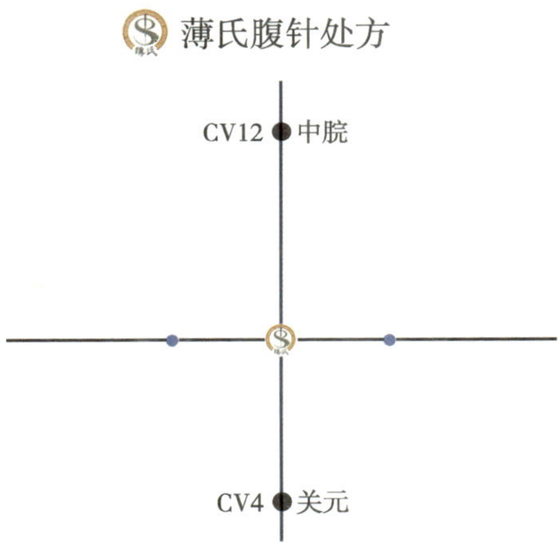

图 7-3-1　腹针经典处方——天地针

病例一：侯某，女，55 岁，1992 年 1 月 16 日初诊。

患者经 X 线检查确诊颈椎骨质增生 8 年，颈部酸困、疼痛、活动困难，右肩部肌肉酸胀，左臂麻木酸困直达无名指及小指。经腹针天地针、滑肉门（中脘、关元、双侧滑肉门），治疗 20 分钟后，颈部疼痛消失，活动灵活。

次日来诊时告知：今晨颈部活动已正常，肩及左臂症状减轻八成

笔记栏

以上，后继针前穴 2 次，共 3 次，症状消失。

病例二：张某，男，11 岁，1992 年 1 月 16 日初诊。

患儿出生时因用产钳助产时致颅内出血，出生后住院 52 天。11 年来，患儿双拇指内屈于掌心，不能屈伸，其余四指屈伸正常，但手无功能，生活不能自理，穿衣、吃饭均需靠家长照顾，右足行走时足尖不能离地，路面不平易摔跤。经腹针天地针、滑肉门（双），治疗 5 分钟后，双拇指可伸展，留针 30 分钟后，双手拇指已均能配合握笔，但活动不灵活，拿衣服、整包饼干等已自如。

后又针前穴 2 次后，患儿双拇指活动基本灵活，可拿小物件并自己进食，行走时右足亦较有力，嘱其进一步加强功能锻炼。

病例三：徐某，女，55 岁，1992 年 4 月 12 日初诊。

患者 5 年前经 X线检查确诊为颈椎骨质增生。颈部酸困、活动困难且疼痛，肩部肌肉酸胀，左臂麻木酸困直达无名指及小指，晚上经常因双手麻木、疼痛醒来，活动片刻后缓解。经腹针天地针、商曲、滑肉门、左上风湿点治疗 20 分钟后，颈部疼痛消失，活动灵活。次日来诊，诉晚上睡眠时疼痛程度减轻，今晨颈部活动已正常，肩及左臂症状减轻七成以上，继针前穴 6 次，共 7 次，患者症状消失。

分析：中医认为，肾主骨生髓，肾虚则骨不坚；脾主肌肉、四肢，脾虚则四肢与肌肉不得养。故补脾肾可使上证均得以改善，异病而同治。因此，与上述诸证相关的疾病均在天地针治疗的适应证之内。

2. 经典处方——“引气归元”

“引气归元”也是一组应用广泛的腹针经典处方，其中也包含

笔记栏

了“天地针”处方，但与之用法不同。由任脉中脘、下脘、气海、关元四个穴位组成（图 7-3-2）。方中中脘、下脘均属胃脘，此两穴有理中焦、调升降的作用，且手太阴肺经起于中焦，故兼有主肺气肃降的功能。气海为气之海，关元培肾固本，肾又主先天之元气，因此，四穴含有“以后天养先天”之意，故名“引气归元”。《难经》曰：“呼出心与肺，吸入肾与肝。”故此方有治心肺、调脾胃、补肝肾的功能。

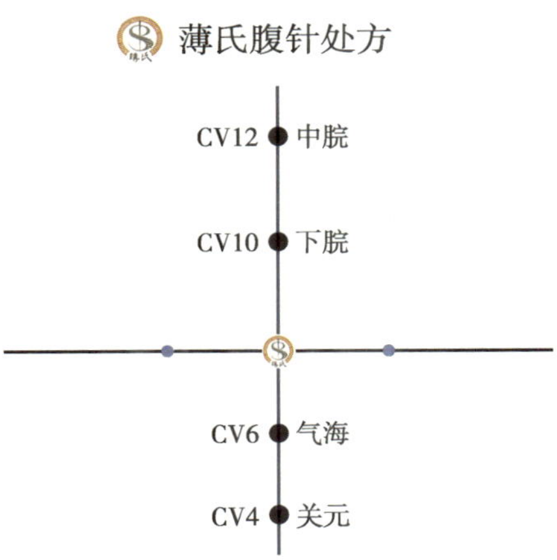

图 7-3-2　腹针经典处方——引气归元

病例一：杨某，男，64 岁，1990 年 8 月 12 日初诊。

患者 3 个月前患脑栓塞，一直住院治疗未收其功，由其子背来门诊治疗。右上肢肌力 1 级，右下肢肌力 2 级，且足内翻，靠搀扶可移步。经腹针引气归元、腹四关（中脘、下脘、气海、关元、双侧滑肉门、双侧外陵）留针 30 分钟后，右臂可提至与肩平，手部能微屈伸，已可倚杖而行。

次日来诊时告知：经腹针后，患者能自己走下楼梯，足内翻已好转,但腿仍无力。继续腹针处方同前,先后共治疗5次,上肢肌力达3级,手部功能基本恢复,下肢肌力达4级,可独自出去活动,生活可自理。

病例二:李某,女,55岁,1991年12月11日初诊。

患者有类风湿关节炎病史30年,近年加重。晨僵1小时左右缓解,双膝弯曲困难,不能下蹲,手指关节常肿胀、疼痛,腰僵直。经腹针引气归元、腹四关(中脘、下脘、气海、关元、双侧滑肉门、双侧外陵)治疗3次后,症状减轻。后双膝局部配阳陵泉、足三里、膝眼(双)又针3次,患者晨僵消失,手关节及膝关节疼痛悉除。下蹲、屈曲无痛感,腰部亦已灵活。

病例三:薛某,女,47岁,1992年1月14日初诊。

患者4年前因摔伤,致第1腰椎~第2腰椎压缩性骨折,引起下肢瘫痪。腰部及脐上如束带感,麻木、憋胀,双下肢酸麻、疼痛、沉重,不能行走,靠双拐移动全身重心拖地而行。经腹针引气归元、腹四关(中脘、下脘、气海、关元、双侧滑肉门、双侧外陵)留针30分钟后,各种症状均减轻五成以上。次日来诊时告知,双腿及腰部轻松许多,已可靠双拐交叉拖地迈步。后经腹针同前治疗并加灸,共治疗3次,腰、腿部症状消失,靠单拐已能抬腿走一小段路程。

分析:现代医学将脑血管意外分为出血性及缺血性两大类。治疗方法急性期不同,而病情稳定后大致相同。一般情况下,患者后遗症期方来求诊,针灸治疗脑血管意外大多已失先机,故当“缓则治其本”,以治疗气虚血瘀、肝肾不足入手,兼顾通腑,较易收功。对于类风湿关节炎的病态解析,近年虽有突破,但病因未明,现代医学在治

笔记栏

疗上存在困难。类风湿关节炎病变以关节损害为主，但本质上是一种全身性自身免疫病，宜从脏腑调整进行治疗。对椎源性疼痛及瘫痪，则可从“诸痿独取阳明”的角度去考虑。

3. 经典处方——腹四关

“腹四关”是一组应用广泛的腹针经典处方，具有腹针的处方特点，作为“佐穴”常与“天地针”或“引气归元”“调脾气”等处方协同使用。由左右双侧的滑肉门、外陵共四个穴位组成（图 7-3-3）。滑肉门位于神阙之上，治疗躯干上段及上肢的疾患，外陵位于神阙之下，治疗下腹及下肢的疾患。该四穴具有通调气血、疏理经气使之上输下达肢体末端的作用，是引脏腑之气向全身布散的妙穴，故称“腹四关”。临床用于治疗全身性疾病，与引气归元或天地针合用时，兼有通腑之妙。

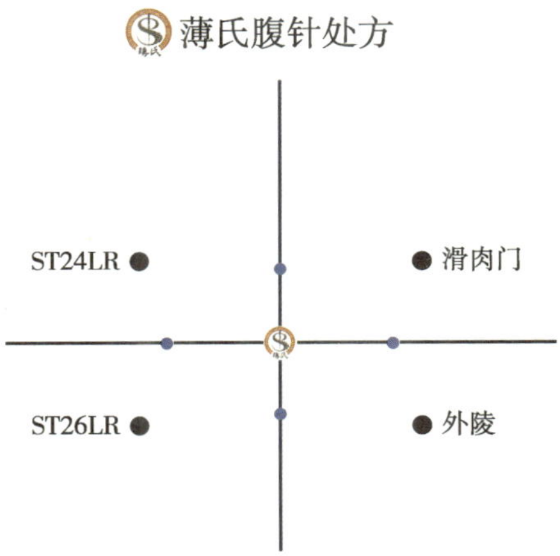

图 7-3-3　腹针经典处方——腹四关

病例：李某，男，30 岁，1992 年 1 月 11 日初诊。

患者双小腿后侧憋胀、酸困、疼痛、沉重，伴膝关节发僵 5 年。经

笔记栏

腹针天地针、腹四关，留针 30 分钟后，腿部症状全部消失，走路感觉轻松有力，后继针同前，并加压相应耳穴巩固疗效，共 2 次而愈。

4. 经典处方——调脾气

“调脾气”也是应用广泛的腹针经典处方，具有腹针的处方特点，作为“佐穴”常与“天地针”“引气归元”“腹四关”“风湿点”等处方协同使用，由左右两个腹大横穴组成（图 7-3-4）。腹大横是腹针新穴，笔者根据多年的经验，认为腹大横具有调整脾脏功能、祛湿、健脾、滑利关节的作用，故常与“腹四关”合用治疗腰部疾患和坐骨神经痛，与“风湿点”合用治疗全身关节炎或肩周炎等病症。

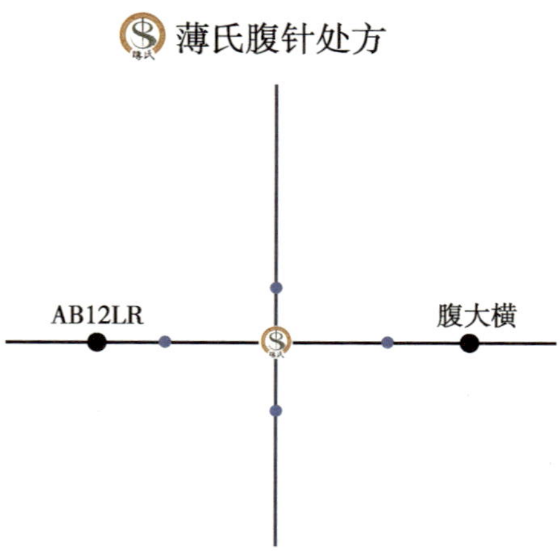

图 7-3-4　腹针经典处方——调脾气

病例：单某，男，50 岁，1992 年 1 月 15 日初诊。

患者腰部扭伤 8 个月，CT 检查示 L_3~L_4 椎骨质增生，L_4 椎间盘膨出，L_5 椎间盘突出。经住院推拿治疗 4 个月，症状有所缓解，但仍脊柱右侧弯，腰部活动困难，伴左腿坐骨神经痛。经腹针调脾气、腹

笔记栏

四关、天柱（左）引经气治疗 1 次后，8 个月来第 1 次能为家人做饭，治疗 2 次后，腰、腿症状全部消失，共治 3 次而愈。

5. 创新处方——风湿点

“风湿点”是笔者的独创处方，其中包含笔者的新发现的四组经验穴：上风湿点左右各一、下风湿点左右各一。上风湿点位于滑肉门穴的向外 5 分向上 5 分处；下风湿点位于外陵穴的向外 5 分向下 5 分处；左右上下各一穴，依据定位及功能命名（图 7-3-5）。“风湿点”有消肿、止痛的作用，与“调脾气”合用可祛风、滑利关节、消肿痛、化瘀血。治疗肩、肘疾病时可仅用上风湿点，治疗下肢疾病时，也可仅配下风湿点。

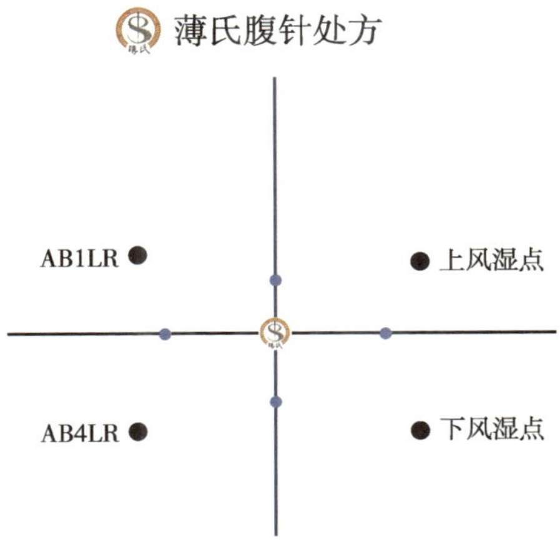

图 7-3-5　腹针创新处方——风湿点

病例：薛某，女，39 岁，1992 年 1 月 16 日初诊。

患者患风湿性关节炎 1 年，全身关节疼痛，遇冷、遇热时均加重，夜间睡觉不能脱衣服、袜子，全身关节发冷，略有不慎，即感疼痛。经腹针腹四关、风湿点、调脾气治疗后，患者即感觉全身发热，各关节处均有热感，觉得非常舒服。

次日患者复诊时告知：症状大大减轻，早上醒来时肩部已无冷风感，双脚也已不冷，全身关节轻松。继续腹针风湿点、调脾气，先后共7次而愈。

分析：上述三个病例，均属中医痹病范畴。其一为着痹，湿气偏胜，水湿留滞，故双腿酸困疼痛；其二为痛痹兼行痹，乃扭伤所致椎间盘脱出压迫脊神经根而致血气瘀凝，壅滞经络，故腰腿俱痛；其三为历节风，故周身关节疼痛。上述病症均当用腹四关、风湿点、调脾气等来治疗，而临证时又需随证灵活变化，才能取得较好的临床效果。

（二）疾病处方的特点

腹针疗法主张“先从诊断入手，再看辨证妥否，尔后操术勿躁，依情再做加减”。提倡在诊断明确的前提下进行辨证。

这里所指的诊断主要是西医的诊断，使我们的治疗具有更好的针对性。因此，腹针治疗疾病的处方有一病一方的特点。在上面治疗落枕和肩周炎的处方中可以明显地看出，任何一个穴位的改变都可能使处方治疗疾病的范围发生很大的变化。以肩周炎的处方为例，“肩周炎处方”是中脘（深刺）、健侧商曲（中刺）、患侧滑肉门（浅刺）。处方中不仅对穴位的针刺深度进行了规定，而且对针刺的顺序和手法也有严格的要求。在治疗前还要求对患者进行认真的诊断和鉴别诊断。如果肩部的疼痛是由于颈椎病、胆囊炎或心脏病引起的放射性疼痛则不是本处方治疗的范围，应当使用治疗原发病的处方。对于肩周炎的各种临床症状，则可以根据病情在此处方的基础上进行加减，使处方对于肩周炎的各种临床表现均有适应性，保证了疗效。但是需要注意的是，处方的加减是在不改变处方的基础上进行的，而且在治疗的过程中必须根据腹部的经络分布特点与全身的相关性进行选择。

腹针疗法处方的标准化体系是基于神阙调控系统和中医理论指导，结合疾病的规律和特点总结形成的，在临床应用中具有很好的治疗效果。所有“标准化体系”均强调可重复性与规范化，腹针疗法也不例外，必须通过严格的规范化操作来确保一致性。规范化操作贯穿腹针疗法全过程，涉及精确取穴和标准化手法操作，只有认真掌握每个环节，才能取得最优临床效果。同时，针灸作为一门深具科学内涵的学科，要求在中医理论的指导下，融合现代医学知识，通过长期知识积淀和临床实践，逐步提升专业水平。

笔记栏

第八章

常见病症的腹针治疗

中医以整体观念、辨证论治为两大基本特色。因此，临证时必须对患者的整体状况有较详细的了解。可能来诊的患者不仅患一种病，也可能患者对症状的描述仅是一些表象，故必须对患者的情况进行全面的了解与检查后，在明确诊断的前提下才能确定对患者数种疾病或一种疾病的数种症状的治疗顺序，选取辨证施治的方法。所以腹针提出了“先从诊断入手，再看辨证妥否，尔后操术勿躁，依情再做加减”的原则。强调辨证施治必须建立在诊断的基础上。而这里我们所讲的诊断，包含着两个方面的内容，首先是西医对疾病的诊断，其次是中医对该诊断的进一步证候分型，即先辨病，后辨证。

古人云：“一针，二灸，三服药。”说明针灸治病最快捷，应当作为首选的治疗方法。临床上，针灸的方法多种多样，针具的种类五花八门，而任何一种针灸方法都有其独到的地方，都可能对某些病种有独特的疗效；任何一种针法都有与之对应的适应证。因此，掌握多种疗法才能在临证时根据病情的不同需求或不同阶段选用最佳的治疗方法。笔者认为这样才是对待针灸的科学态度，只有这样才能使针灸学科进入健康发展的轨道。

腹针治疗慢性病是一种较理想的方法，除对适应证的筛选外，还有其他一些需要注意的问题。诊断明确之后，选择对证的处方很重要。而每种疾病的处方都是从临床应用中反复提炼出来的具有共性特点的穴位组合，只要对证，从理论上讲应当有效，但是必须根据患者的具体症状进行合理的辨证才能取得较佳的效果。正确的处方确定之后，能否对穴位进行准确的定位，是影响疗效的又一因素，穴位的相对特异性与穴位的位置相关。例如，足三里可以影响胃的蠕动，足三里的位置是一个已知的定位点而不是一个任意点，如果不能按标准的取穴方法去取穴或取的穴位与定位相差甚远，那么很难讲是否对胃的蠕动有影响。笔者在 50 多年的研究中发现，腹穴的定位必须准确，往往“差之毫厘，谬以千里”，因此，取穴时必须反复地度量。

“疾病有浮沉，针刺有浅深”，是腹针对针刺手法的基本要求。随着病程的变化，病位深浅会不断发生转变，因此，针刺深浅需灵活应用，但仍须遵循不刺入腹腔的安全要则。同时，“病有寒、热、虚、实，治有温、凉、补、泻”是针刺手法中腹针对补泻的要求，必须根据辨证的结果进行相应的补泻，才能使病症得到对应的治疗，取得较好的临床效果。

经脉的运行是有序的，对经气的调节也应顺其气而行。因此，取穴的先后在针刺时必须首先确定，心中有数，方可调气井然。若能因势利导，即使疾病积久，亦有望回春，如不效，便当反复忖度，酌情加减。故提出了“用针之道，立法为先，操术次之，尔后机变”的腹针大法。

腹针疗法虽然是一种新的疗法，但需要有扎实的传统针灸理论功底和丰富的临床实践经验，才能把这种高知识密度、高思辨水平、有丰富科学内涵的疗法，通过精准的手法操作技巧实施，在治疗各种疑难病和慢性病的过程中，收到令人满意的疗效。因此，必须循序渐进地学习针灸的各种理论，并逐渐地掌握腹针的基本技法，在临床实

笔记栏

践中认真地体悟，把握好每个环节，不断地积累，才能使自己的水平逐渐提高，达到较高的境界。

本章对临床常见病症进行了较详细的介绍，并用部分典型案例来阐释腹针疗法的辨证方法与思路，同时配以穴位处方图，便于读者学习。虽然这种方法经过了50多年临床的反复锤炼，但毕竟是一种新的方法与思路，仍然存在许多不足之处，需要大家不断地去补充、完善与发展。笔者认为，腹针的前景是光明的，但腹针的发展必须建立在中医理论的前提下，以整体观念为指导，以辨证施治为核心，充分反映出“急则治其标，缓则治其本”“标本兼顾”“治病必求于本”这些中医辨证特色在疾病不同阶段的合理应用，才能使腹针疗法在保持中医学基本特色的原则下得到发展。

第一节　上肢常见病

一、落枕

落枕（stiff neck），又称“失枕”，是多见于成年人的急性单纯性颈项强痛、活动受限的一种病症，又称颈部伤筋。轻者数日可自愈，严重者可延至数周不愈，影响工作、学习和生活。

【病因病机】

本病多因睡眠姿势不当，枕头高低不适，使颈部骨节筋肉遭受长时间的过分牵拉而发生痉挛所致。亦有因颈部扭伤，或感受风寒，以致局部经脉气血阻滞而成颈项强痛者。

笔记栏

【腹针治疗】

基本处方：中脘、商曲（患）、滑肉门（患）（如图 8-1-1 示）。

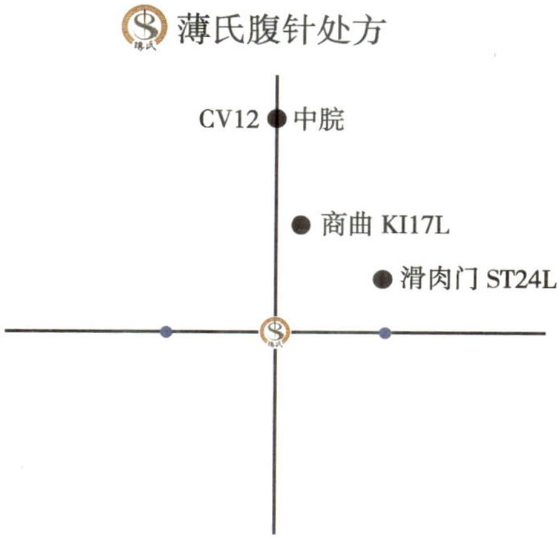

图 8-1-1 腹针“落枕方”

分析：落枕是指一侧项背部肌肉酸痛，活动受限而言，有时亦见双侧。多因睡眠时风寒袭入经络，或因睡眠时体位不适，致使气血不和，筋脉拘急而致病，亦有因颈部扭伤而成此疾。现代医学中的劳损性颈椎关节病、项肌风湿痛等疾病与本病相类似，故上述疾病用此方略做加减均可获效。腹针中，“中脘”疗头部诸疾；“商曲”位于腹全息图的颈部支出处，与颈部相应，治疗头颈部的疾病，商曲还是足少阴肾经的经穴，肾与膀胱相表里，足太阳膀胱经又循颈项而至背，故取商曲而治颈项。在临床中我们发现，有时针刺商曲能使患者出现一种热感，最远可直达颊面，而且取患侧的商曲，临床疗效好于健侧，故多取患侧的商曲而配患侧的滑肉门。滑肉门是“腹四关”四穴中的两穴，居神阙之上，为治疗颈、肩、肘、腕等诸关节疾病的要穴，有滑利关节、肌肉、筋、脉的作用。落枕属伤及筋脉的疾病，故当刺人部以调其气血。

笔记栏

辨证加减：

1. 颈项双侧疼痛　中脘、商曲（双）、滑肉门（双）（如图 8-1-2 示）。

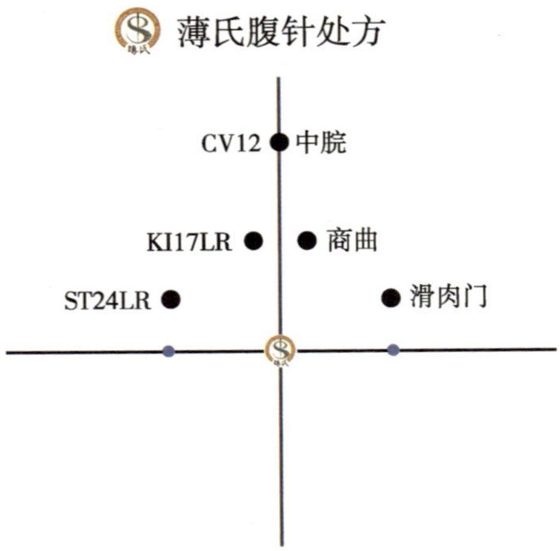

图 8-1-2　腹针治疗落枕（颈项双侧疼痛）处方

2. 颈项后正中疼痛　中脘、下脘、商曲（双）、滑肉门（双）（如图 8-1-3 示）。

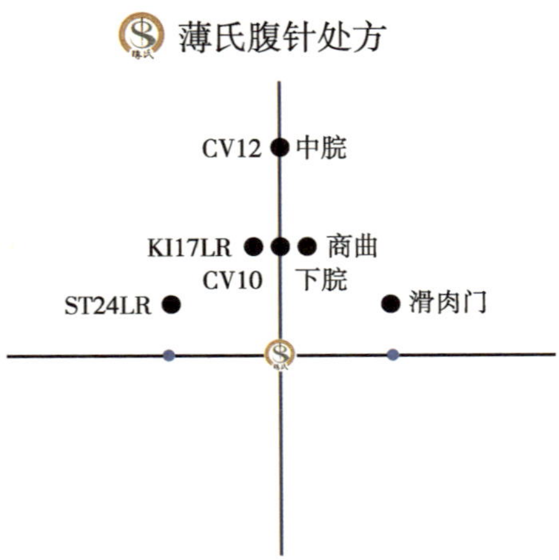

图 8-1-3　腹针治疗落枕（颈项后正中疼痛）处方

【验案一】

刘某,男,31岁,司机,1990年4月23日就诊。

患者自述于2天前落枕,昨日加重,夜间疼痛不能睡眠,翻身时需要用手轻轻托起头部,颈项部强直向右倾斜,不能左右转侧,左肩部酸困、疼痛并牵累左臂酸困无力,故来诊。

治疗:取穴中脘、商曲(左)、滑肉门(左),进针约寸许后,颈部强直的肌肉顿觉放松,左肩酸困消失,左臂上举、外展活动自如,约20分钟后起针而愈。

【验案二】

郭某,女,54岁,医生,1991年2月17日就诊。

患者自述落枕3天,加重1天,双肩部酸困,颈项强直,前后屈伸及左右转动均疼痛异常,双臂痛不能上举,半屈坐位苦熬一夜,由家人搀扶来诊。

治疗:取穴中脘、商曲(双)、滑肉门(双)(图8-1-2),进针0.5寸后,颈部疼痛缓解,双肩部酸困消失,双臂活动亦能抬高至头,唯头部前后屈伸时尚有微痛,留针30分钟后起针。次日家属来告知,今日晨起时诸症俱除而康复。

二、肩痹

肩痹,又称肩凝症、漏肩风,因患者年龄多在50岁左右,故又称"五十肩"。本病常见于西医学所指的肩周炎。是指因体虚、劳损,风寒侵袭肩部,使经气不利,以肩部长期固定疼痛、活动受限为主要表现的肢体痹病类疾病。本病以单侧或双侧肩关节酸重疼痛、肩关节活动受限为主症。

笔记栏

【病因病机】

本病多因营卫虚弱，筋骨衰颓，复因局部感受风寒或劳累闪挫，或习惯性偏侧而卧，筋脉受到长期压迫，致气血阻滞而成肩痛。

【腹针治疗】

基本处方：中脘、商曲（健）、滑肉门三角刺（患）（如图 8-1-4 示）。

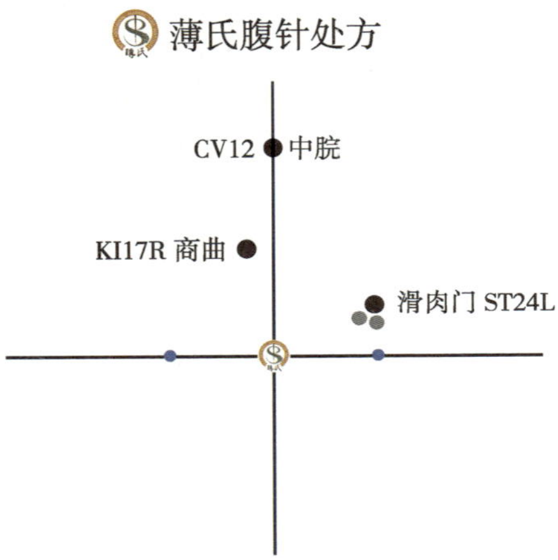

图 8-1-4 腹针“肩凝方”

分析：肩部软组织疾病，起病原因复杂，临床表现主要以肩痛和伴有不同程度的功能障碍为特征。常见的肩部软组织疾病有肩关节周围炎、冈上肌腱炎和肩峰下滑囊炎、肱二头肌长头腱鞘炎等。中医统属“痹病”范畴，一般称为“漏肩风”或“肩凝症”。认为多因风寒湿邪乘人劳倦、睡眠、外伤时侵入肩部，致使经络阻滞、气血不畅，经筋作用失常而发生本病。腹针治疗以肩痛为主症的各种肩部软组织疾病时，处方大致相同，只是在治疗肩痛处方的基础上加用“滑肉门三角”，即以滑肉门为顶点，顺神阙与滑肉门的放射线方向，距滑肉门 2 分处取两穴，使与滑肉门形成一个小的正三角，如肩部的疼痛弥散、范围较大时，间距可相应增宽，肩部发冷时神阙加灸，但肩痛配患侧商曲。本处方对于一般肩痛疗效极佳，如果病程太久，随着病情的发展，病变组织由炎症产生粘连后，需配合使用锋钩针或小针刀剥离粘连组织才能取得较好的临床效果。

辨证加减：

1. 肩部疼痛的范围较大时，以滑肉门为顶点的三角距离略长。

2. 肩部疼痛的范围较局限时，以滑肉门为顶点的三角取穴距离缩短。

【验案一】

刘某，男，54岁，干部，1989年4月11日就诊。

患者自述右肩部弥散性疼痛半年，初起时仅上举、外展时疼痛，活动后减轻。近半月来逐渐加重，经常夜间痛醒，有时累及右颈部不适，经X线检查除外颈椎骨质增生，故来诊。诊断：肩关节周围炎。

治疗：取穴中脘、商曲（左）、滑肉门三角（右）（如图8-1-4示），留针30分钟，刺人部。起针后，右肩关节活动已自如，肩部疼痛消失，颈部活动灵活无不适，后又针1次巩固疗效而愈。

【验案二】

侯某，男，45岁，职员，1990年7月13日就诊。

患者自述3个月前晨练时打羽毛球闪伤右肩，随后肩关节疼痛时重时轻，外展上举到60°时感到疼痛，近1个月余疼痛加剧，并产生功能障碍，上举困难，故来诊。诊断：冈上肌腱炎。

治疗：取穴中脘、商曲（左）、滑肉门三角（右）（如图8-1-4示）留针30分钟，刺人部。起针后，上举、外展均能达到正常的角度，但疼痛程度依旧。次日针刺后，疼痛程度大减。先后共针刺4次痊愈。

笔记栏

三、网球肘

网球肘(tennis elbow)又称“肘劳”是肘部常见的伤病,即肱骨外上髁炎,肱骨外上髁的伸肌总腱和旋后肌附着处病变,如肌腱炎、滑囊炎、筋膜炎、肱桡关节滑膜炎等。因本病多见于网球、羽毛球运动员,故名“网球肘”。本病多见于因经常握持重物,重复作前臂的旋转动作的青中年,在家庭妇女中也较常见。

【病因病机】

本病主要由于长期反复和剧烈的伸指、伸腕、旋转前臂和肘关节活动,导致肘部相关肌肉及肌腱过度劳损,引起慢性损伤。迁延日久或感受风寒,或者劳累闪挫,以致劳伤气血,筋脉不和或气血运行不畅所致。

【腹针治疗】

基本处方:中脘、商曲(健)、滑肉门(患)、上风湿点(患)(如图 8-1-5 示)。

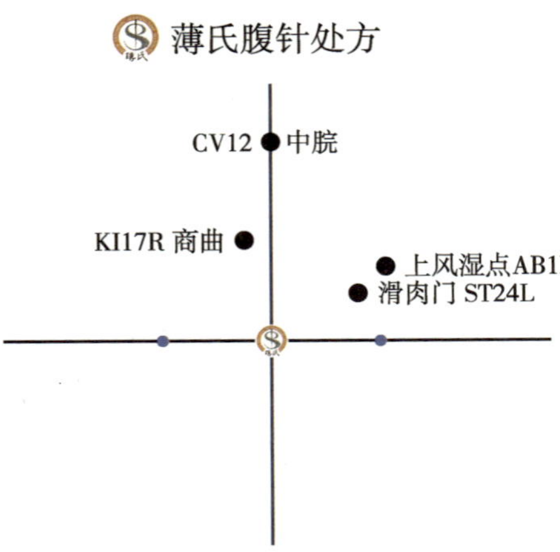

图 8-1-5　腹针“网球肘方”

分析：肘部的疾病，临床以肱骨外上髁炎较为常见。肱骨外上髁炎又名肱桡滑囊炎，俗称“网球肘”。是一种肱骨外上髁、桡骨头、肱关节滑囊处无菌性炎症性疾病，多因前臂旋转用力不当，致使前臂伸腕肌的起点处扭伤引发。

腹针治疗肘部、腕部、手部疾病时，处方比较近似，均是取中脘、健侧商曲和患侧的滑肉门、上风湿点。只是在局部配引经穴时有所不同。

本文介绍腹针治疗上述疾病方法的目的，只是在于为大家介绍一下腹针治疗肢体病的基本规律，以利在治疗疑难病时有理变通，并为大家临床治疗时增加一种新的方法与手段。同时，应当说明的是，引起肘痛、手麻的原因较多，如颈椎综合征、前斜角肌综合征、腋部的肿瘤等，只有诊断清疾病的部位与性质才能因病施治，取得较好的临床效果。

辨证加减：肘部疼痛较剧：中脘、商曲（健）、滑肉门（患）、上风湿点（患）、上风湿点三角刺（患）（如图 8-1-6 示）。

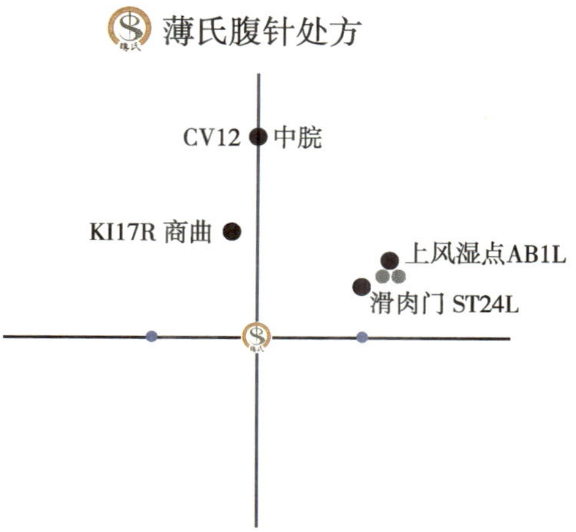

图 8-1-6 腹针治疗肘部疼痛处方

【验案】

魏某,男,44岁,工人,1990年4月21日就诊。

患者自述2天前用铁锤击物时因用力过猛滑脱闪伤左肘,随后肘关节肿起、疼痛,手掌不能用力,屈曲时肘关节胀痛,前臂旋转时肘关节外侧疼痛加剧。检查:左肘关节外侧、肱骨外上髁处压痛(++)。诊断:肱骨外上髁炎。

治疗:取穴中脘、商曲(右)、滑肉门(左)、上风湿点(左),留针10分钟后,患者感觉左肘部肿痛减轻,屈曲、旋转前臂时肘关节疼痛已基本消失,原压痛点处的疼痛程度减轻。留针30分钟起针。次日来诊时左肘关节红肿消退,活动自如,手部用力时尚感轻微疼痛,又针2次而愈。

四、腕管综合征

腕管综合征是由于正中神经在腕管中受压而引起的以手指麻痛乏力为主的症候群,是临床上最常见的周围神经卡压性疾病。在中医学中归属于"筋痹"。中医认为该病大多由于长期、重复的劳损和风寒等原因导致瘀血内停,筋脉损伤,久之则经络不通、气血不畅。所谓"不荣则麻""不通则痛"。患者出现手部疼痛沉重,肌肤麻木不仁,手部笨重、活动不便。严重者可见大鱼际肌萎缩。本病好发于中年人,以女性多见,常单侧发病。

【病因病机】

腕管中有正中神经、拇长屈肌腱和4个手指的指深屈肌腱、指浅屈肌腱。正中神经居于浅层,处于肌腱与腕横韧带之间。腕部的创伤,如桡骨远端骨折、腕骨骨折脱位、腕部扭挫伤、腕部慢性损伤,或腕管内有腱鞘囊肿、脂肪瘤等原因，致腕管容积减少。由于腕管内腔缩小，指屈肌腱和正中神经与腕横韧带来回摩擦，而引起肌腱、肌腱周围组织及滑膜水肿、肿胀、增厚，使管腔内压力增高，压迫正中神经，发生腕管综合征。多因长期劳损、局部感受风寒，或劳累闪挫、劳伤气血、筋脉不和、气血运行不畅所致。

【腹针治疗】

基本处方：中脘、商曲（健）、滑肉门（患）、上风湿点（患）、上风湿外点（患）（如图 8-1-7 示）。

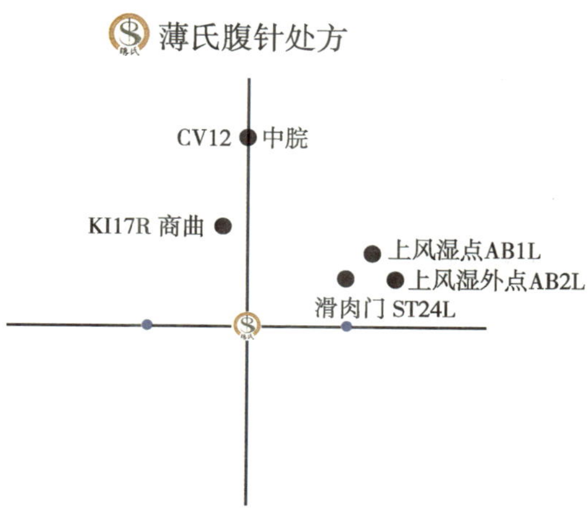

图 8-1-7 腹针“腕管综合征方”

分析：腕部、手部的疾病，临床多见狭窄性腱鞘炎和屈指肌腱鞘发炎、肿胀、增厚，压迫腕管内的正中神经，引起手指麻木、刺痛等症状。常见的狭窄性腱鞘炎有桡骨茎突部腱鞘炎和屈指肌腱鞘炎。上述腱鞘炎是由外伤或劳损后腱鞘发生纤维性病变，使肌腱在腱鞘内活动受碍，而引起的腕部疼痛或手指患肢局部疼痛、活动受限。

腹针治疗肘部、腕部、手部疾病时，处方比较近似，均是取中脘、健侧商曲和患侧的滑肉门、上风湿点。只是在局部配引经穴时有所不同。腹针中，治疗膝以上的疾病时一般均不配引经穴或局部取穴；治疗手、腕、趾、踝部的局部疾病时，因这些部位远离脏腑，恐脏腑之气达四末已无力，故多在局部配穴以引脏腑之气直达病所。松山纪行曾应用中脘、列缺治疗拇指疼痛，笔者使用本法也取得了很好的临床效果。因此，也可以采用腹部单取中脘，加局部配穴的方法来治疗手部、腕部的疾病。

一般情况下，手部、腕部的疾病局部施治，舒筋活络便可以收到很好的效果，如腱鞘囊肿，用较粗的针（20~24 号），从囊肿最高点刺入，刺破肿块，从针孔处挤出胶状黏液后加压包扎，或直接用力推破囊肿后加压包扎，均可很快治愈。又如屈指肌腱鞘炎，在掌指关节掌侧找到局限性压痛点后局部麻醉，用 26号针刺入后，顺肌腱的方向反复划拨，使肌腱外的腱鞘增宽，便会收到较好的效果。

辨证加减：

1. 腕部关节正中疼痛　中脘、滑肉门（患）、上风湿点（患）、商曲（健）、上风湿外点（患）、外关（患）。

2. 腕部拇指侧疼痛　中脘、滑肉门（患）、上风湿点（患）、商曲（健）、上风湿外点（患）、列缺（患）。

【验案一】

张某，男，38 岁，1991 年 5 月 6 日就诊。

患者自述 1 日前下坡时脚底因踩果皮突然滑倒，右手撑地时引起腕关节挫伤。午后，腕关节处肿起，疼痛剧烈，由外科转来就诊。检查：右腕关节红肿；双腕关节围径对比：右腕比左腕围径约长 2.5cm，关节上下活动疼痛（++），腕关节正中处有明显的压痛点，经

X 线检查排除骨折。诊断：右腕关节挫伤。

治疗：取穴中脘、商曲（左）、滑肉门（右）、上风湿点（右）、外关（右），留针 30 分钟起针后，手掌托床时腕部已稍能用力，右腕向内屈曲时较前灵活许多，后又针 1 次痊愈。

【验案二】

杨某，女，54 岁，1990 年 12 月 4 日就诊。

患者自述右腕关节疼痛 10 余年，初发病时因长时间织毛衣后引起腕关节及拇指酸困疼痛，经休息及热敷后自愈。其后每遇劳累即发。近半月来疼痛加重，端一杯水均感疼痛甚剧，故来诊。检查：右腕关节部略显红肿，腕关节上下屈伸疼痛（-），握拳牵伸试验（++），桡骨茎突部压痛（++），拇指活动时有摩擦感。诊断：桡骨茎突部狭窄性腱鞘炎。

治疗：取穴中院、商曲（左）、滑肉门（右）、上风湿点（右）、列缺（右），留针 30 分钟起针后，腕关节旋转自如，用右手端起一个木质小方凳时虽感疼痛但能忍受，后又针 3 次痊愈。

五、颈椎病

颈椎病（cervical spondylosis）是一种退行性骨质病变，又称颈椎骨质增生或颈椎综合征。相关中医疾病有痹证、眩晕、项强、项肩痛、项筋急等。是因颈椎间盘退行性改变，导致颈部软组织和椎体动、静力平衡失调，产生椎间盘突出（或膨出）、韧带钙化、骨质增生，从而刺激或压迫颈部神经根、脊髓、血管而出现一系列症状和体征，是慢性颈痛的常见原因。本病临床表现为颈项部疼痛、颈项强直、活动受限、上肢麻木放射痛、手指麻木或伴头晕头痛、耳鸣眼花、眩晕、

笔记栏

失眠、记忆力下降，严重时发生猝倒等。X线检查显示有骨质增生或生理弯曲度改变，椎间隙狭窄，椎间孔变小、变窄等。临床可分为颈型颈椎病、神经根型颈椎病、椎动脉型颈椎病、交感神经型颈椎病、脊髓型颈椎病、食管受压型颈椎病、混合型颈椎病。其中以神经根型颈椎病、椎动脉型颈椎病和混合型颈椎病为多见。

【病因病机】

1. 神经根型　风、寒、湿三气杂至，滞留经络，气滞血瘀而致颈项强直、疼痛、活动受限，积久累及上肢，致上肢麻木、手部肌肉萎缩。

2. 椎动脉型　感受风、寒、湿三气，滞阻经络，致颈项疼痛、活动不利，清阳不能上升而伴头晕、头痛、耳鸣眼花、眩晕、失眠、记忆力下降等。

【腹针治疗】

基本处方：

天地针、商曲（双）、滑肉门（双）（如图8-1-8示）。

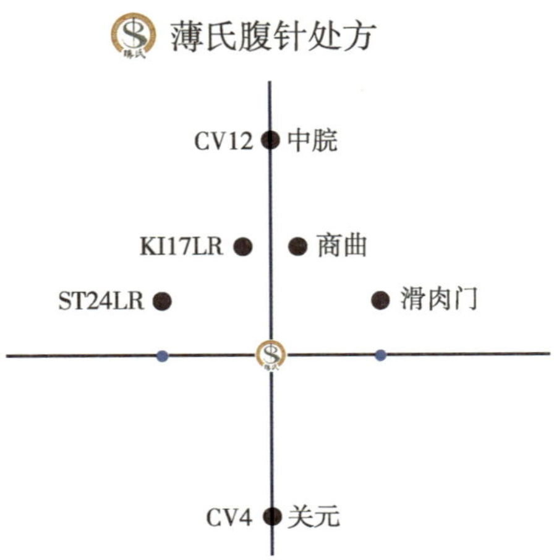

图8-1-8　腹针“颈椎病方”

分析：颈椎病是一种退行性病变，随着人们生活方式的改变，长期从事坐姿工作，或低头时间成倍延长，均易使颈肌劳损，颈椎间盘突出，椎管压迫神经，椎体后缘骨质增生，颈椎小关节退行性变伴骨质增生，黄韧带肥厚或钙化，甚至椎板增厚、椎管狭窄，压迫脊髓神经，引起椎基底动脉供血不足或痉挛、栓塞，交感神经兴奋等。临床上除引起颈肩部的症状外，尚引起头部及上肢的供血不足，从而继发一系列症状。

中医认为颈椎病属于"骨痹"的范畴。多因脾肾两虚、气血不足、营卫不固、风寒湿邪乘虚而入所致，是一种积久而成的疾病，故临床辨证当治病必求于本。脾主运化、主四肢、主肌肉，为后天之源；肾主骨、生髓、主纳气，为先天之本。人到中年、老年肾气渐衰而脾亦不健，故后天不足以补先天而致两脏俱虚，肾虚则骨不坚以致形成骨质疏松及骨质增生，脾虚则肌不健，而致肌腱、肌肉支撑无力，渐成疾患，故颈椎病与脾肾的功能失常相关。因此，腹针取离、坎廓的天地针，使脾肾两脏得到调整，恢复机体的稳态；取商曲以改善颈部的血液循环并补肾；取滑肉门滑利双肩关节，促进肩部血液循环；并配以相应的上风湿点、上风湿外点，使末梢神经的营养得到改善。因此，腹针从治本入手治疗颈椎病，较易取得较佳的临床效果，与传统的针刺法相比，无论是治疗的周期还是疗效，均有明显的优势。

颈椎病的中医辨证，神经根型当属颈肩痛范畴，椎动脉型当属眩晕症范畴，因颈椎病系多发病、常见病，故分而列之，望临证时详审以细辨，方可收到较佳的临床效果。

辨证加减：

1. 神经根型颈椎病　天地针、商曲（双）、滑肉门（双）、石关（双）（如图 8-1-9 示）。取石关时依颈项部疼痛的部位而变动，如痛在两侧项肌的外侧，取穴离腹白线稍远，如在两侧项肌的内侧，则取穴离腹白线略近。

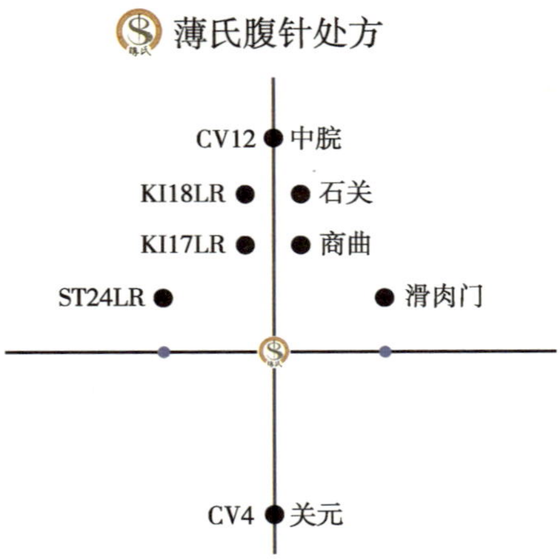

图 8-1-9　腹针治疗神经根型颈椎病处方

2. 以上肢麻木、疼痛为主　天地针、商曲（双）、滑肉门（双）、滑肉门（患）三角刺（如图 8-1-10 示）。加减方法参照肩痛、肘痛。

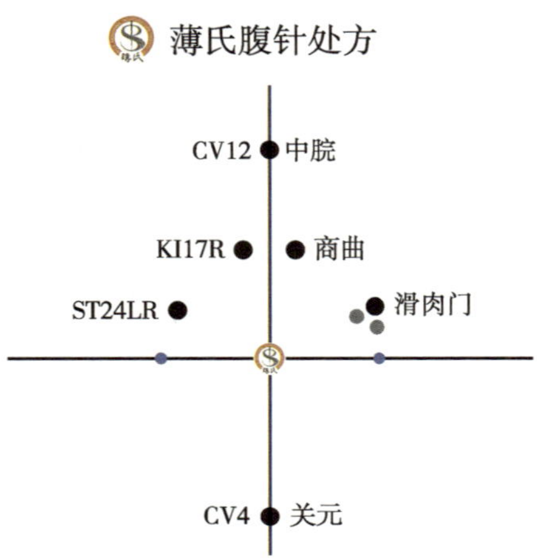

图 8-1-10　腹针治疗上肢麻木、疼痛为主的颈椎病处方

笔记栏

3. 椎动脉型颈椎病　天地针、商曲（双）、滑肉门（双）、下脘上（如图 8-1-11 示）。取穴时依据骨质增生的部位高低不同而上下移动，如 C_7 骨质增生取下脘穴，C_4~C_5 骨质增生取下脘上 5 分，以此类推。

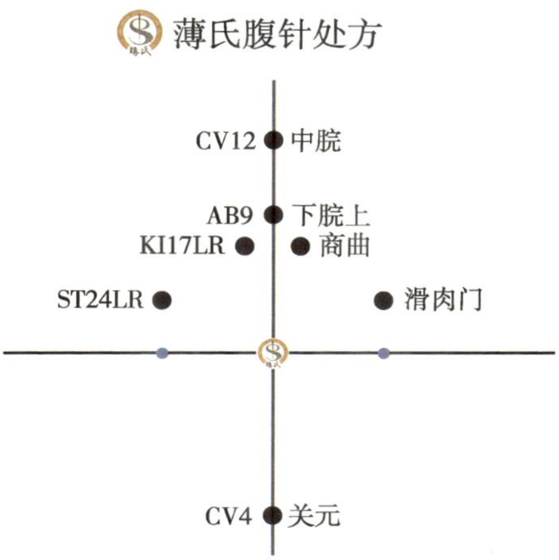

图 8-1-11　腹针治疗椎动脉型颈椎病处方

4. 伴头痛、头晕、记忆力下降　天地针、商曲（双）、滑肉门（双）、气穴（双）（如图 8-1-12 示）。

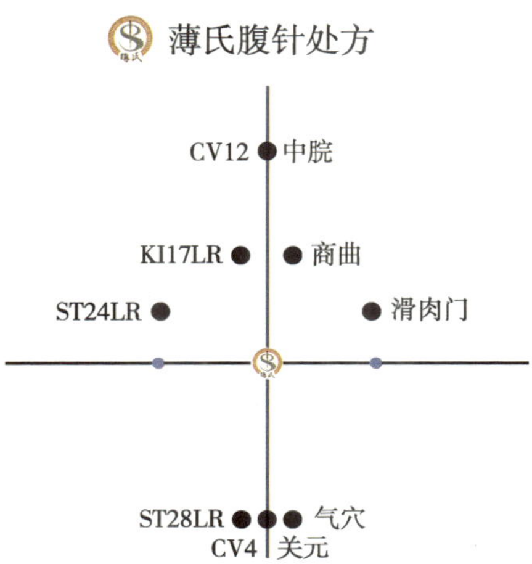

图 8-1-12　腹针治疗伴头痛、头晕、记忆力下降的颈椎病处方

笔记栏

5. 伴耳鸣、眼花 天地针、商曲(双)、滑肉门(双)、气旁(双)(如图 8-1-13 示)。

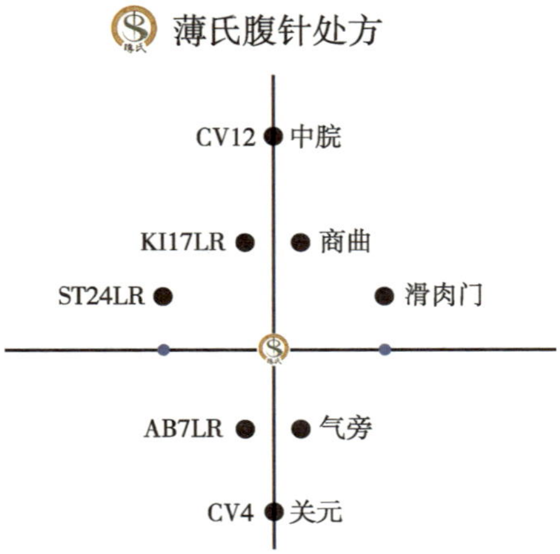

图 8-1-13 腹针治疗伴耳鸣、眼花的颈椎病处方

【验案一】

徐某,女,54 岁,1991 年 5 月 21 日就诊。

患者自述患颈椎骨质增生 5 年,初起右手间断性疼痛、麻木,近 2 年来双手均常有麻木、憋胀、疼痛感,尤以夜间和晨起较重,常常影响睡眠,活动片刻后缓解,近期累及两侧颈肌,致颈部僵直、酸痛、活动不灵活。颈椎 X 线检查:C_4~C_6 骨质增生,生理曲度改变。诊断:颈椎骨质增生(神经根型)。

治疗:取穴天地针、石关(双)、商曲(双)、滑肉门(双)、气穴(双)(如图 8-1-14 示)。加神阙灸 20 分钟后,感觉颈部活动灵活,酸痛感消失。治疗 3 次后双手疼痛、憋胀、麻木减轻大半,后又针 3 次诸症消除。2 年后随访,无复发。

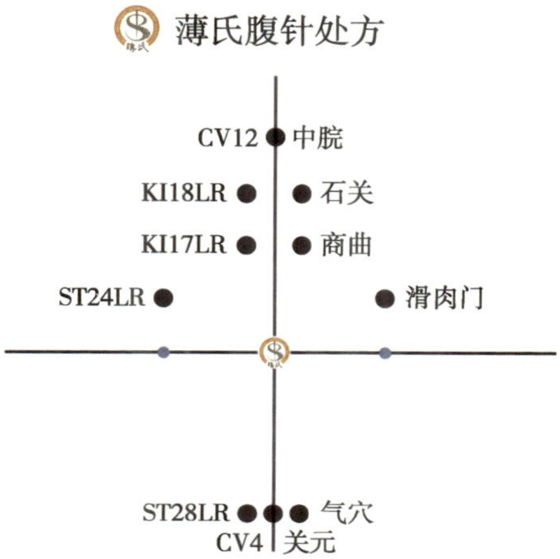

图 8-1-14　腹针治疗颈椎病验案处方

【验案二】

程某,女,56 岁,1994 年 7 月 12 日就诊。

患者自述颈椎骨质增生 8 年,初时感颈项疼痛、活动不利,继发不定期眩晕,近年症状逐渐加重,每日均感头部闷胀、沉重,不能仰视,向上看即感眩晕,两项肌僵直、疼痛、活动不灵活,近期记忆力下降,亦偶感耳鸣。X 线检查:C_4~C_7 骨质增生,椎间孔变窄。诊断:颈椎骨质增生(椎动脉型)。

治疗:取穴天地针、商曲(双)、滑肉门(双)、下脘上、气穴(双)、气旁(双)(如图 8-1-15 示)。加神阙灸,每次 20 分钟。治疗 3 次后,两项肌僵硬松解,活动灵活,已无痛感,但仍不能仰视,仍感头部闷胀。继针上穴 2 次后头部诸症悉除,又继针 2 次巩固疗效。

笔记栏

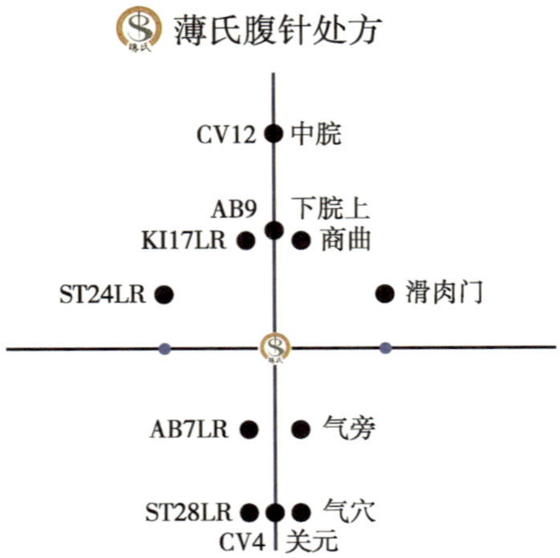

图 8-1-15　腹针治疗颈椎病验案处方

【验案三】

宋某，男，46 岁，1992 年 4 月 12 日就诊。

患者自述颈部活动疼痛连及头部，左肩酸困疼痛、左手麻木，经 X 线检查确诊为颈椎骨质增生 3 年。近年曾接受中药电离子透入、中医、针灸、按摩、封闭、气功等多种疗法，效均不佳，故来诊。检查：C_5、C_6 椎旁压痛（+），左臂上举手指与头平，后伸及腰，颈部僵直，活动受限，仅能小角度左右转动。X 线片示；C_4~C_6 椎体后缘轻度增生，生理曲度反凸变直，线韧带轻度钙化。诊断；颈椎骨质增生（神经根型）。

治疗：取穴天地针、商曲（双）、滑肉门（双）、滑肉门三角（左）（如图 8-1-16 示）。得气后留针，其间感觉左肩部开始发热，渐向肘部及手部延伸，随即感觉颈部肌肉紧张度减轻，前屈及左右旋转较前灵活，肩部酸痛消失，活动基本正常，手指的麻木感亦减轻许多。隔日再针同前，症状亦明显好转，先后共治疗 4 次痊愈。半年后因落枕又引发前症，遵上法，又针 2 次而愈。

笔记栏

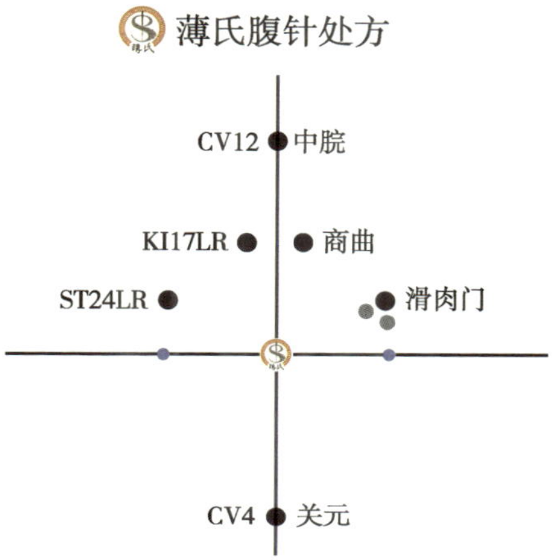

图 8-1-16　腹针治疗颈椎病验案处方

【验案四】

徐某，女，53 岁，1992 年 4 月 6 日初诊。

自述背困、颈部活动疼痛 5 年，曾经 X 线检查确诊为颈椎骨质增生，近 3 年引发双手麻木，夜间常因手部麻木憋胀影响睡眠。常感头部沉重、发闷不清，有时尚耳鸣。检查：颈部活动左右旋转尚可，前屈、后仰疼痛（+），C_4~C_5 椎旁压痛（+），双臂上举疼痛（+）。X 线片提示：C_4~C_6 椎体前缘有轻度骨质增生，后缘上、下缘呈轻度的唇状突起，韧带呈钙化征象。诊断：颈椎骨质增生（椎动脉神经根综合型）。

治疗：取穴天地针、下脘上、商曲（双）、上风湿点（双）、气穴（双）（如图 8-1-17 示）。留针期间感觉颈部前后伸屈疼痛缓解，双手麻木亦减轻。当晚睡觉时未因手部麻木而惊醒，唯晨起时手指尚有轻微麻胀的感觉，背困、双肩酸困疼痛亦缓解大半，头部感觉清爽，后又针 5 次，诸症悉除，共治疗 6 次而愈。

笔记栏

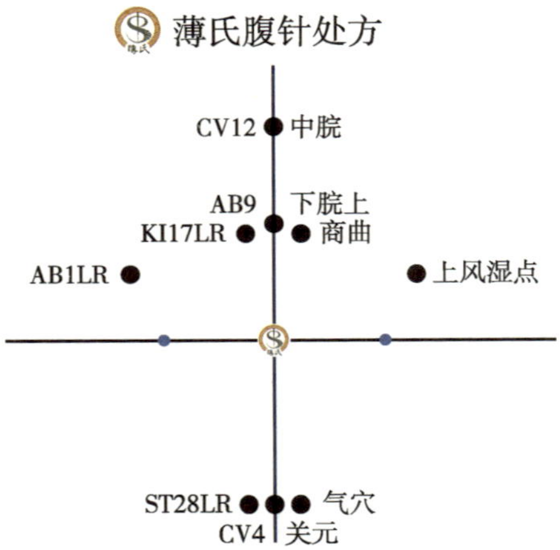

图 8-1-17 腹针治疗颈椎病验案处方

六、腹针治疗颈椎病相关研究

颈椎病是现代的常见病、多发病。随着人们生活方式的改变，颈椎病的发病率越来越高，而且有年轻化的趋势。腹针治疗颈椎病由于安全、无痛受到患者的普遍欢迎。在腹针早期推广以来便有多篇文章进行了报道，现综述如下。

（一）原兰州军区乌鲁木齐总医院腹针脑病康复中心郭万刚、刘登娥、邹西兰等在《上海针灸杂志》1997 年第 1 期发表《腹针治疗颈椎病 50 例》的文章，进行临床对照观察。

1. 临床资料

选取 98 例颈椎病患者，进行分组。所有病例均经 X 线检查，提示有骨质增生、生理曲度改变、颈韧带钙化、颈椎间隙改变、单双侧钩突变尖等，并结合临床诊断确诊。腹针组共 50 例。其中年龄 35~50 岁 33 例，50 岁以上 17 例；病程 1~6 个月 20 例，6~12 个月 18 例，1 年以上 12 例；神经根型 18 例，椎动脉型 8 例，交感神经型 7 例，混

笔记栏

合型 17 例。

对照组共 48 例。其中年龄 35~50 岁 31 例，50 岁以上 17 例；病程 1~6 个月 20 例，6~12 个月 18 例，1 年以上 10 例；其中神经根型 17 例，椎动脉型 10 例，交感神经型 5 例，混合型 16 例。

2. 治疗方法

腹针组：主穴取天地针（中脘、关元），配穴取商曲（双）、滑肉门（双）、神阙（灸）。神经根型加建里，椎动脉型加下脘、气海，交感型加阴都、气穴。用平补平泻法，根据病程长短决定针刺深浅，病程短者浅刺，病程长者深刺，高血压患者禁灸。

对照组：采用电针，主穴取颈夹脊、后溪（双）。神经根型加曲池（双）、外关（双），颈动脉型加头维、百会，交感神经型加内关。得气后接通 G-6805 型针灸治疗仪，用连续脉冲波，电流以患者适宜为度。

3. 治疗结果

腹针组 50 例中痊愈 30 例，显效 18 例，有效 2 例，无效 0 例，平均治疗次数 12 次。电针组 48 例中痊愈 20 例，显效 20 例，有效 7 例，无效 1 例，平均治疗次数 22 次。两组结果比较，腹针组痊愈率与电针组相比差异有统计学意义（$P<0.05$），腹针组疗程与电针组相比差异有高度统计学意义（$P<0.01$）。

（二）江苏省连云港市第二人民医院刘淳医师在《针灸临床杂志》2001 年第 10 期发表《腹针治疗颈椎病 73 例》的文章，进行临床对照观察。

1. 临床资料

选取 153 例颈椎病患者进行分组观察。所有患者均经 X 线检查，提示有骨质增生、生理曲度改变、颈韧带钙化、颈椎间隙改变、单双侧钩突变尖等，并结合临床诊断确诊。腹针组共73例，其中年龄最大72岁，最小23岁；病程最短1天，最长14年。对照组共80例，最小为21岁，最大为67岁；病程最短为6小时，最长为6年。

2. 治疗方法

腹针组：主穴取天地针（中脘、关元），配穴取下脘、商曲（双）、滑肉门（双）。神经根型加建里，椎动脉型加气海，交感神经型加阴都、气穴，用平补平泻之法。根据病程长短、患者胖瘦决定针刺深浅，病程短、体瘦者刺之浅，病程长、体胖者刺之深。

对照组：取相应病变颈椎夹脊穴、局部压痛点、大椎穴；若有头痛、头晕者，加印堂、百会穴等，有肩背酸痛者加刺肩井、天宗等，合并肩周炎加刺肩髃等，采用电针，针刺后接通G-6805电针治疗机，用连续或疏密脉冲波，电流以患者能耐受、感觉舒适为度。两组均针30分钟，10次为1个疗程。疗程之间可休息3~5天。

3. 治疗结果

以症状及体征完全消失、恢复正常生活工作、半年以上随访未复发为痊愈，症状及体征基本消失或明显减轻、阳性体征减弱、劳累后颈部仍有轻度不适为显效，症状及体征部分消失为有效，症状及体征无变化或加重为无效。腹针组73例中痊愈者48例，显效者20例，有效者5例，无效者0例，平均治疗15次。电针组80例中痊愈者39例，显效者25例，有效者10例，无效者6例，平均治疗31次。

腹针组痊愈率与电针组相比有差异有统计学意义（$P<0.05$），腹针组疗程与电针组相比差异有高度统计学意义（$P<0.01$）。

（三）浙江省中医院宣丽华医师在《针灸临床杂志》2003 年第 6 期发表《腹穴治疗脾肾两虚型颈椎病》的文章，进行临床对照观察。

1. 一般资料

选取门诊颈椎病患者 60 例，中医辨证均是脾肾两虚，按就诊顺序随机分为两组。所有患者都经过 X 线或 CT 或 MRI 检查确诊患颈椎骨质增生、生理弧度变直，甚至颈椎间盘突出，并伴有临床症状。

腹针组 30 例：其中年龄小于 35 岁 2 例，35~50 岁 16 例，大于 50 岁 12 例；颈椎病伴有疼痛者 10 例，伴有眩晕者 9 例，伴有疼痛和眩晕者 11 例。对照组 30 例：小于 35 岁者 1 例，35~50 岁者 15 例，大于 50 岁者 14 例；伴有疼痛者 8 例，伴有眩晕者 9 例，伴有疼痛和眩晕者 13 例。

2. 治疗方法

腹针组取穴：阴都、商曲、中脘、关元、天枢。如兼有气滞血瘀则加刺颈夹脊穴，眩晕明显者加气海，颈肩部疼痛明显者加滑肉门。用捻转手法，得气后留针 30 分钟，隔日 1 次，10 次为 1 个疗程。

对照组取穴：颈夹脊穴、手三里、风池、百劳。得气后接电针仪，留针 30 分钟，隔日 1 次，10 次为 1 个疗程。

3. 治疗结果

以症状消失、颈及肢体功能恢复正常、能正常参加工作者为痊愈，症状减轻、颈肩疼痛减轻、颈及肢体功能改善为好转，症状无改善为无效。腹针组 30 例中痊愈者 10 例，好转者 19 例，无效者 1 例，总有效率 96.7%。对照组 30 例中痊愈者 6 例,好转者 16 例,无效者 8 例,总有效率 73.3%。

治疗组总有效率和痊愈率都明显高于对照组,差异有高度统计学意义($P<0.01$)。

(四)山西省长治医学院附属和平医院王书红、赵俊青、张萍在《中国针灸》2001 年增刊发表《腹针加理疗治疗神经根型颈椎病临床观察》,统计了自 1995 年以来进行的疗效比较观察结果。

1. 一般资料

共选取 210 例经 X 线或 CT 或 MRI 示颈椎有骨质增生或生理曲度改变、椎间隙狭窄、椎间孔变小或韧带钙化,伴有颈部不适,活动受限,上肢放射痛,手指麻木,肌力减弱,椎旁压痛的患者进行分组,部分患者受累节段感觉减退,或上肢肌肉萎缩,或臂丛牵拉试验阳性。腹针组 140 例,采用腹针配合牵引、中药离子导入治疗;理疗组 70 例,采用牵引、中药离子导入治疗。

腹针组 140 例:年龄最小 32 岁,最大 80 岁;病程最短 2 个月,最长 20 年;颈肩部不适 32 例,颈肩臂痛及一侧上肢麻木、功能受限者 108 例。理疗组 70 例:年龄最小 31 岁,最大 72 岁;病程最短 2 个月,最长 16 年;颈肩部不适 18 例,肩臂痛、上肢麻木、功能活动受限者 52 例。

2. 治疗方法

腹针组:主穴取天地针(中脘穴、关元穴),配穴取下脘、商曲、滑肉门、患侧上风湿点、上风湿外点。采用轻捻转、慢提插的手法,用专用针具进行针刺。留针 30 分钟,每日 1 次,10 次为 1 个疗程。

理疗组：使用自动牵引机进行颈椎牵引，采用颈部枕领带，间歇式牵引方法，牵引重量从 6kg 开始逐渐增加到患者能耐受为度，每次 20 分钟，每日 1 次，10 次为 1 个疗程。中药离子导入使用离子导入治疗仪，将中药垫在温药中浸透，分别放在铅板下。每次治疗 30 分钟，10 次为 1 个疗程。

3. 治疗结果

以症状体征完全消失、恢复正常工作或日常生活者为痊愈，症状体征基本消失、因劳累和气候变化仍有轻度不适者为显效，症状、体征减轻，但仍有不适感者为好转，症状、体征无明显改善者为无效。两组均治疗 2 个疗程。腹针组 140 例中，痊愈者 96 例，显效者 32 例，好转者 10 例，无效者 2 例，愈显率 91.5%。理疗组 70 例中，痊愈者 34 例，显效者 21 例，好转者 12 例，无效者 3 例。愈显率 78.5%。

经统计学处理，两组有效率差异无统计学意义（χ^2=1.64，P>0.05），但两组愈显率差异有高度统计学意义（χ^2=6.89，P<0.01）。说明腹针组的疗效明显优于理疗组。治疗后 8 个月对愈显患者进行随访。腹针组 128 例中复发病例 8 例，复发率 7.0%。理疗组 55 例中复发病例 12 例，复发率 21.8%。两组愈显病例随访结果经统计学处理，两组复发率比较差异有统计学意义（χ^2=8.28，P<0.01），腹针组远期疗效优于理疗。

（五）小结

以上内容为腹针疗法推广早期全国不同地区医院治疗颈椎病的效果举例，都采取了对照实验的方法，对腹针治疗颈椎病进行了研究并取得了令人满意的结果。

郭万刚等医师用腹针治疗神经根型颈椎病、椎动脉型颈椎病、交感型颈椎病和混合型颈椎病均取得了很好疗效。认为以神阙为中心的腹部不仅有一个已知的与全身气血运行相关的循环系统，而且还有一个被人们忽略的，形成于胚胎期的全身高级调控系统，这个系统是腹针的物质基础，通过针刺腹部穴位，调节脏腑输布精气血的功能，故能治疗颈椎病引起的各种临床症状。

刘淳医师观察的颈椎病主要以神经根型颈椎为主，通过对照实验说明腹针治疗神经根型颈椎病与传统针灸相比有一定的优势。颈椎病以疼痛、麻木为多见，属于中医学“骨痹”范畴。颈椎乃督脉所过，体虚易受寒湿，寒为阴邪，易伤阳气，寒性收引凝滞，湿性重滞，故易致督脉痹阻；气血失和，累及手之三阳、三阴经，故痹痛；邪气深入，营血不畅，致使经络空虚，肌肤失荣，故不仁。“痹者闭也”，闭者，道路不通，故贵在于开通，治以通为主，行气活血。根据督任同源理论，以任脉之中脘、关元治督脉之痹痛，取得了很好的效果。

宣丽华医师对于脾肾两虚型颈椎病患者，以中医辨证切入，精选小样本对颈椎病进行了对照实验研究。研究结果证明，腹针治疗脾肾两虚型颈椎病有很好的疗效。

王书红等医师采用腹针加理疗对 140 例神经根型颈椎病的观察证明：腹针组愈显率与对照组相比更高，差异有高度统计学意义。更可贵的是对愈显患者进行了 8 个月的随访，腹针组的复发率与理疗组相比更低，说明腹针治疗颈椎病有很好的稳定性，远期疗效好。

笔记栏

第二节 下肢常见病

一、腰背痛

腰背痛（lumbodorsal pain）指背痛连及腰痛的一种常见临床症状，往往呈慢性经过，对劳动的影响相当大。腰背部的组织，自外向内包括皮肤、皮下组织、肌肉、韧带、脊椎、肋骨、脊髓和脊髓膜等。上述任何一种组织的病变都可引起腰背痛，其中脊椎疾病（包括脊椎骨、韧带、椎间盘等）最常引起背痛。内脏疾病也可引起腰背痛，但以腰背部邻近器官（如胸膜、肺、肾、胰、直肠、前列腺、子宫等）病变引起放射性腰背痛者较为多见。

引起腰背痛的原因是多方面的，其既可见于外伤、关节和骨骼疾病、感染性疾病等，也可由呼吸、泌尿等系统疾病所引起。本篇仅就寒湿性、劳损性、肾虚性腰背痛叙述如下。

【病因病机】

寒湿性腰背痛多由风寒水湿之邪浸渍经络，经络之气血阻滞而发病。劳损性腰背痛，多因长期疲劳，肌腱损伤或积累陈伤，经筋、经脉受损，瘀血凝滞所致。肾虚性腰背痛则因肾之精气不足，肾气虚衰而致腰背痛，此类腰背痛多因内脏病导致肾虚引起（如妇科疾病或房劳伤肾等）。

寒湿腰背痛乃风寒湿邪为患，故见腰背部重痛、酸麻，或拘急不可俯仰，如迁延日久，则时轻时重，患部时觉发凉，阴雨风冷发作尤

笔记栏

甚。腰背肌肉劳损，多为陈旧性损伤，劳累时腰背痛加重。腰背触之僵硬或有牵掣感，其痛固定不移，转侧为甚。肾虚腰背痛，起病缓慢，隐隐作痛，或酸多痛少，绵绵不已，腰腿酸软乏力。

【腹针治疗】

基本处方：中脘、气海、关元、调脾气（如图 8-2-1 示）。

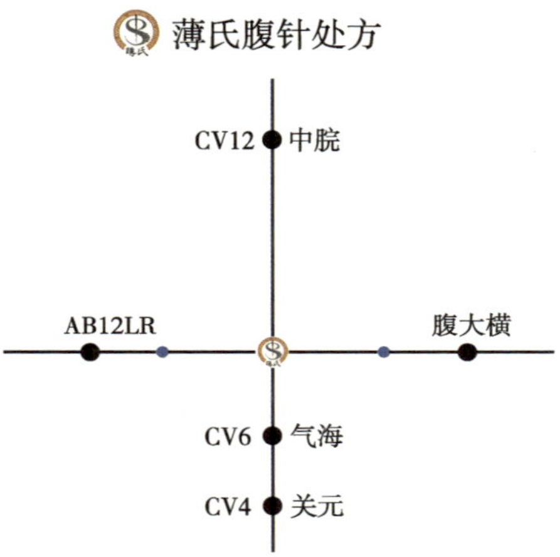

图 8-2-1 腹针“腰背痛方”

分析：腰背痛是临床上的常见病症，分为急性腰扭挫伤和慢性腰背痛两类。

急性腰扭挫伤一般因活动时姿势不正，用力不当，如过度负重、活动、弯腰取物等或外力撞击损伤所致。轻者仅有不同程度的撕裂伤，重者可致肌腱韧带断裂，腰椎间盘脱出，甚至脊椎骨折、脱位，有时也可伴有小血管破裂，特别是在挫伤时最为常见。

慢性腰背痛的原因很多，多由于腰背部软组织慢性劳损而引起，如急性扭挫伤未完全治愈，反复受伤，肌肉长期受牵拉而紧张等。某些腰骶椎骨骼病变，如肥大性脊柱炎、腰椎骨质增生、腰椎骶化、脊椎移位、隐性脊柱裂、风湿性脊柱炎等也常有慢性腰背痛。此外，肾脏和盆腔内疾病也有腰痛症状。

中医把急性腰扭挫伤称为“闪腰”或“闪挫”，属不内外因引起的疾病，在施治时，则以舒气定痛，通调督脉、足太阳膀胱经为主。针灸与腹针适宜于治疗急性扭挫伤中未形成骨质病变的病例，因此，首先应当对患者确诊后进行治疗，以使患者得到妥善的对症治疗。

中医认为，“腰为肾之府”，所以大多数慢性腰痛都与肾虚相关。因肾与膀胱相表里，足太阳之脉循行经过腰背部，其经筋挟腰而上脊，所以肾虚和足太阳经气失调，腰背部经筋受损，或风湿等外邪的侵袭，都会导致气血不和而产生腰部酸痛。中医认为腰痛一症，可因色欲内伤、六淫外感或跌仆闪挫等导致。但临证中内伤多于外感，而外感也多兼因内部失调而致。临床辨证时将慢性腰背痛分为风湿、寒湿、血瘀、肾阳虚、肾阴虚等证型来辨治。

腹针治疗腰背痛的取穴原则是：取任脉的经穴，通调督脉的气血；取足少阴肾经的经穴，通膀胱经的经气；取足阳明胃经的经穴来舒筋活络；以兑、震廓的腹大横穴来调脾燥湿兼补肝肾。急症刺之深，以疾调气血；缓症刺之浅，以和内而安外。且内伤时当细辨而后治，先治本而徐图标。因此，病位高而取之上，病位低而取之下，凡取穴时，宁舍其穴，不失其经。

腹针治疗腰背痛时，以带脉来分上下。十四椎水平线附近疼痛，针刺神阙穴平行线上的经穴天枢穴；十四椎以上的损伤根据部位的高低取滑肉门以上的经穴；十四椎以下的疼痛根据部位的高低取外陵或外陵以下的经穴；疼痛部位在脊柱及两侧棘突附近，取

笔记栏

穴以任脉和肾经为主，如果疼痛的部位在腰背的两侧，取穴则以足阳明胃经为主。在腹针中气旁穴是治疗腰部及下肢疾病的一个重要穴位，有温经散寒、活血通络的作用，有时可使热感下传至脚部，临床取穴时与商曲的用法相同，治疗左侧的疾病取右气旁穴，治疗右侧的疾病取左气旁穴。下风湿点与经外奇穴护宫重合，与关元合用时统称梅花三针，主治不孕症、附件炎、卵巢囊肿及其他妇科病。护宫穴主治不孕症、附件炎、卵巢囊肿、睾丸炎。因此，下风湿点除治疗上述疾病外还治疗下肢疾病，有祛风湿、祛风散寒、壮腰膝的作用。

腹针治疗慢性腰背痛时，以治疗内脏疾病为主，调整局部的气血为辅，这样才能体现"治病必求于本"的中医特色，取得较佳的临床效果。

辨证加减：

1. 腰背痛以背痛为主者　中脘、气海、关元、调脾气、滑肉门（双）、太乙（双）、石关（双）、上风湿点（双）（如图 8-2-2 示）。

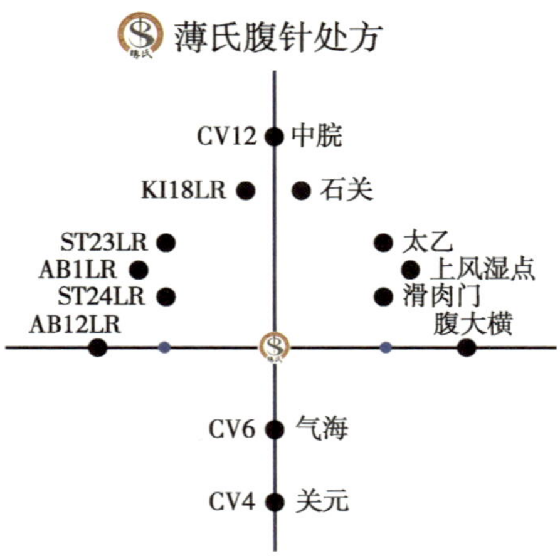

图 8-2-2　腹针治疗背甚痛处方

笔记栏

2. 腰背俱痛者　中脘、气海、关元、调脾气、商曲（双）、天枢（双）（如图 8-2-3 示）。

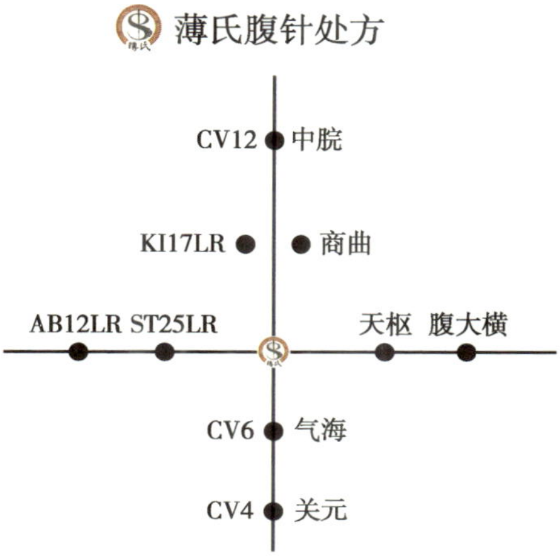

图 8-2-3　腹针治疗腰背俱痛处方

3. 腰背痛以腰痛为主者　中脘、气海、关元、调脾气、外陵（双）、气旁（双）（如图 8-2-4 示）。

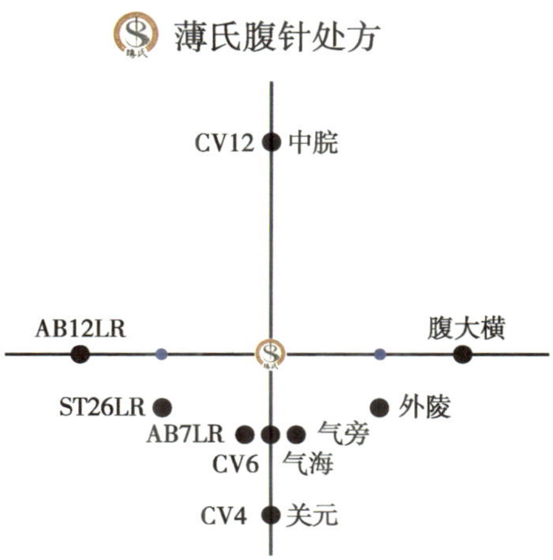

图 8-2-4　腹针治疗腰背腰甚痛处方

笔记栏

4. 寒湿性腰背痛　中脘、气海、关元、调脾气、上风湿点（双）、下风湿点（双）（如图 8-2-5 示）。

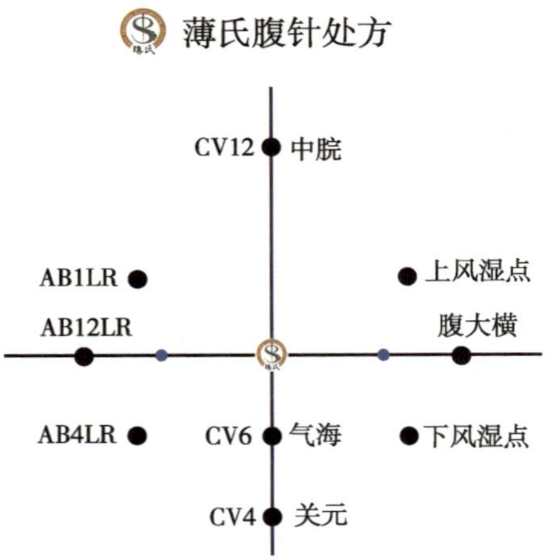

图 8-2-5　腹针治疗寒湿性腰背痛处方

5. 劳损性腰背痛　中脘、气海、关元、调脾气、商曲（双）、四满（双）、气穴（双）（如图 8-2-6 示）。

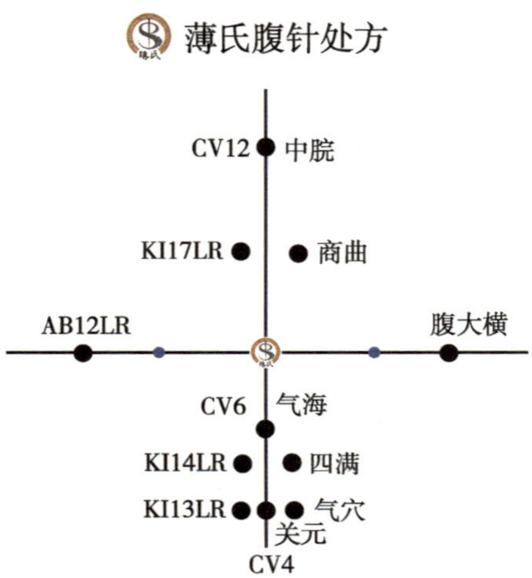

图 8-2-6　腹针治疗劳损性腰背痛处方

6. 肾虚性腰背痛　中脘、气海、关元、调脾气、下风湿点（双）、水道（双）（如图 8-2-7 示）。

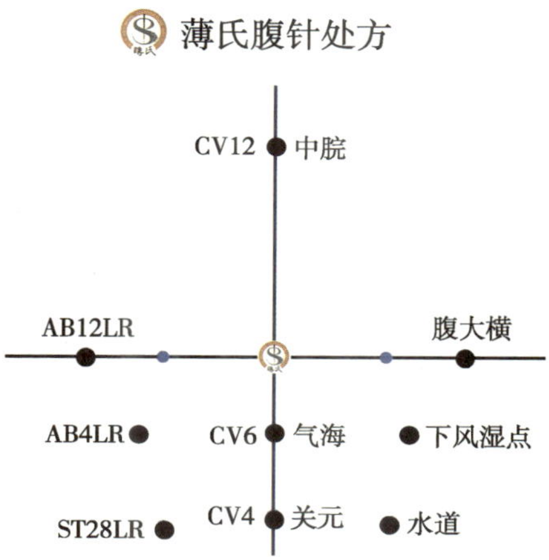

图 8-2-7　腹针治疗肾虚性腰背痛处方

【验案一】

崔某，女，39 岁，会计，1991 年 12 月 7 日就诊。

患者自述从事会计工作 20 余年，因工作量大，长期处于背肌紧张状态，5 年前出现背困，每日下午感觉背部酸困、沉重。近 1 个月余由背困引起腰背酸困，左右旋转及弯腰均疼痛，近数日夜间翻身亦感困难，常常影响睡眠，故来诊。

检查：T_2~L_2 之间多处压痛且范围广泛，腰部屈曲疼痛（++），颈前屈试验（+）。X 线片提示：胸、腰椎生理弯曲度存在，各椎体边缘轮廓清晰，骨质密度均匀，椎间隙宽度正常，无明显异常。诊断：背肌劳损。

治疗：取穴中脘、气海、大横（双）针刺地部，石关（双）、太乙（双）、上风湿点（双）针刺人部。留针 30 分钟，艾架熏灸神阙。起

笔记栏

针后,在床上左右翻身已轻松自如,起床时不用人协助可自己扶床坐起。次日来诊时告知,夜间已能安睡,唯右肩胛处仍觉酸困,上方中加用滑肉门(右)后,又针2次痊愈。

【验案二】

郭某,男,42岁,工人,1991年6月14日就诊。

患者自述3天前腰部扭伤,次日出现腰痛,腰部活动受限累及下背,咳嗽时疼痛更甚,穿裤子、袜子均感困难,生活不能自理,故来诊。检查:腰背部肌肉紧张,左侧肾俞穴处压痛(+),经X线检查排除骨科疾病。诊断:急性腰部软组织损伤。

治疗:取穴中脘、气海针刺地部,商曲(双)、天枢(双)、大横(双)针刺人部。留针30分钟起针后,腰背部活动已自如,唯咳嗽时腰左侧尚感震痛。次日在上方的基础上减去右侧的天枢、大横后,又针2次痊愈。

【验案三】

苏某,男,47岁,工程师,1991年7月21日就诊。

患者自述7年前参加劳动时腰部扭伤,其后腰部活动不慎即引发疼痛。每年发病1~2次不等。每次发病时卧床休息3~5天多可自愈。本次1周前因抬重物时腰部扭伤,较以往疼痛甚,直立时腰骶部疼痛、酸困、坠胀,行走困难,卧床数日症状无改善,由双人扶来就诊。检查:腰骶部肌肉紧张,L_2~L_5棘突两侧压痛(++),L_4轻度向外隆起,腰骶两侧多处压痛。X线腰椎正侧位片示:各椎体无明显骨折阴影,L_4轻度向后移位,余无异常。诊断:急性腰扭伤。

治疗:取穴气海、关元针刺地部,水分、大横(双)、外陵(双)、气旁(双)针刺人部留针30分钟起针后,自己能缓慢地翻身、扶床坐起。虽可小步独立行走，但腰骶部仍有坠感，随后又依上法连续针刺2次而愈。

【验案四】

王某，男，34岁，工人，1992年4月3日就诊。

患者自述腰部酸困疼痛2年，每遇受冷或阴天下雨则疼痛加重，时重时轻，重时常需其妻子捶打或用脚踩压腰部后可暂时缓解。半月余前因工作紧张连续加班2天后腰痛加重，近日腰部酸痛异常，故来诊。检查；腰部屈伸、旋转尚可，活动片刻后自觉腰部僵直、腰困减轻，腰肌紧张，L_2~L_4 棘突两侧压痛（+），红细胞沉降率为25mm/h，抗链球菌溶血素O试验（+），X线检查未见明显骨质改变。诊断：风湿性腰痛。

取穴：气海、关元针刺地部，上风湿点（双）、下风湿点（双）、大横（双）针刺人部，艾架熏灸神阙，留针30分钟。治疗2次后，腰部酸困明显减轻，晚上不用捶打腰部已能入睡。后依前法又针4次，临床症状消失，红细胞沉降率降到15mm/h，抗链球菌溶血素O试验转阴而愈。3个月后随访，患者上班至今腰部无不适感，气候变化时的反应也减轻许多。

【验案五】

宋某，女，45岁，农民，1992年4月29日就诊。

患者自述于5年前因人工流产后引起下腹部疼痛，时重时轻，伴有明显的腰骶部疼痛、酸困，每遇月经期加重，同时伴有经量增多、经期延长。近期白带增多，下腹疼痛及腰痛更甚，经中药、西药治疗效果欠佳，故来诊。本院妇科检查：外阴、阴道正常，内诊子宫水平位，活动欠佳，压痛明显，稍大、质硬、无明显凹凸不平感；右侧附件可触及 3cm × 4cm 大小的包块，质中、活动、有压痛；左附件区增厚，压痛明显。妇科诊断：慢性盆腔炎。B 超提示：左侧附件 2.5cm × 3cm 囊性肿物，建议定期复查。诊断：慢性盆腔炎性腰痛（肾阳虚型腰痛）。

治疗：气海、关元、气穴（双）、下风湿点（双）、水道（右侧梅花刺，以水道为中心，上、下、左、右 5 分处各取 1 穴）针刺地部，留针 30 分钟，艾架熏灸神阙，艾条温灸水道（梅花刺）。针刺 3 次后，白带减少，下腹部疼痛次数减少大半，腰骶部酸困、疼痛亦减轻，先后共治 10 余次后，B 超检查显示右侧附件囊性肿物消失，小腹疼痛及腰骶部酸困、疼痛悉除而愈。

二、腰椎间盘突出症

腰椎间盘突出症（lumbar disc herniation，LDH）是一种腰腿痛中的常见疾病，是脊柱外科常见病和多发病，是引起下腰痛和腰腿痛的最常见原因。许多腰痛和根性坐骨神经痛，均与此病相关。近年来，影像技术的不断发展为腰椎间盘突出症的确诊提供了极大的方便，也为我们的辨证施治提供了可靠的保证。

【病因病机】

腰椎退行性改变是腰椎间盘突出症发病的生理学、病理学基础。由于腰椎间盘退行性改变，腰部闪挫、扭伤或腰椎穿刺等原因均可导致腰椎间盘纤维环的破裂或部分损伤，腰椎间盘各部分（髓核、纤维环及软骨板），尤其是髓核，有不同程度的退行性改变后，在外力因素的作用下，椎间盘的纤维环破裂，髓核组织从破裂之处突出（或脱出）于后方或椎管内，导致马尾神经、相邻脊神经根及周围其他软组织遭受刺激或压迫，从而出现以腰痛伴有下肢放射痛或伴有马尾神经症状为主的一侧下肢或双侧下肢麻木、疼痛等一系列症状的临床病症。

临床上，X 线腰椎正侧位摄片对腰椎间盘突出症的定性诊断有一定帮助，椎间盘的定位诊断主要以 CT 为依据。近年来腰椎间盘突出症的 CT 片分析显示：以 L_4、L_5 发病率最高，大约在 45%~50% 之间，多节段椎间盘突出大约在 60%~70% 之间，单节段椎间盘突出大约在 30%~40% 之间。传统疗法对腰椎间盘突出症的治疗，应以临床症状的改善为观察指标，不宜以 CT 或 X 线检查结果作为判定临床疗效的主要依据。

【腹针治疗】

基本处方：水分、气海、关元（如图 8-2-8 示）。

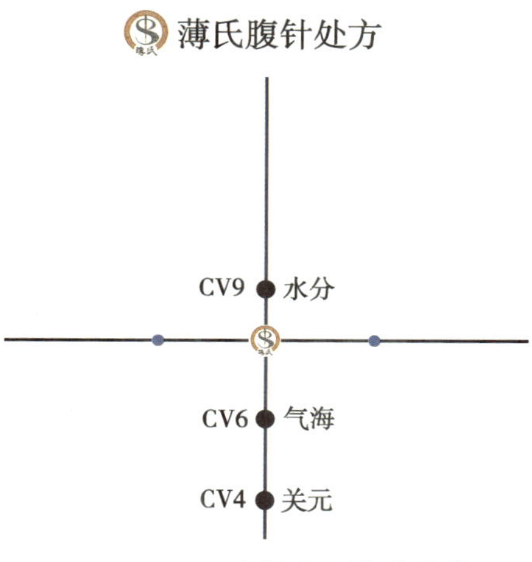

图 8-2-8　腹针“腰椎病方”

分析：腰椎间盘突出症因其致病机制主要为纤维环破裂、髓核脱出，压迫相应的神经根，造成局部充血、水肿的炎症性改变，故临床症状较重，在治疗时应当根据病程的长短、病情的轻重，辨证施治，方可取得较佳的效果。

对于病程较短、椎间盘左突或右突的患者，用手法松解后可采用旋转复位手法或侧扳法使其髓核还纳后再行腹针治疗。对病程略长的患者，局部充血、水肿较久，炎症较重，局部的按摩容易加重充血、水肿，应当配合局部的穴位注射促进血液循环、激发神经冲动的传导，从而有利于局部炎症的吸收，以减轻对神经根的刺激，利于椎间盘的脱水还纳。病程较久的患者由于椎间盘及髓核的长期压迫，局部神经的传导可能逐渐形成新的冲动传导途径，旋转复位或侧扳法等较重的复位手法不宜使用，否则可能造成新的棘间韧带及周围软组织损伤，加重临床症状。故在治疗时应当因势利导，缓解骶棘肌的紧张状态，相对松弛或增宽椎间隙，使膨出之纤维环借椎间盘自身负压作用得以回纳，从而消除或减轻突出物对神经根的机械性压迫，使临床症状缓解。

腰椎的灵活性不如颈椎，稳定性不如胸椎，是人体脊柱中承受力量最强的部分，因此，在治疗期间应避免腰部的剧烈运动，嘱咐患者防止反复损伤。并且需在临床症状消失后进行较长时间的巩固治疗以改善骶棘肌的长期紧张状态，使腰椎附近的肌肉及韧带恢复弹性，才能取得长期的稳定疗效。腹针治疗腰椎间盘突出症时，以水分来促进局部水肿的吸收，气海、关元以补肾活血，急性期加水沟、印堂以通调督脉，腰痛甚以四满、气穴来增补肾气，伴腿痛则以滑肉门、外陵、下风湿点、下风湿下点来疏通患肢的经气，标本皆顾。这样不仅能取得立竿见影的效果，而且疗效稳定，是治疗腰椎间盘突出症的较好方法。

辨证加减：

1. 急性腰椎间盘突出症　水分、气海、关元、水沟、印堂（如图 8-2-9 示）。

笔记栏

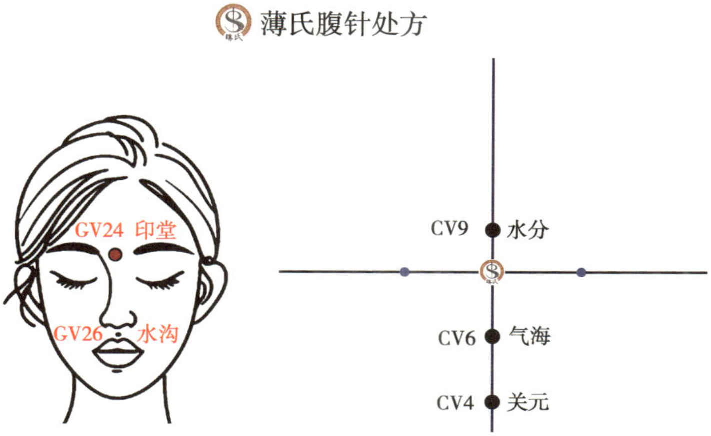

图 8-2-9　腹针治疗急性腰椎间盘突出症处方

2. 陈旧性腰椎间盘突出症　水分、气海、关元、气穴（双）（如图 8-2-10 示）。

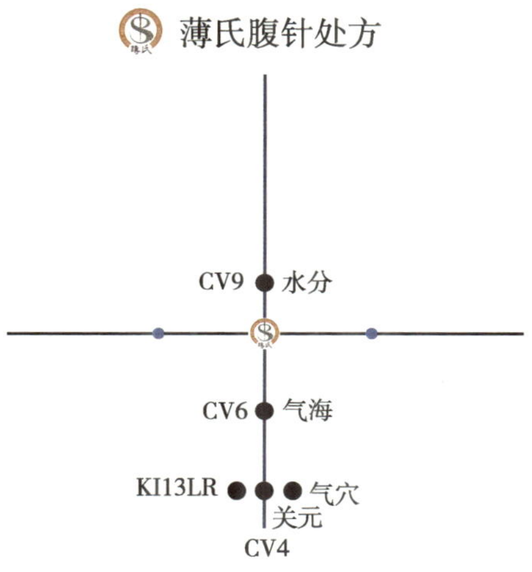

图 8-2-10　腹针治疗陈旧性腰椎间盘突出症处方

3. 以腰痛为主的腰椎间盘突出症　水分、气海、关元、外陵（双）、气穴（双）、四满（双）（如图 8-2-11 示）。

笔记栏

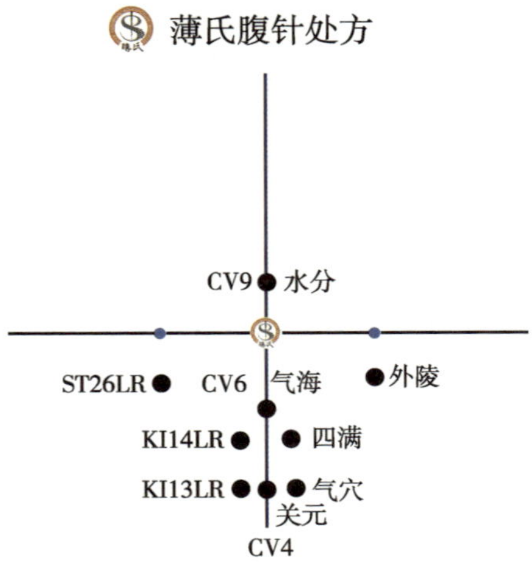

图 8-2-11　腹针治疗以腰痛为主的腰椎间盘突出症处方

4. 腰椎间盘突出症合并坐骨神经痛　水分、气海、关元、气旁（健）、外陵（患）、下风湿点（患）、下风湿下点（患）（如图 8-2-12 示）。

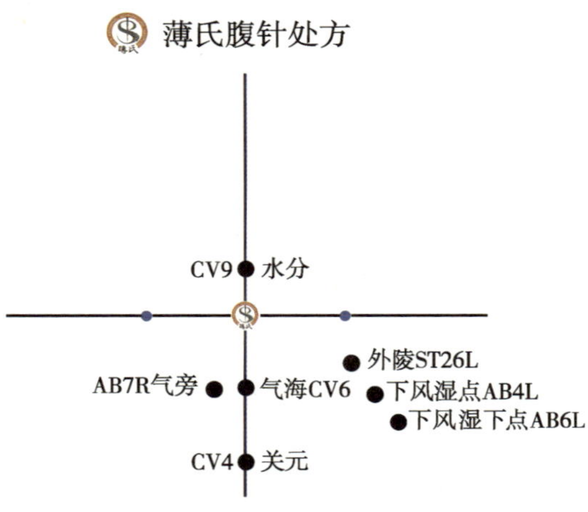

图 8-2-12　腹针治疗腰椎间盘突出症合并坐骨神经痛处方

【验案一】

崔某，男，44 岁，工人，1993 年 4 月 14 日就诊。

患者自述 2 天前抬重物时不慎扭伤腰部，当即疼痛难忍，不能直

笔记栏

立，1 日前引发右下肢牵制痛，伴腿外侧、后侧至足背麻木，行走时腰部向右侧弯曲，右腿屈曲呈保护体位。患者诉 5 年前曾因类似诱因引发腰痛，后经按摩、针灸、局部封闭等多种治疗后体征消失，近年曾多次复发，但此次较重。查体：腰部右侧肌紧张，L_4 棘突稍向左侧偏歪，棘旁压痛（++），右腿直腿抬高试验 30°（+）。CT 检查显示 L_4、L_5 椎间盘突出。诊断：L_4、L_5 腰椎间盘突出症合并坐骨神经痛。

治疗：水分、气海、关元刺地部，气旁（左）、滑肉门（右）、外陵（右）、下风湿点（右）刺人部，水沟、印堂（如图 8-2-13示），艾架熏灸神阙，留针 30 分钟，起针后腰部已能直立，坐骨神经痛明显减轻，又针上穴 3 次后，腰部疼痛完全消失，唯小腿至足背尚有轻度疼痛、麻木感，上方去水沟、印堂，加下风湿下点，又针 2 次痊愈。

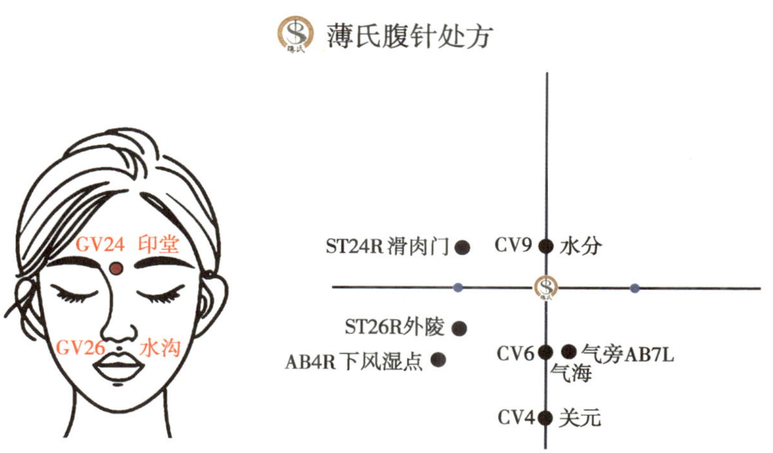

图 8-2-13　腹针治疗腰椎间盘突出症验案处方

【验案二】

贾某，女，42 岁，教师，1994 年 11 月 2 日就诊。

患者自述腰部酸困、疼痛 3 年，近 3 个月来腰部僵直，且日渐加重，白天活动后减轻，平卧时腰部僵硬酸痛，翻身困难，影响睡眠，每日早晨起床时腰部疼痛甚重，腰骶部有断裂感。经针灸、按摩无效，遂来诊。查体：腰曲变浅，脊椎及棘突无侧歪，双侧骶棘肌紧张，L_4、L_5 旁压痛（+），双腿直腿抬高试验（±）。CT 检查示 L_2、L_3、L_4 椎间盘膨出，L_4、L_5 椎间盘突出。诊断：L_2、L_3、L_4 椎间盘膨出，L_4、L_5 椎间盘突出。

治疗：取穴水道、气海、关元刺地部，外陵（双）、四满（双）、气穴（双）刺人部，艾架熏灸神阙，留针 30 分钟，留针期间腰部酸痛消失，起针后左右翻身时疼痛已明显减轻。继针上穴 6 次后，腰部僵直消失，起床时已无困难，但尚有微痛感，后又针 2 次而愈。

【验案三】

张某，女，47 岁，1996 年 5 月 21 日就诊。

患者自述 3 个月前出差时，因车票紧张，在火车上蹲站长达 10 多个小时，引发腰腿痛，行走困难，腰部酸痛，每行几十米则腿痛难忍，下蹲或坐片刻方能缓解，3 个月来经局部封闭、按摩、针灸、中药等多种方法治疗无缓解，故来诊。查体：脊椎及棘突无侧歪，右侧骶棘肌紧张，L_4、L_5 右侧压痛（+），右腿直腿抬高试验（+）。CT 检查：L_4、L_5 椎间盘突出，坐骨神经痛（根性）。

治疗；取穴水分、气海、关元刺地部，气穴（双）、气旁（左）、滑肉门（右）、外陵（右）、下风湿点（右）刺人部（如图 8-2-14 示），艾架熏灸神阙，留针 30 分钟，留针期间右腿直腿抬高已无痛感，继针上穴 3 次后行走已无困难，唯小腿外侧尚有不适感，上方加下风湿下点，针刺 3 次后诸症悉除，又针 2 次巩固疗效，共 8 次而愈。半年后随访，患者一切活动如常，未复发。

笔记栏

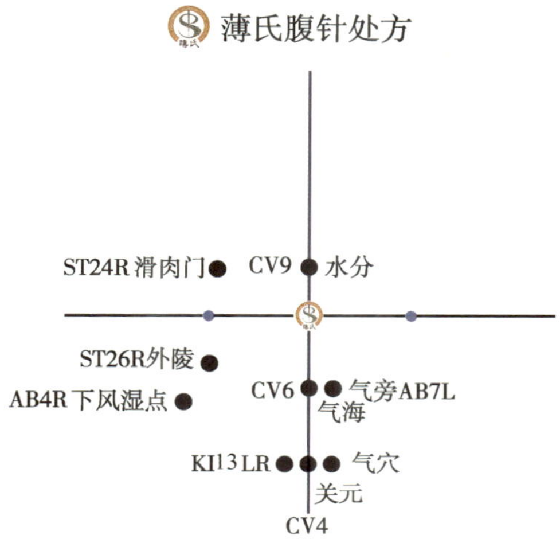

图 8-2-14 腹针治疗腰椎间盘突出症验案处方

三、膝关节痛

腿部是人体承受力量最大和活动量最大的肢体，也是血液循环供给量较大的部位，因此，腿部发生病变的机会较多，膝关节位于腿的中部，承受的负荷更大，故患病的机会更多。临床上，以膝关节疼痛为主要表现的疾病种类很多，很难用一种单一的方法来治疗所有的膝关节疾病，同时也很难用一个短小的篇幅来描述各种膝关节疾病，因此，本篇仅就适合用腹针治疗的几种膝关节病进行扼要的介绍。

【病因病机】

膝关节扭挫伤大多发生在关节屈曲状态，多由突然遭受外力的冲撞或跳跃落地时膝关节受力角度欠佳而引发，往往造成膝关节周围韧带或软组织拉伤或撕裂，形成局部的炎症、充血、水肿，累及关节周围组织，引起膝关节疼痛。

膝关节骨质增生是膝关节的退行性改变，其机制与颈椎及腰椎骨质增生相同，且大多数患者都患有颈椎骨质增生或腰椎骨质增生。膝关节炎多因营卫虚弱、筋骨衰颓，复因局部感受风寒，致气血阻滞而成膝痛。

【腹针治疗】

基本处方：滑肉门（患）、外陵（患）、气旁（健）、下风湿点（患）（如图 8-2-15 示）。

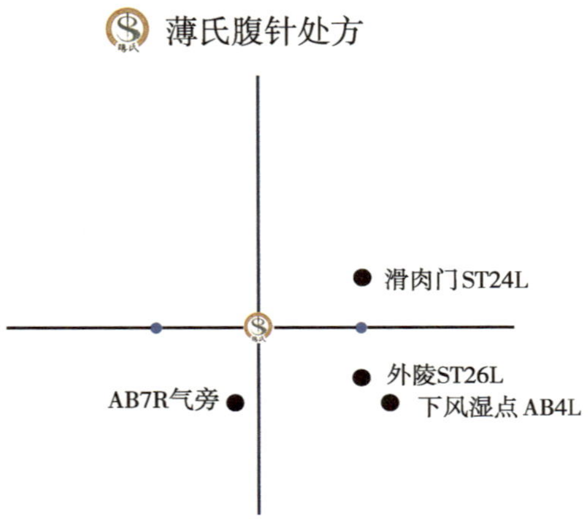

图 8-2-15　腹针“膝痛方”

分析：膝关节疼痛，中医属“痹病”。但有内因、外因、不内外因之分。一般而言，膝关节扭挫伤属不内外因导致的疾病，治疗时以活血化瘀、舒筋活络为主。腹针治疗时以患侧的滑肉门、外陵、下风湿点三角，健侧的气旁为主要处方。方中滑肉门、外陵是“腹四关”，又是胃经的经穴，足阳明胃经多气多血，针刺上穴有促进气血运行的作用。“下风湿点三角”与膝关节外侧、“下风湿内点三角”与膝关节内侧有较为明确的应答关系，不仅能引气血下行到膝，而且能有效地促进膝周的血液循环，使局部的疼痛尽快得到缓解。气旁对改善下肢血液循环也有很好的辅助作用。

膝关节骨质增生属于内因性疾病，除外因诱发加剧外，多与脾虚血瘀、肾气不足有关。通常说“人老先老腿”，便是说人的年岁增大之后，内脏的功能逐渐低下，引起脾虚肾虚，因此很容易使腿部血液循环的功能产生障碍，而出现一系列的症状，如膝关节僵硬、活动不便、动作迟缓、关节疼痛等。

这些既是年龄增大的局部老化性症状，又是脏腑功能失调引起的疾病。因此，在缓解症状的同时，还要兼顾调脾补肾，才能取得较好的治疗效果。故其处方除用“气外穴”加“天地针”以调脾补肾外，因膝关节骨质增生大多病程较久，伤及脏腑，故多针刺地部。处方中“气外穴”位于气海旁开 1 寸处，是一个经验穴，有调理下焦、通调气血的作用，对改善下肢的血液循环有明显的疗效，常用于治疗下肢血循环障碍引起的疾病，如下肢静脉炎等。风湿性关节炎属外因性疾病，但也多兼与内脏失调相关。临床上风湿性关节炎急性期大多以西医学的手段对症治疗，以使疾病尽快得到控制。随着病程的迁延，转入慢性期后，腹针治疗较为适宜，对临床症状的改善有较佳的疗效。其处方为在治疗膝关节疾病的处方中加上调脾、理肝、补肾的大横穴，以使内脏与局部得到适当的调整。

辨证加减：

1. 膝关节扭挫伤

（1）内侧损伤：滑肉门（患）、外陵（患）、气旁（健）、下风湿点（患）、下风湿内点（患）三角刺（如图 8-2-16 示）。

（2）外侧损伤：滑肉门（患）、外陵（患）、气旁（健）、下风湿点（患）三角刺（如图 8-2-17 示）。

笔记栏

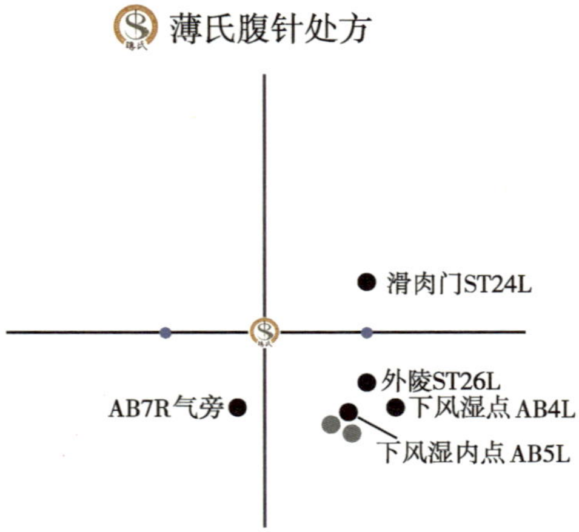

图 8-2-16　腹针治疗膝关节内侧扭伤处方

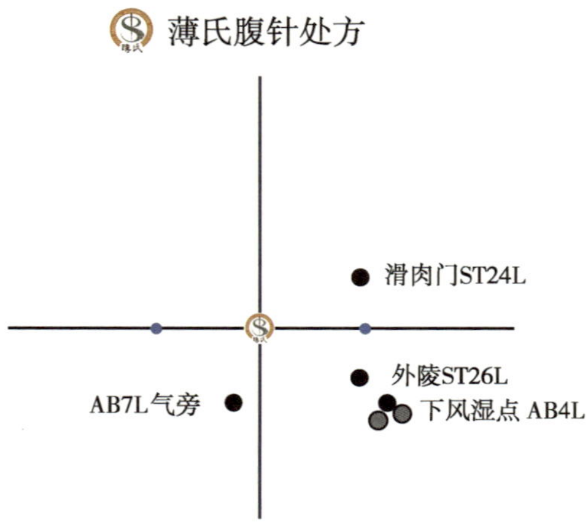

图 8-2-17　腹针治疗膝关节外侧扭伤处方

2. 膝关节骨质增生　天地针，滑肉门（患）、外陵（患）、气旁（健）、下风湿点（患）、气外（患）（如图 8-2-18 示）。

3. 膝关节炎　滑肉门（患）、外陵（患）、气旁（健）、下风湿点（患）、调脾气（如图 8-2-19 示）。

薄氏腹针处方

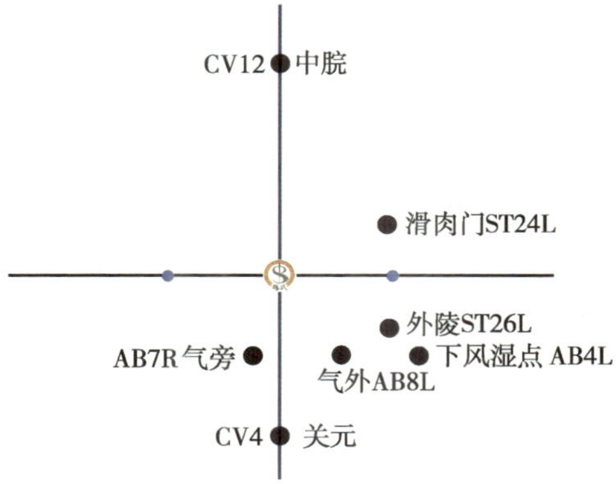

图 8-2-18　腹针治疗膝关节骨质增生处方

薄氏腹针处方

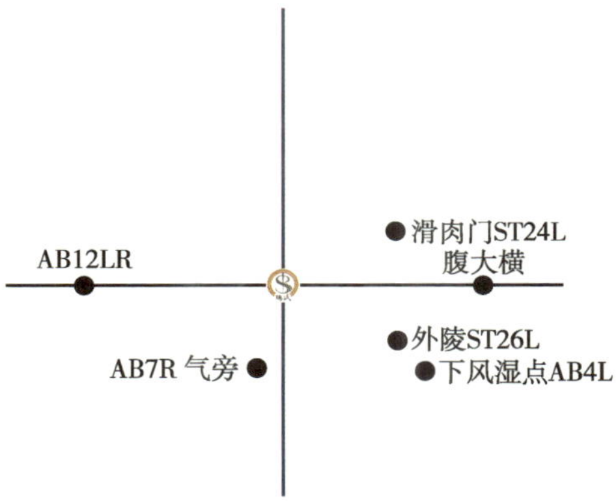

图 8-2-19　腹针治疗膝关节炎处方

【膝关节软组织损伤验案一】

郭某，男，34 岁，司机，1992 年 4 月 26 日就诊。

患者自述于上午被人从身侧推撞，倒地后引起左膝关节扭伤，当即疼痛剧烈，站立不起，由同伴背来就诊。检查：左膝关节内侧肿胀、疼痛，有瘀斑，局部压痛明显，活动受限，不能完全伸直，抽屉试验腿被动外展时，疼痛加剧，脚部着力时膝关节内侧剧痛。X 线片显示：

笔记栏

未见骨折病变。诊断：左膝内侧副韧带损伤。

治疗：滑肉门（左）、外陵（左）、下风湿点（左）、下风湿内点（左）三角刺、气旁（右）（如图 8-2-20 示）。针刺 30 分钟起针后，左膝关节内侧虽仍肿胀，但疼痛已止，并能跛行，嘱隔日针刺，后又针 2 次关节肿胀消退，关节活动自如而愈。

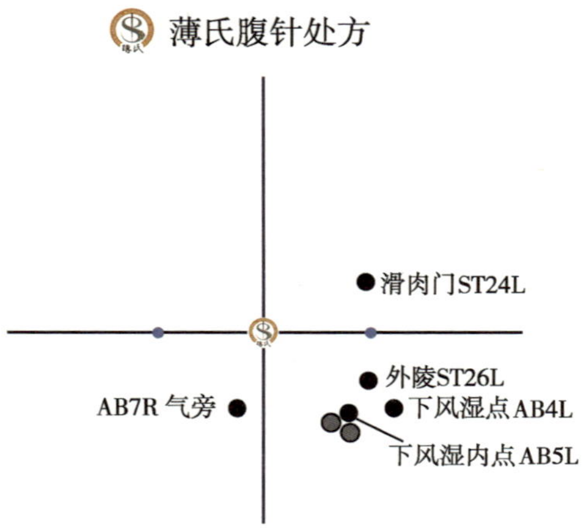

图 8-2-20　腹针治疗膝关节软组织损伤验案处方

【膝关节软组织损伤验案二】

崔某，男，54 岁，干部，1991 年 8 月 9 日就诊。

患者自述右膝关节扭伤 1 周，行走时右膝关节憋胀、疼痛，腿无力，故来诊。检查：右膝关节压痛明显，软组织肿胀，关节交锁征（+），过伸和全屈试验（+），麦氏试验（+）。X 线片显示：关节腔积液。诊断：半月板损伤。

治疗：取穴滑肉门（右）、外陵（右）、下风湿点（右）三角刺、气旁（左）（如图 8-2-21 示）。针刺人部，留针 30 分钟。起针后，感觉膝关节疼痛减轻，后隔日治疗一次，共治 9 次痊愈。

笔记栏

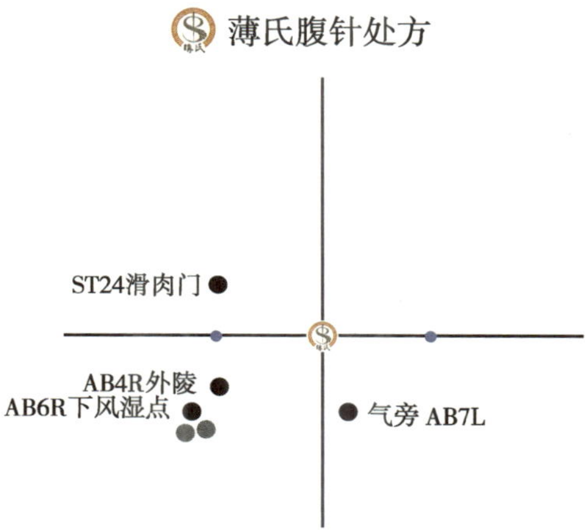

图 8-2-21　腹针治疗膝关节软组织损伤验案处方

【膝关节软组织损伤验案三】

赵某,女,16 岁,学生,1991 年 10 月 24 日就诊。

患者自述 1 日前打篮球时引起右膝关节扭伤,膝关节肿胀、疼痛。检查:右腿呈伸直位,屈曲时疼痛,膝关节疼痛、肿胀、髌骨漂浮,局部皮温不高。经外科膝关节穿刺诊断为:右膝创伤性滑膜炎。

治疗:取穴滑肉门(右)、外陵(右)、下风湿点三角(右)、气旁(左)。针刺人部,留针 30 分钟。起针后,右膝关节能轻度屈曲,直腿行走时已无痛感,后连针 2 日而愈。

【膝关节骨质增生验案一】

张某,男,63 岁,农民,1992 年 5 月 23 日就诊。

患者自述右膝关节疼痛 4 年,不能屈曲,常肿胀,走路时不能伸直,曾经 X 线检查确诊右膝关节骨质增生 2 处。近日到其子处探亲,因需爬楼梯,膝关节疼痛更甚,故来诊。

治疗:天地针刺地部,滑肉门(右)、外陵(右)、气旁(左)、下风

笔记栏

湿点（右）、气外（右）（如图 8-2-22 示）。针刺人部，留针 15 分钟时感到右膝关节逐渐发热，肿胀感消失，嘱其活动患肢关节，已感轻松许多，疼痛亦减轻大半，留针 30 分钟起针后，患者感觉下蹲时尚有微痛，但行走时已正常。次日来诊时告知，上楼时虽感关节尚有疼痛，但爬楼梯已无困难，继针同前，共治疗 3 次后，右膝关节肿胀疼痛消失，屈伸灵活，怀抱 1 岁小孩上下三楼已无痛感。半年后随访无复发。

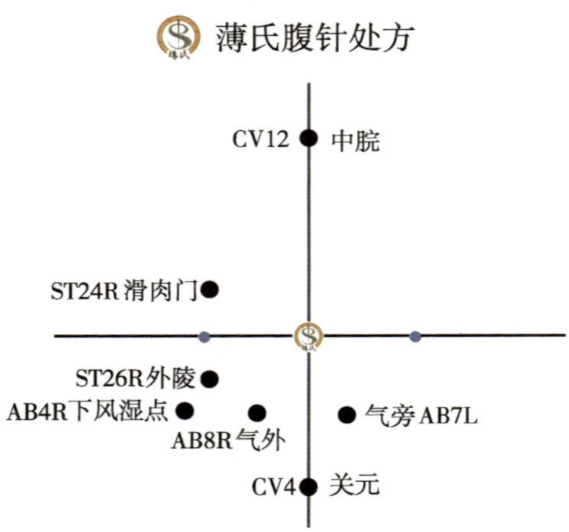

图 8-2-22　腹针治疗膝关节骨质增生验案处方

【膝关节骨质增生验案二】

陈某，女，54 岁，教师，1991 年 11 月 30 日就诊。

患者自述双膝关节疼痛 5 年。走平路时如常，上下坡或上台阶时疼痛较甚，需用手护膝后方能上下，不能下蹲，曾赴省、市级多所医院检查，确诊为膝关节骨质增生，并多次治疗无效，经介绍来诊。

治疗：取穴天地针，滑肉门（双）、外陵（双）、下风湿点（双）、气外（双）（如图 8-2-23 示）。针刺人部，艾架灸神阙，留针 30 分钟。

起针后，膝关节虽有屈曲时疼痛，但手扶床可下蹲至全屈位。隔日针刺1次，又针3次后，上下楼梯时已无疼痛感，再针2次巩固疗效。先后共治疗6次，双膝关节疼痛消失，活动自如。3个月后随访，感觉良好，无任何不适。

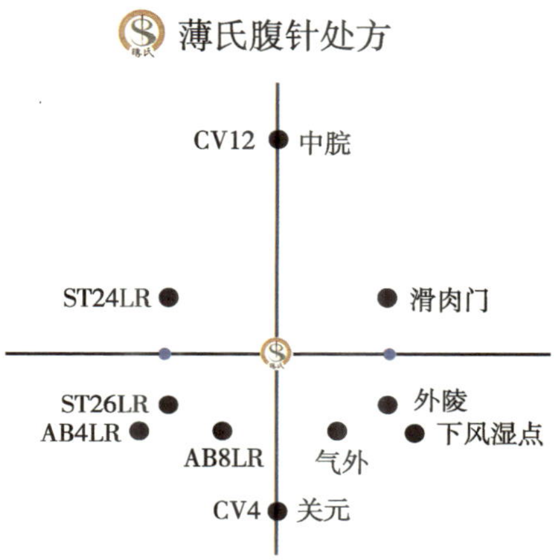

图 8-2-23 腹针治疗膝关节骨质增生验案处方

【膝关节炎验案一】

吴某，女，52岁，干部，1992年9月4日就诊。

患者自述4年前曾患风湿性关节炎，经治疗痊愈，但气候变化或阴天时尚有轻微关节酸重感。1周前晚上睡觉时腿部受凉，引发右膝关节疼痛，膝关节发凉，伸屈困难，走路时右足不敢用力，外用止痛膏、热敷等数日，疼痛无改善，故来诊。检查：右膝关节无肿胀，压痛不明显，膝关节过伸试验（+），红细胞沉降率5mm/h，抗链球菌溶血素O试验（-）。诊断：慢性风湿性关节炎。

治疗：取穴滑肉门（右）、腹大横（右）、外陵（右）、气旁（左）、下风湿点（右）三角刺（如图8-2-24示）。针刺人部，留针30分钟。

笔记栏

起针后，右膝关节疼痛减轻，每日针刺 1 次，共治疗 5 次后，右膝关节转暖，疼痛消除而愈。

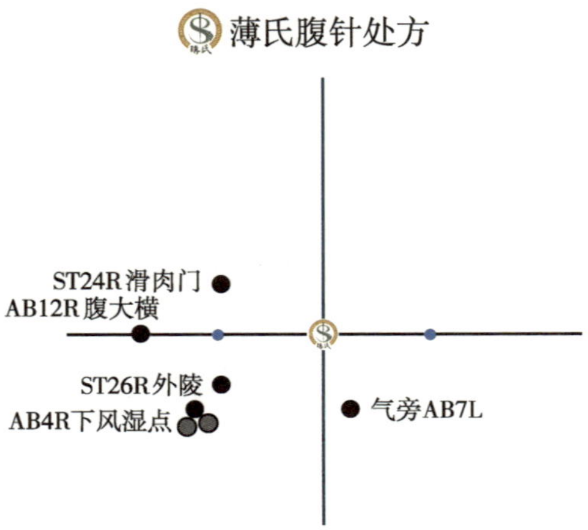

图 8-2-24 腹针治疗膝关节炎验案处方

【膝关节炎验案二】

聂某，女，70 岁，退休，1991 年 11 月 21 日就诊。

患者自述患膝关节炎 32 年，20 年前因关节疼痛生活不能自理退休，后经中西药治疗数年后缓解，但长年双膝关节疼痛，时重时轻。较轻时关节屈曲困难，但走路时无不适感，较重时需执杖而行，上坡、上台阶疼痛，近期诸症加重，故来诊。检查：双膝关节肿胀、压痛、变形，皮温不高，全屈过伸试验（++）。X 线片提示：①双膝关节腔隙增宽，上、下关节囊内积液；②关节韧带呈不同程度钙化征象；③关节边缘有骨刺样增生。诊断：老年性骨性关节炎急性发作。

治疗：取穴滑肉门（双）、外陵（双）、下风湿点（双）、调脾气（如图 8-2-25 示）。针刺人部，留针 30 分钟。针刺 6 次后，双膝关节肿胀消退，关节疼痛明显缓解，上下楼梯不用拄拐杖。3 个月后随访，病情稳定，一直保持治疗后的状况。

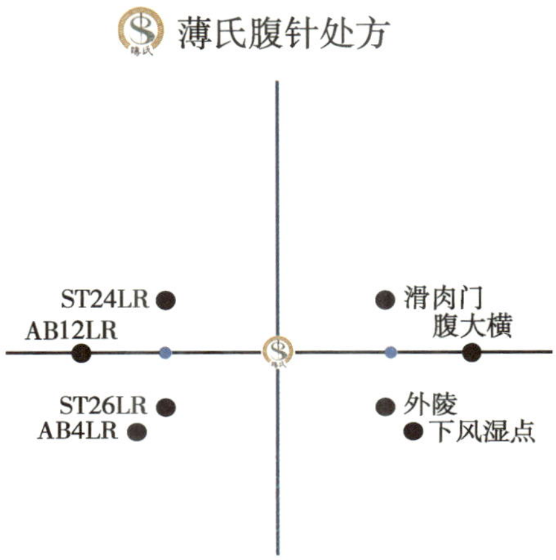

图 8-2-25　腹针治疗膝关节炎验案处方

四、腹针治疗下肢病相关研究

下肢疾病是临床上常见且多发的病症，严重时可致患者生活受限、行动不便，给患者带来极大痛苦，常见的下肢疾病有腰椎间盘突出症、退行性膝关节病等。近年来，腹针疗法作为一种新型的中医针灸治疗方法，在下肢疾病的治疗中取得了显著的效果。

（一）兰州军区乌鲁木齐总医院腹针脑病康复中心郭万刚、马林儒等在《中国针灸杂志》2003 年第 3 期发表《腹针为主治疗腰椎间盘突出症 50 例疗效观察》的文章。

1. 临床资料

郭万刚等选取了腰椎间盘突出症患者 98 例门诊患者，随机分为腹针组和电针组，腹针组 50 例，对照组 48 例。所有患者均经 X 线检查确诊，大部分经 CT 证实。腹针组 50 例患者中男性 31 例，女性

19例；病程1~6个月20例，1年以上12例；腰痛伴一侧下肢痛24例，腰痛伴双侧下肢痛5例，单纯一侧下肢痛21例。

2. 治疗方法

（1）腹针组

主穴：水分、气海、关元。

配穴：急性腰椎间盘突出者加水沟、印堂；病程较长者加气穴；以腰痛为主加外陵（双）、四满（双）；合并下肢痛者加气旁（双）、外陵（患）、下风湿点（患），并灸神阙。根据病程长短而决定针刺深浅，病程短浅刺，病程长深刺，手法采用轻刺激，以无酸、麻、胀感为宜，高血压患者禁灸。

（2）电针组：主穴取腰夹脊穴、肾俞、患侧秩边。配穴：患侧风市、阳陵泉、足三里、悬钟，得气后接通G-6805型电针治疗仪，用连续脉冲波，电流以患者能耐受、感觉舒适为度。

两组均留针30分钟，每天1次，6次为1个疗程。疗程间休息3天，第4疗程结束后统计疗效。统计学方法采用χ^2检验。

3. 治疗结果

腹针组临床症状基本消失者20例；临床症状体征基本消失，但活动较多仍有隐痛不适感者24例；临床症状体征减轻，活动后症状加重者6例；临床症状体征治疗前后无变化者0例。疗效优于电针组。

（二）中国人民解放军三七七医院的王志中、李君梅等在《针灸临床杂志》2002年3期刊登《腹针治疗退行性膝关节病23例》的临床观察文章。

1. 临床资料

王志中等选取门诊23例无明显外伤史的退行性膝关节病患者，

经 X 线检查均提示膝关节有不同程度骨质增生改变，年龄 45~76 岁，平均 63.5 岁；病程 1~42 个月，平均 13 个月；其中伴膝关节腔狭窄者 15 例。患者出现膝关节疼痛和功能受限症状，体检有髌骨软骨面或胫骨内外侧关节间隙压痛，髌骨关节摩擦痛等体征，X 线检查早期无明显异常，后期有不同程度退行性改变（如关节间隙变窄、骨质增生），严重者出现膝部内、外翻畸形。实验室检查：抗链球菌溶血素 O 试验（－），类风湿因子、血沉皆正常。

2. 治疗方法

取穴：以天地针（中脘、关元）、外陵、大横。

配穴：滑肉门、下风湿点、气旁。左侧膝关节病变，取穴以腹部左侧穴位为主，右侧膝关节病变多取腹部右侧穴。

施术时，要求患者轻缓屈伸膝关节，10~15 次 /min，以不感到膝关节酸困为度。

3. 治疗结果

膝关节肿痛消失，活动自如，1 年未复发的痊愈者 17 例；膝关节肿痛明显减轻，活动时仍有僵硬不适感的显效者 4 例；膝关节肿痛减轻，静息下膝关节无疼痛，活动时可有疼痛的有效者 2 例；治疗前后无改善的 0 例。痊愈率 73.91%。

（三）兰州军区乌鲁木齐总医院中医科卓鹰医师通过在新疆腹针中心的临床诊疗观察在《中国针灸》2001 年增刊上发表了《几种常见风湿病的腹针治疗》的文章，归纳内容如下。

1. 类风湿关节炎

主穴：中脘、下脘、气海、关元、滑肉门、外陵。

配穴：肩及上肢疼痛不适加上风湿点；手腕及手指疼痛不适加

上风湿外点；膝关节及下肢疼痛不适加下风湿下点；踝及足部疼痛不适加下风湿下点；日久脾虚加大横。

虚寒证：加灸神阙。

2. 风湿性关节炎

主穴：大横、滑肉门、外陵。

配穴：肩及上肢疼痛不适加上风湿点、上风湿外点；膝关节及下肢疼痛不适加下风湿点、下风湿下点。

3. 强直性脊柱炎

主穴：中脘、下脘、气海、关元。

配穴：颈部疼痛不适加商曲、滑肉门；背部疼痛不适加滑肉门、太乙、石关；腰背部疼痛不适加商曲、天枢；腰痛加水分、气旁、外陵；寒湿证加上风湿点、下风湿点；肩及上肢疼痛不适加商曲、滑肉门、上风湿点、上风湿外点；髋关节及下肢疼痛加外陵、下风湿点、下风湿下点。

虚寒证：加灸神阙。

4. 白塞病

本病针刺反应阳性，故针刺操作应慎重。腹针治疗主要针对关节病变。

主穴：中脘、下脘、气海、关元、大横、上风湿点、下风湿点。

配穴：肩膀及上肢疼痛不适加滑肉门、上风湿外点（患侧）；髋关节加滑肉门、外陵（患侧）；膝关节及下肢疼痛不适加下风湿点、下风湿下点；踝及足部疼痛不适加下风湿下点（患侧）；手腕及手指疼痛不适加上风湿外点（患侧）。

5. 硬皮病及硬皮病综合征

腹针治疗主要针对骨和关节、肌肉、筋膜病变，具有镇痛、改善症状的作用。

主穴：中脘、下脘、气海、关元，灸神阙。

配穴：肩膀及上肢疼痛不适加滑肉门、上风湿点、上风湿外点（患侧）。下肢疼痛不适加外陵、下风湿点、下风湿下点。

6. 风湿性多肌痛

主穴：滑肉门、外陵、大横。

配穴：肩胛痛加商曲（健侧）；上肢疼痛不适加上风湿点、上风湿外点（患侧）；下肢疼痛不适加下风湿点、下风湿下点；膝关节疼痛不适加下风湿点（患侧）；踝及足部疼痛不适加下风湿下点（患侧）；手腕及手指疼痛不适加上风湿外点（患侧）。

虚寒证：加灸神阙。

7. 代谢性骨病的骨质疏松症

主穴：中脘、关元、气旁。

配穴：肩膀及上肢疼痛不适加上风湿点、上风湿外点（患侧）；膝关节及下肢疼痛不适加下风湿点、下风湿下点（患侧）。

8. 骨坏死

主穴：中脘、关元、滑肉门、外陵，加气旁，灸神阙。

配穴：股骨头坏死加外陵三角刺（患侧）；肱骨头缺血性坏死加滑肉门三角刺（患侧）、上风湿点（患侧）；膝关节缺血性坏死加下风湿点三角刺（患侧）；腕关节缺血性坏死加上风湿点、上风湿外点（患侧）；足踝部组织缺血性坏死加下风湿点、下风湿下点（患侧）。

9. 痛风

主穴：腹四关，即滑肉门、外陵，加大横。

配穴：肩、肘、腕及指间关节疼痛不适加上风湿外点（患侧）；膝关节痛加下风湿点（患侧）；踝及脚关节痛加下风湿点、下风湿下点（双侧）。

（四）小结

腰椎间盘突出症是脊柱外科常见病和多发病，是引起下腰痛和腰腿痛的最常见原因。主要由于腰椎间盘各部分（髓核、纤维环及软骨板），尤其是髓核，有不同程度的退行性改变后，在外力因素的作用下，椎间盘的纤维环破裂，髓核组织从破裂之处突出（或脱出）于后方或椎管内，导致相邻脊神经根遭受刺激或压迫，从而产生腰部疼痛，并产生一侧下肢或双下肢麻木、疼痛等一系列临床症状。一般认为，腰椎间盘突出物对神经根存在机械压迫，但机械压迫并不能直接产生根性痛，而是由于突出的髓核压迫神经根，致使其周围组织长期受压而产生水肿、充血、粘连、纤维组织增生等继发性无菌性炎症而引起疼痛。退行性膝关节病是临床的常见病、多发病，其主要表现为膝部疼痛、功能受限，严重者出现不同程度膝内、外翻畸形，主要病理改变为关节软骨退变、关节间隙狭窄、滑膜炎性增生以及关节边缘骨质增生等。临床上治疗方法很多，但疗效不尽如人意。现代医学将退行性膝关节病临床表现的膝痛症状分为静息痛和活动痛两个方面。近年来，研究表明，退行性膝关节病静息痛与骨髓腔压力升高有关，而骨髓腔压力升高又与静脉瘀滞、关节退变有关，其中骨内外静脉瘀滞是引起骨髓腔压力升高的主要因素，骨内外静脉瘀滞，使骨髓腔内血流动力压增高，局部瘀血缺氧，产生炎性反应、渗出等，致组织水肿、关节疼痛。风湿病是一组涉及关节、骨骼、肌肉及其周围软组织（如肌腱、韧带、滑囊等）的疾病，种类繁多，病因复杂，临床表现多样性。

腰椎间盘突出症和退行性膝关节病均属中医的“痹病”“腰腿痛”范畴，风湿病统称“痹病”。多以内伤为主，辨证多与脾肾精血亏虚、督脉失养有关，加之机体感受风、寒、湿邪或跌仆挫伤，以致脉络闭阻，气血失和，不通则痛。为“本虚标实”之证，早在《黄帝内经》中就有“丈夫……七八天癸竭，精少，肾脏衰惫，形体皆极”，“肾主骨”，“肝主筋”，“腰者肾之府，转摇不能……不能久立，行则振掉”，“风寒湿三气杂至，合而为痹”的记载；《张氏医通》云：“膝为筋之府……膝痛无有不因肝肾虚者，虚则风寒湿气袭之。”随着年龄的增长，肝肾精血日渐衰耗，无以充盈筋骨，骨枯则髓减，骨质因而疏松；长期负重，骨骼进而变形、增生，筋不得精血滋润则关节活动不利；年老体虚，气血不足，血运迟缓，机体防御功能下降，易为风寒邪气外侵，痹阻经脉，故关节疼痛。风湿病内因是脏腑病变，外在表现多为肢体关节症状。

腹腔内集中了人体许多重要的内脏器官，人体生命活动的许多功能均是在这些重要器官正常生理活动下才得以完成。同时腹部分布大量的经脉，为气血向全身输布、内联外达提供了较广的途径。腹针通过针刺腹部穴位调节脏腑、经络及相关部位气血功能，达到治疗全身疾病的效果。其中“天地针”两穴具有益气血、壮筋骨、调补先天与后天之本的作用。“腹四关”四穴具有通调气血、疏理经气、引脏腑之气向全身布散达肢体末端的作用。“调脾气”有祛湿、健脾、滑利关节的作用。“风湿点”具有祛风除湿、消肿止痛、化瘀通络的作用。通过取任脉的气海、关元以及肾经的四满、气穴来培补元气、通调督脉气血；取足阳明胃经腧穴外陵以补后天气血不足；而水分是治疗腰部疾病的特定穴。以上诸穴配合使用，可起到扶正固本、祛风除湿、化瘀通络的作用。用腹针治疗风湿病既调节脏腑功能又缓解肢体关节症状，具有标本兼治的作用。

王志忠认为腹针的原理是调整脏腑功能，输达气血，促进关节组织血液循环，这一作用机制与骨内压升高引起膝关节疼痛的理论相吻合，其理由有三点：第一，从中医学对脐腹的认识看，腹部是人体的一个重要部位，在腹腔内集中了人体许多重要的内脏器官，人体的正常生理功能都是在这些脏器功能正常运行下得以维持；同时腹部还分布有大量的血管、神经，为周身输布气血津液、内联外达提供了广泛途径。因此，中医认为腹部存在着一个以神阙为中心，与全身气血运行相关的循环系统，存在着一个形成于胚胎时期的全身高级调控系统。从中医对脐腹的认识不难看出，针刺腹部某一特定点，会影响到机体某一局部的血液循环。第二，临床观察证实，运用腹针治疗退行性膝关节病，治疗过程中患者均可自感膝部发热或发胀，随后出现膝痛缓解。第三，在针刺过程中，进行减负状态下轻缓屈伸膝关节的运动方式，一方面可直接降低关节腔内压力，缓解骨内压升高情况，促进关节局部血液循环；同时可达到运动止痛的作用。研究表明，运动疗法在治疗运动系统软组织损伤时，针刺过程中患部发放下行冲动，在基底节、丘脑、脑干网状结构和脊髓水平控制伤害性传入，产生突触前抑制和突触后抑制，改变传入信息的特性，使伤害性刺激在中枢神经系统内产生的异常活动模式转为（或恢复到）正常的活动模式，从而产生疼痛持续缓解。另一方面，疼痛的缓解使减负状态下膝关节的持续运动方式类似于手法治疗下膝关节的持续被动运动模式。研究证实，关节持续被动活动可促进滑液向关节软骨的浸透和扩散，改善组织的营养代谢，有助于改善关节周围的血液循环，降低骨内压，促进关节周围组织的自身修复。

郭万刚在文章中提到：韩氏通过长期对针刺镇痛原理的研究后认为，在病理情况下，针刺刺激过强，镇痛效果反而不佳。腹针的轻刺激手法，则对腰椎间盘突出引起的疼痛起到较好的镇痛作用。特别是腹针治疗早期腰椎间盘突出症，具有疗效好、疗程短、复发率低等优点。

第三节　头部常见病

一、头痛

头痛（headache），既是中西医病名，也是症状名。是一个临床常见症状。指因外感六淫、内伤杂病而引起的，以头痛为主要表现的一类病证。头痛是临床常见的自觉症状，可单独出现，亦见于多种疾病的过程中。发生于多种急、慢性病过程中，其病因病机极为复杂，一般治愈与其相关的疾病，头痛即可随之缓解。可分为外感性头痛与内伤性头痛两大类型。

【病因病机】

1. 外感头痛　感受风寒湿邪，留滞于头部经络，气血痹阻，遂致头痛。若风寒得解，则其痛停止，但因湿邪内伏，每遇阴雨风寒天气则复发，故俗称头风。

2. 内伤头痛　有肝阳头痛、痰浊头痛、血虚头痛、瘀血头痛等多

笔记栏

种证型，尤以血虚和瘀血两型较为多见。血虚头痛多因久病体虚或失血之后，血虚不能上荣脑髓，络脉空虚而为头痛。瘀血头痛多因头痛日久，久痛入络，络脉瘀滞；或因跌仆损伤，脑髓受损，气血运行不畅，均可形成瘀血头痛。

【腹针治疗】

基本处方：中脘、阴都（如图 8-3-1 示）。

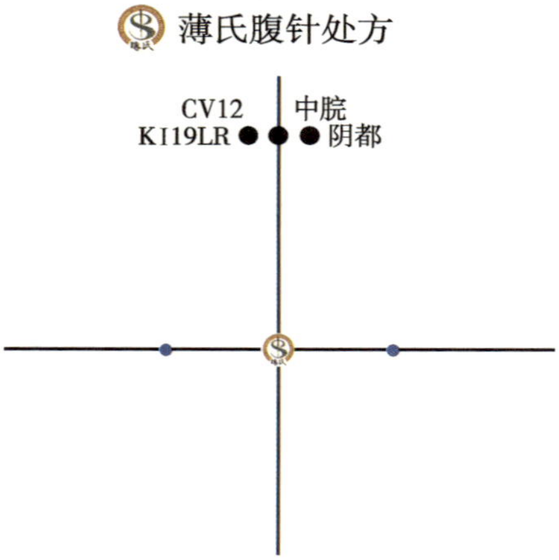

图 8-3-1　腹针“头痛方”

分析：中医认为头为“诸阳之会”“清阳之府”，又为髓海所在，凡五脏精华之血，六腑清阳之气，皆上注于头。故凡六淫之邪外袭，上犯颠顶，邪气羁留，阻抑清阳；或内伤诸疾导致气血逆乱，瘀阻经络，脑失所养，均可发生头痛。并且中医把头痛分为外感头痛与内伤头痛两大类型。

针灸时多采用先分辨疼痛的部位然后分经取穴的方法来治疗，如头项痛属太阳经、前额痛属阳明经、头侧痛属少阳经、头顶痛属厥阴经等，在局部取穴的同时，根据所属经脉再配以远道的经穴。这样，不仅现代医学中诸多病因引起的头痛均可得到这种简捷的辨证治疗，而且还常常会收到意想不到的效果，使患者很快从痛苦中解脱出来。

腹针既遵循了传统针灸的基本原则，又运用了中医的理论，因此形成了自身的一些辨证施治特点。在腹针中，离为天，而中脘又位于离廓的上缘，因此代表头部，又与腹部全息图的头部相合。使用中脘治疗头部疾病属定位取穴法，故当浅刺，刺其天部或人部，并取中脘及左右阴都穴，中脘上、下各 5 分共 5 穴来分别治疗头部的 4 个部位，即前额取中脘上、后正中取中脘下、左侧取左阴都、右侧取右阴都，并根据病因之不同，或用曲池以解表，或用气海、天枢为补虚，或用气海、关元、滑肉门来运行气血，活血行瘀，再辅以针刺的浅深，便可取得良好的效果。

腹针治疗验案一外感头痛时，亦是在常法不效后方施之，并且在定位取穴的同时配以曲池解表清热，均刺天部以祛邪而不伤内。治疗验案二内伤饮食，外感风邪头痛时，则注意驱散外邪，调理胃肠。治疗验案三内伤头痛，用离、坎廓的中脘、气海、关元健脾补肾以充脑髓，用巽廓的滑肉门以疏肝气举清阳，使肝、脾、肾三脏逐步调理而头痛渐愈。因此，对于气虚、血虚、食滞、肝逆或肾虚、痰瘀之类的内伤头痛，该方均可升阳补气、补血平肝、消食燥痰、平肝息风、化瘀通络、补肾填髓等，为治疗头痛起到了积极的作用。但需在临证时随实而泻、随虚而补、随急而浅、随久而深才能取得较为满意的临床效果。

辨证加减：

1. 外感头痛　中脘、阴都、曲池（双）（如图 8-3-2 示）或十二井放血。

笔记栏

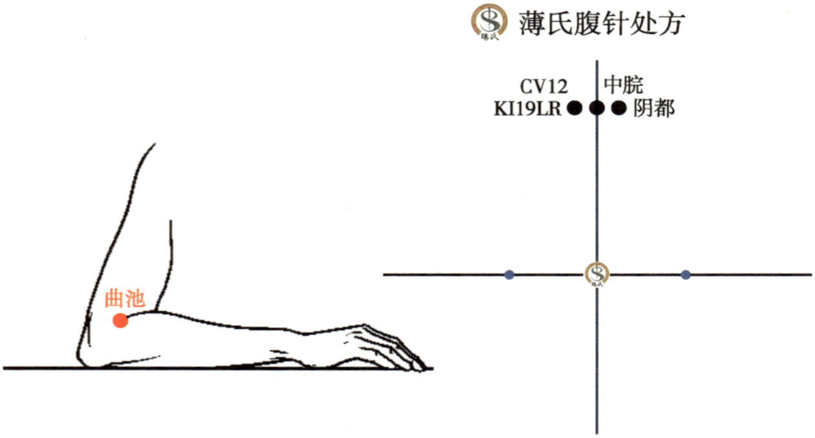

图 8-3-2　腹针“外感头痛方”

2. 血虚头痛　中脘、阴都、气海、天枢（双）（如图 8-3-3 示）。

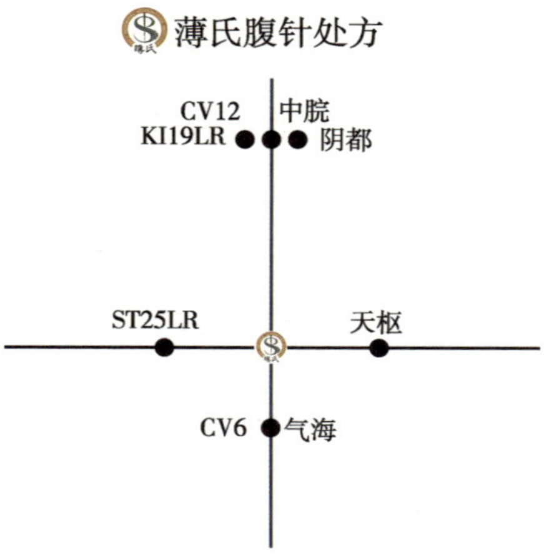

图 8-3-3　腹针“血虚头痛方”

3. 瘀血头痛　中脘、阴都、气海、关元、滑肉门（双）（如图 8-3-4 示）。

笔记栏

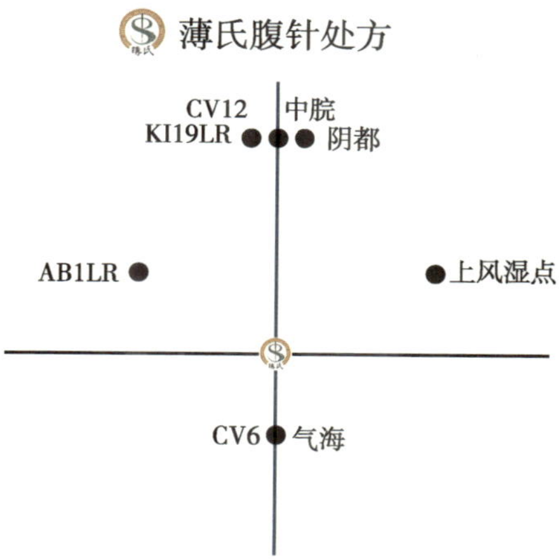

图 8-3-4　腹针“瘀血头痛方”

【验案一】

李某,男,34 岁,干部,1991 年 7 月 31 日就诊。

患者自述感冒 3 天,高热伴头痛,右侧头顶部痛欲裂。经注射阿尼利定,口服及静脉滴注柴胡类等药物制剂后,高热已退,但头痛未减,故来诊。检查:脉浮紧,舌质红,苔薄白。诊断:外感头痛。

治疗:取穴风池(右)、头维(右)、太阳(右)、外关(左)。针刺 20 分钟后,疼痛略停片刻又发如前,遂改施腹针阴都(右)三星刺,各进针 5 分钟后,头痛顿止,又加刺曲池(双)后,更觉头部清爽而愈。

【验案二】

尚某,男,29 岁,摄影师,1992 年 3 月 14 日就诊。

患者自述 3 天前酒后感风寒,随即引发头顶部钝痛,两颈部血管隆起且搏动明显,每跳动一下剧痛一次,急诊室观察治疗 1 天后未能缓解,转入内科治疗。3 天来,昼夜疼痛未得稍息,曾用哌替啶等止

笔记栏

痛，效不满意，请求会诊。检查：脉浮滑，舌体微胖，舌质红，苔黄腻。诊断：内伤饮食，外感风寒头痛。

治疗：取穴中脘（梅花刺）、商曲（双）、滑肉门（双）、天枢（双）、气海（如图 8-3-5 示）。均针刺天部后，头痛大大减轻。次日告知隆起的血管均已平复，已无血管搏动剧痛感，昨夜终于能够安睡，头顶部疼痛的面积亦缩小至 5cm × 5cm 大小的范围，但咳嗽时头痛仍剧。继针前穴后，头顶部疼痛消失，但咳嗽时尚有震痛感，后又针 1 次疼痛消失，饮食复常，痊愈出院。

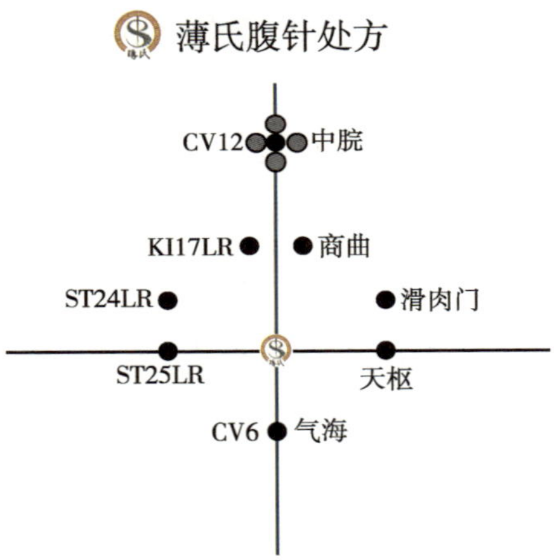

图 8-3-5　腹针治疗头痛验案处方

【验案三】

王某，男，51 岁，工人，1992 年 5 月 7 日就诊。

患者自述 20 余天前因左侧偏头痛住院，20 多天来每天头痛从未间断，且于午后 1~4 时疼痛更甚，发作时以哌替啶注射止痛。经 CT 检查发现：左额叶顶端有一小的肿物病灶，特请会诊。

诊断：内伤性头痛。

治疗：取穴中脘、阴都（左）、滑肉门（双）、气海、关元（如图 8-3-6 示），针刺人部得气后，疼痛略减轻，加艾条架灸神阙穴 30 分钟后，疼痛减轻大半。次日来告知，虽然尚感头痛，夜间已不影响睡眠，但午后头痛发作仍剧。依上穴针刺地部后疼痛当即消失。翌日告知，午后疼痛时间缩短，程度减轻。尔后依上法针刺加灸神阙共 10 余日，痊愈出院。因患者经济方面的原因未做 CT 复查，半年后随访，出院后即已上班，虽曾感冒，但未引发前症。

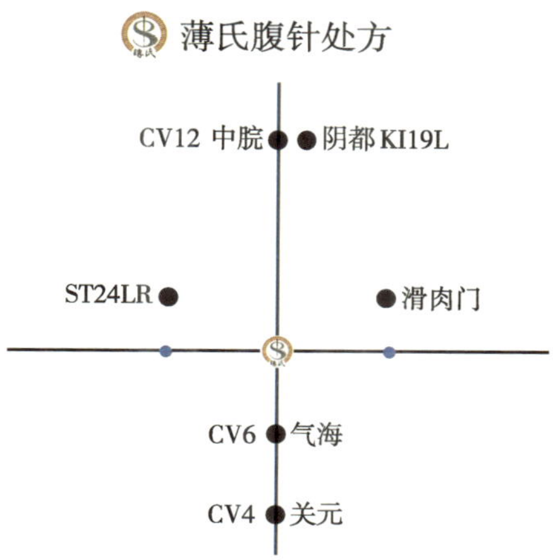

图 8-3-6　腹针治疗头痛验案处方

二、眩晕

眩晕（vertigo）是眩和晕两种症状的总称，也称“眩晕症”。眩即目眩，眼前昏花缭乱；晕为头晕，谓头部运转不定的感觉。两者可以单独出现，也可以同时兼见，两者兼见者，乃称眩晕。本病一般无意识障碍，部分患者可伴恶心、呕吐、全身大汗和面色苍白等迷走神经刺激症状。《证治汇补》：“眩者，言视物皆黑；晕者，言视物皆转，二者兼有，方曰眩晕。”眩晕又称“眩运”“眩冒”“旋晕”“头旋”等。

笔记栏

【病因病机】

眩晕的病因，以内伤为主。然历代各医家认识不一，如《素问·至真要大论》说“诸风掉眩，皆属于肝”，说明肝风可引起眩晕；《灵枢·海论》和《灵枢·口问》又分别指出“髓海不足”和“上气不足”是引起眩晕的病因病理。张仲景则多从痰饮论治，朱丹溪认为“无痰不作眩”，张景岳强调“无虚不作眩”，认为“眩运一证，虚者居其八九，而兼火兼痰者，不过十中一二耳”。陈修园在《医学从众录·眩晕》里综合各家学说，阐明上述几个因素的相互关系，认为本病之病根属虚，病象如实。

临床上，本证以肾、脾之虚居多，然后兼杂风火、痰浊等不同因素。现分述如下。

1. 肝阳上亢　如素体阳盛，肝阳上亢，发为眩晕，或因长期忧郁恼怒，气郁化火，使肝阴暗耗，风阳升动，上扰清空，发为眩晕。或肾阴亏，不能养肝，以致肝阴不足，肝阳上亢，发为眩晕。如《临证指南医案》华岫云按说：“经云诸风掉眩，皆属于肝，头为六阳之首，耳目口鼻皆系清空之窍，所患眩晕者，非外来之邪，乃肝胆之风上冒耳，甚则有昏厥跌仆之虞。”

2. 气血亏虚　久病不愈，耗伤气血，或失血之后，虚而不复，或脾胃虚弱，不能健运水谷以生化气血，以致气血两虚，气虚清阳不展，血虚则脑失所养，皆能发生眩晕。如《灵枢·口问》所载：“上气不足，脑为之不满，耳为之苦鸣；头为之苦倾，目为之眩。”《证治汇补》：“血为气配，气之所丽，以血为荣，凡吐衄崩漏产后亡阴，肝家不能收摄荣气，使诸血失道亡行，此眩晕生于血虚也。”说明气血亏虚皆可发为眩晕。

3. 肾精不足　肾为先天之本，藏精生髓。若先天不足，肾阴不充，或老年肾亏，或房劳过度，均使肾精亏耗，而脑为髓之海，髓海不足，于是上下俱虚，发生眩晕。如《灵枢·海论》说“脑为髓之海”，“髓海有余，则轻劲多力，自过其度；髓海不足，则脑转耳鸣，胫酸眩冒，目无所见，懈怠安卧”。

4. 痰浊中阻　恣食肥甘，劳倦太过，伤于脾胃，健运失司，以致水谷不化精微，聚湿生痰，痰湿中阻，则清阳不升，浊阴不降，发为眩晕。如《丹溪心法·头眩》说：“头眩，痰挟气虚并火，治痰为主，挟补气药及降火药。无痰则不作眩，痰因火动，又有湿痰者，有火痰者。”

综上所述，眩晕一症，与肾、脾、肝关系甚为密切，肾、脾之虚与肝郁是病之本，肾阴虚每兼肝阳上亢，肾阳虚则寒水上泛，脾虚者多兼痰饮，肝郁者多为肝阳上扰且多伤阴。临床宜分标本缓急，按照“急则治其标，缓则治其本”的原则，进行辨证施治。

现代医学中的内耳性眩晕、脑动脉硬化、高血压、贫血、神经衰弱以及某些脑部疾患等，均会出现眩晕，当辨病后再辨证施治。

【腹针治疗】

基本处方：引气归元、商曲（双）、气穴（双）（如图 8-3-7 示）。

分析：现代医学大致把引起眩晕的病因分为三种大的类型：周围性眩晕（耳源性）、中枢性眩晕和全身性疾病引起的眩晕。这三种眩晕在临床上均较常见。

中医认为眩晕以肾、脾之虚居多，因此，腹针治疗眩晕的处方以引气归元加商曲、气穴构成基础方。引气归元“以后天补先天”，不仅可以补脾，而且可以补肾，而商曲、气穴又都是足少阴肾经的

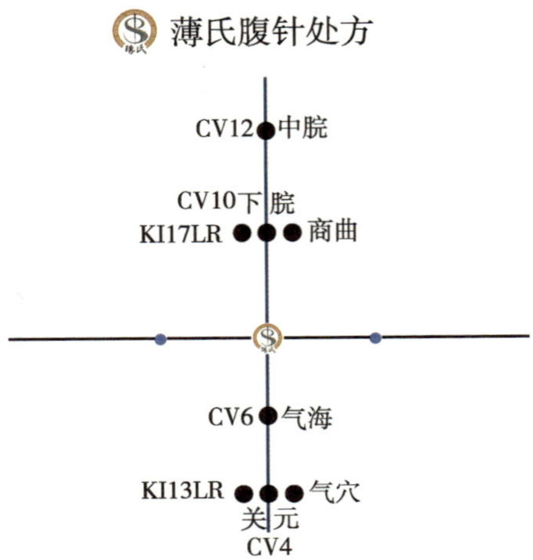

图 8-3-7　腹针“眩晕方”

经穴，商曲位于离廓，气穴位于坎廓，更能增加补脾肾的功效。因此，无论气血亏虚型还是肾精不足型，均可用上方加以调理。而对于兼杂风火、痰浊等不同因素的眩晕，引气归元中的中脘、下脘两穴合用有理中焦、调脾胃、燥水湿的功效，其中的气海、关元两穴合用有补肝肾、抑肝阳的作用。因此，同样也可以治疗肝阳上亢型与痰湿中阻型的眩晕。如果在治疗肝阳上亢型的眩晕时加配兑廓、震廓的大横穴用以调肝肾，有壮水之主，以水涵木之意，其效更佳。

近年的研究结果表明，穴位具有双向调节的作用，当脏腑的功能失衡时，穴位可以根据脏腑的状态进行有序的调节，使之逐渐恢复稳态。如心率快时，针刺内关可以使之趋缓；心率慢时，针刺内关可以使之逐渐增快。穴位的这一特性，使针灸的处方存在一种巨大的潜在势能，这一势能是针灸疗法所独有的，而且也是有别于药物疗法的一个重要的方面。因此，针灸的临床疗效较大程度地依赖于选穴配方的合理性与针对性，而对寒、热、虚、实的辨证，虽然也是针灸施治时的重要方面，但并不像药物治疗时那样突出。以胃痛为例，针灸治疗时首先选定的处方是内关、中脘、足三里，然后根据胃痛的证型来决定配穴，再根据寒、热、虚、实来决定对穴位的刺激方式，是虚寒性胃痛则灸治穴位或针刺加灸，是实热性胃痛则强刺激穴位以泻其有余。而中药治疗则需要先进行辨证分型，分清胃痛属于肝胃不和、脾胃虚寒、气滞血瘀、气郁化火、中气下陷或胃阴亏虚中的哪种证型，然后才能根据证型的不同投以不同的方剂。故在临床上针灸治疗时只要选穴配方适宜，针刺手法得体，这组处方便不仅适用于某些疾病的虚证，而且也适用于同种疾病的实证，这点无须太多地去考虑。

在下面的典型病例中，验案一是梅尼埃病急性发作，属虚中杂实，以实为主，故采用刺激较强的手法，每隔 5 分钟行针 1 次，以催经气。而对其他的病例，则因其虚而留针候气，对术后甚虚的患者则除手法施用补法外，更以灸神阙补其中气。

同时，治病时亦需注意轻重缓急，随兼证的不同而各有区别。如验案三椎基底动脉供血不足性眩晕的治疗则是在主治眩晕的同时兼顾调经气以调四末，而当眩晕减轻后，则当主治四肢而兼顾眩晕。因此，腹针治疗时主张审时度势、知微达变、有理变通，才能取得较佳的临床效果。

辨证加减：

1. 实证　刺激略强，或可每隔 5 分钟行针 1 次，以泻其实。

2. 虚证　刺激稍弱，神阙穴艾架灸。

3. 伴胃部胀满、呕吐等症　引气归元、商曲（双）、气穴（双）、梁门（右）（如图 8-3-8 示）。

笔记栏

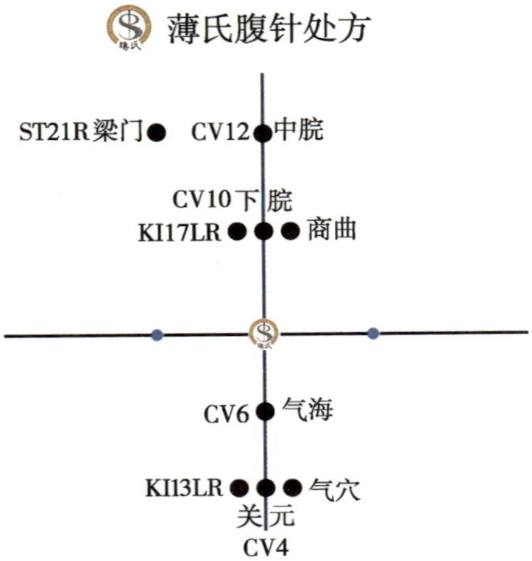

图 8-3-8　腹针治疗眩晕(伴胃部胀满、呕吐)处方

4. 由椎基底动脉供血不足导致的眩晕　引气归元、商曲(双)、气穴(双)、滑肉门(双)(如图 8-3-9 示)。

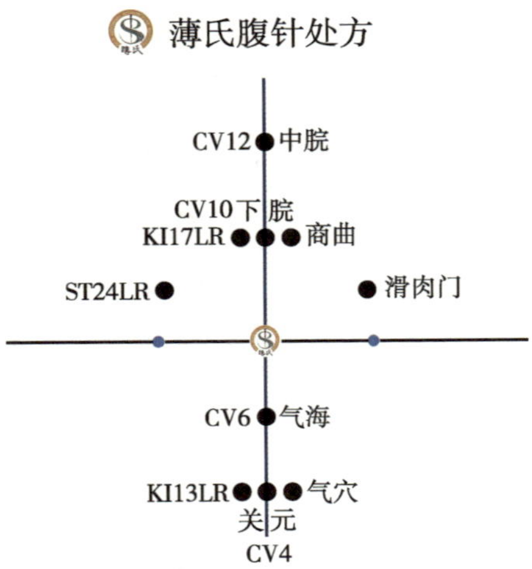

图 8-3-9　腹针治疗眩晕(椎基底动脉供血不足)处方

5. 由肝阳上亢与痰浊中阻所致眩晕　引气归元、商曲(双)、气穴(双)、调脾气(如图 8-3-10 示)。

笔记栏

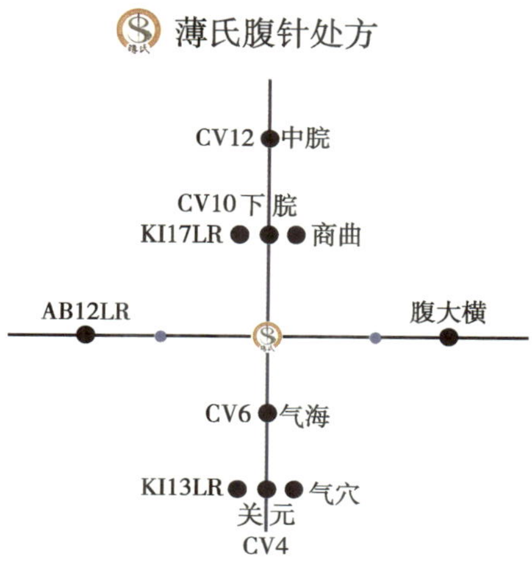

图 8-3-10　腹针治疗眩晕（肝阳上亢与痰浊中阻）处方

【验案一】

陈某，男，43 岁，工人，1993 年 12 月 20 日就诊。

患者自述 3 天前自觉头内胀满，不时出现眩晕、恶心症状，持续大约 10 分钟自行缓解，未引起注意。今晨起时突然出现眩晕、耳鸣、恶心、呕吐、头痛、头胀、不敢睁眼、平卧不能移动，随即由家人抬来急诊治疗。

查体：体温 36.8℃，脉搏 72 次 /min、律齐，呼吸 20 次 /min，血压 13.3/10kPa，面色苍白，精神不振，平卧位，不敢睁眼。询问病史，否认头部外伤史、耳部手术及耳毒性药物史，无循环系统或神经系统疾病史。五官科检查：左侧感音性耳聋，骨气导试验（+）。纯音听力曲线在低频区下降，高频区显著，响度平衡试验（+），眼球水平颤动呈快相运动。诊断：梅尼埃病。

治疗：取穴中脘、下脘、气海、关元、商曲（双）、气穴（双），针刺地部，进针 5 分钟后，头内胀满消失，眩晕缓解，后每隔 5 分钟行针 1 次，留针 40 分钟，上述诸症消失，留院观察 5 天，无任何不适与发

笔记栏

作，痊愈出院。

【验案二】

王某，女，54 岁，农民，1991 年 3 月 29 日就诊。

患者自述半年前无明显诱因突觉视物旋转，闭目亦感眩晕，左侧耳鸣伴头胀痛、恶心、呕吐，约持续半小时后缓解，缓解后自觉左耳憋胀，听力减退，后又间断发作多次，症状同前，近 1 个月余每晨发作 1 次，程度较前减轻，眩晕时虽伴头胀恶心，但无呕吐，在本院内科住院治疗 2 周，用 5% 碳酸氢钠及 2% 利多卡因等（量不详）治疗，效不佳，转科来诊。

查体：体温 37℃，脉搏 80 次 /min，呼吸 20 次 /min，血压 16/11kPa，发育、营养正常，神志清楚，颈椎活动正常。询问病史，否认外伤、手术及其他疾病。五官科检查：左侧感音性耳聋，发作时眼球呈垂直震颤快相运动。X 线片显示：颈椎正侧位无明显骨质增生。诊断：梅尼埃病。

治疗：取穴中脘、下脘、气海、关元、商曲（双）、气穴（双）、梁门（右）（如图 8-3-11 示），针刺地部，留针 30 分钟，针刺 3 次后，感觉

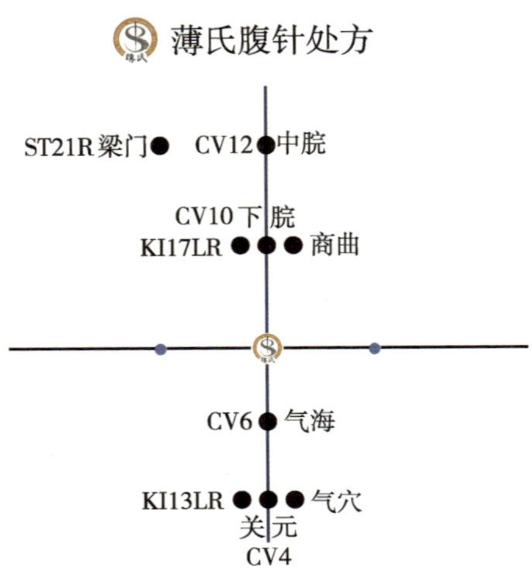

图 8-3-11　腹针治疗眩晕验案处方

头部清爽，每晨发作时间明显缩短，且程度减轻，后又针前穴 3 次，痊愈出院。

【验案三】

柴某，女，64 岁，农民，1993 年 11 月 7 日就诊。

患者自述 1993 年 10 月 10 日上午 9 时 10 分左右因情绪激动，突感剧烈头痛、头晕，继之右侧肢体活动不灵，跌倒在地。被人扶上床后，随即恶心、呕吐，呕吐物为胃内容物，呈喷射性，后入院抢救。经内科检查及 CT 造影提示为丘脑出血，经对症治疗，病情稳定。因头部眩晕，右半侧上下肢偏瘫转我科治疗。

诊断：①椎基底动脉供血不足性眩晕；②脑出血后遗症右半身偏瘫。

治疗：取穴中脘、下脘、气海、关元、商曲（双）、气穴（双），针刺地部，滑肉门（双）、外陵（双），针刺人部，留针 30 分钟（如图 8-3-12 示）。经上穴针刺 5 次后，眩晕由重转轻，逐渐消失，并伴随肢体功能

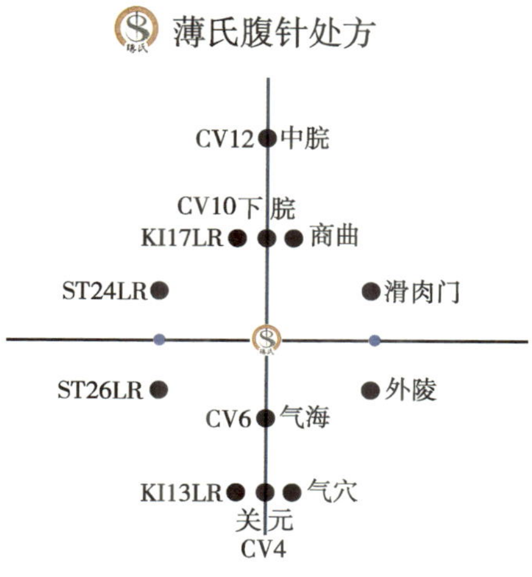

图 8-3-12　腹针治疗眩晕验案处方

的改善，从能坐起到直立，后改用治疗偏瘫的处方又治疗 5 次，上肢肌力达 3 级，下肢肌力达 4 级，右手活动自如，生活自理，康复出院。

【验案四】

宋某，男，58 岁，工人，1991 年 4 月 8 日就诊。

患者自述于 1991 年 3 月 24 日行食管下段肿瘤切除术后，次日出现眩晕，经外科治疗 10 余日无效，请求会诊。

查体：体温 37℃，脉搏 76 次 /min、律齐，血压 13/10kPa，发育中等，营养欠佳，面色苍白，神志清楚，精神不振，主动体位，查体合作，全身皮肤、黏膜苍白，睑结膜及口腔黏膜苍白，无黄染及出血点，浅表淋巴结无肿大，颈软无抵抗，颈项不能左右转动，头部不能稍动，枕头加高 10cm 即感头晕目眩，颈静脉无怒张，肺部（-），心率 76 次 /min，律齐，心尖部可闻及 2/6 级收缩期吹风样杂音，腹软，肝、脾未及，四肢活动自如。

神经系统检查：生理反射存在，病理反射未引出。血常规检验：血红蛋白 70g/L，红细胞 3.5×10^{12}/L，白细胞 6×10^{9}/L，红细胞直径 5μm，平均红细胞血红蛋白含量 20pg，平均红细胞血红蛋白浓度 29%。诊断：缺铁性贫血性眩晕。

治疗：取穴中脘、下脘、气海、关元、商曲（双）、气穴（双），针刺地部，艾架熏灸神阙穴，留针 30 分钟。次日再诊时家属告知，患者食欲增强，垫三枕喂食时已无眩晕感，后又依上法施治 3 次，颈部活动自如，自己可在病房缓慢散步，饭量增加，康复出院。

三、中风

中风（stroke）是中医学对急性脑血管疾病的统称，是指以猝然

笔记栏

仆倒，不省人事，醒后多有半身不遂、口眼㖞斜、舌强语謇等为主要症状的一类脑血液循环障碍性疾病。其轻者亦有不经昏仆，突然发生口眼㖞斜、半身不遂者。因发病急骤，症见多端，病情变化迅速，与风之善行数变特点相似，故名中风、卒中。中风发病率高，病死率高，致残率高，复发率高且并发症多，是威胁人类生命和生活质量的重大疾患之一。本病相当于现代医学的“脑卒中”，有关中风方面的记载，最早始于《黄帝内经》，在《黄帝内经》中有对不同的症状表现和发病的记载。

【病因病机】

在本病的病因方面，《黄帝内经》的记载也很多，如《灵枢·刺节真邪》云：“虚邪偏客于身中，其入深，内居荣卫，荣卫稍衰，则真气去，邪气独留，发为偏枯。”《素问·生气通天论》云：“阳气者，大怒则形气绝，而血菀于上，使人薄厥。”《素问·调经论》云：“血之与气，并走于上，则为大厥，厥则暴死，气复反则生，不反则死。”此外还认识到本病的发生与体质、饮食、精神刺激、烦劳过度等因素有着密切的关系。认为中风的发生，主要因素在于患者平素气血亏虚，与心、肝、肾三脏阴阳失调，加以忧思恼怒，或饮酒绝食，或房室劳累，或外邪侵袭等诱因，以致气血运行受阻，肌肤筋脉失于濡养；或阴亏于下，肝阳暴涨，阳化风动，血随气逆，夹痰夹火，横窜经隧，蒙蔽清窍，而形成上实下虚、阴阳互不维系的危急证候。因此，中风的发生归纳起来不外虚（阴虚、阳虚）、火（肝火、心火）、风（肝风、外风）、痰（风痰、湿痰）、气（气逆）、血（血瘀）六端，其中又以肝肾阴虚为其根本。此六端在一定条件下，互相影响，互相作用而突然发病。有外邪侵袭而引发者称为外风，又称真中风或真中；无外邪侵袭而发病者称为内风，又称类中风或类中。从临床上看，本病仍以内因引发者居多。

现代医学中的脑出血、脑血栓形成、脑梗死、蛛网膜下腔出血、脑血管痉挛等均属中医中风的范畴。一般而言，现代医学大致把脑血管病分为出血性脑血管病与缺血性脑血管病两大类。在急性期，出血性脑血管病的治疗以降低颅内压、降血压、止血和凝血为主；缺血性脑血管病的治疗以改善微循环、防治脑水肿、抗凝和溶栓为主。而后期的治疗方法则基本相同。近年科技的高速发展促进了现代医学诊断手段的不断更新，CT、MRI 等的逐步普及，使人们对脑血管疾病的诊断更加直观与准确。据报道，脑血管意外中也有出血与缺血并存的现象，为脑血管疾病的治疗提出了新的研究课题。

随着人们生活水平的提高与医学知识的普及，脑血管病的急性期大多采用现代医学手段进行救治；病情稳定后，出现后遗症，才寻求中医、针灸、理疗及其他的疗法进行康复。因此，临床上来寻求针灸治疗的主要是这一阶段的患者。尤其病程长达 1 年以上的患者，在传统针灸疗法疗效欠佳的情况下，腹针尚有较高的显效率，具有明显的优势。因此，本节所介绍的病例以脑血管病后遗症，也就是中医所说的以中风引起的偏瘫、语言不利等症为前提。

【腹针治疗】

基本处方：引气归元、商曲（健）、滑肉门（双）、上风湿点（患）、外陵（患）、下风湿点（患）（如图 8-3-13 示）。

分析：脑血管病后遗症是一种致残率很高的高发性疾病。目前采用针灸治疗这种疾病已成为人们所共知的较佳选择。而针灸治疗

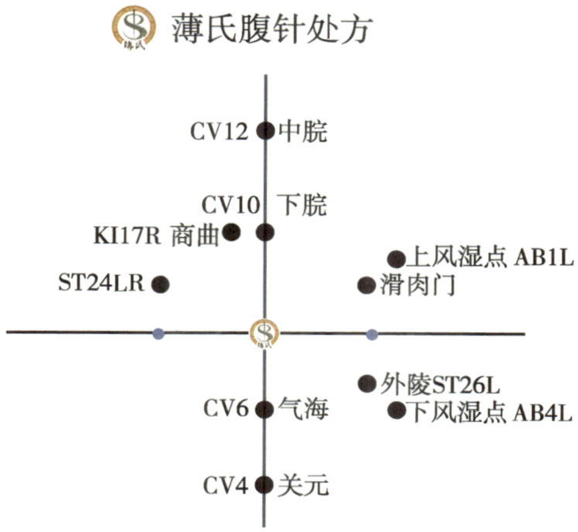

图 8-3-13　腹针“中风偏瘫方”

又可分为传统针刺法、头针、眼针等多种方法。尽管人们对该病的针刺方法和取穴处方不断改进，但据报道，各种方法在病程短的患者中疗效均较好，而对病程稍长的病例大多不甚理想。笔者认为，这种情况与对该病的辨治不当有关。

中医辨证施治的原则是“急则治其标，缓则治其本”。而脑血管意外与后遗症之间的急与缓，从救治过程的时间上甚难明确界定。因此，可以认定上述疾病的两个阶段之间可能还存在着一个因人而异、时间长短不一的过渡期，而在这一阶段各种针刺方法均有较佳的效果。不少文章都强调对该病针灸治疗早期介入的重要性，这大概与现行的多数方法都是对症治疗，较适宜于这一阶段疾病的辨证施治有关。病程一长，失去先机，理当“缓则治其本”，故其临床疗效欠佳。

中医治疗中风的原则是疏通经络，而病程一久，久病及里，损及脏腑的正常生理功能。脏腑与经络是标本关系，经络是标，脏腑为本，脏腑之气日衰，则经气鼓动无力。因此，对病程长的中风患者理当从治疗脏腑入手，才能取得更佳的临床效果。

腹腔内脏腑集中，因此，腹针调节脏腑的途径最短，效果最好。比较适宜于脑血管疾病后遗症的治疗。无论是该病的哪一阶段，只要能用中医的基础理论和腹针的理论作指导，临证悉变，就能收到很好的临床效果。

脑血管病后遗症大多为左半身偏瘫或右半身偏瘫两种。一般左半身偏瘫以气虚血滞、脉络瘀阻为主，右半身偏瘫以血瘀气滞、脉络瘀阻为主。

临床上又大致可以分为运动性障碍和感觉性障碍两大类型。运动性障碍型后遗症以语言和肢体功能障碍为主要临床表现，如吐字不清、上肢活动困难、手不能屈伸、下肢抬腿无力等；感觉性障碍型后遗症以面部和肢体的感觉障碍为主要临床表现，如半侧面部麻木，上肢沉重麻木不仁，手功能虽无障碍，但活动不灵活、无知觉，下肢麻木无力，足底部无感觉，行走时如踩在棉花上的感觉等。一般运动性障碍型后遗症病在脏腑，而感觉性障碍型后遗症病在经络。临证还要根据病程长短来定病位之浅深。

对于脑血管病后遗症，腹针疗法以引气归元为主方，以后天养先天，从治疗脾、肾入手，左半身偏瘫，以坤廓和乾廓的穴位为配穴，形成以补肺、脾、肾治疗气虚的处方。右半身偏瘫，以巽廓和艮廓的穴位为配穴，形成以补肝、脾、肾治疗血瘀的处方。如配兑廓和震廓的穴位则兼有举清阳、降浊阴之妙，亦兼顾通腑，因此，只要根据病位的深浅、病程的长短，选择合适的针刺深度、得体的补泻的手法，便会收到很好的临床效果。笔者在“中风偏瘫方”的基础上，辨证加减，最终形成腹针“偏瘫十一方”。

此外，因腹针对全身具有宏观调控的作用，在治疗偏瘫的同时亦可兼治不同患者的其他疾病，也能收到意想不到的效果。望大家在长期的临床实践中，不断摸索，不断积累，使腹针的理论体系逐渐完善。

辨证加减：

1.“偏瘫十一方”之一（中风伴头痛、头晕）

引气归元、商曲（双）、阴都（患）、滑肉门（双）、上风湿点（患）、外陵（患）、下风湿点（患）（如图 8-3-14 示）。

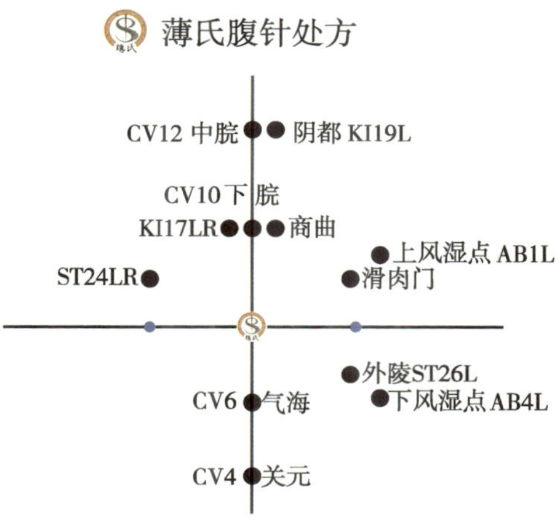

图 8-3-14　“偏瘫十一方”中风伴头痛、头晕方

2.“偏瘫十一方”之二：中风伴语言不利

中脘上、引气归元、商曲（双）、滑肉门（双）、上风湿点（患）、外陵（患）、下风湿点（患）（如图 8-3-15 示）。

3.“偏瘫十一方”之三：中风伴面瘫

引气归元、商曲（健）、滑肉门（双）、上风湿点（患）、外陵（患）、下风湿点（患）、阴都（患）（如图 8-3-16 示）。

笔记栏

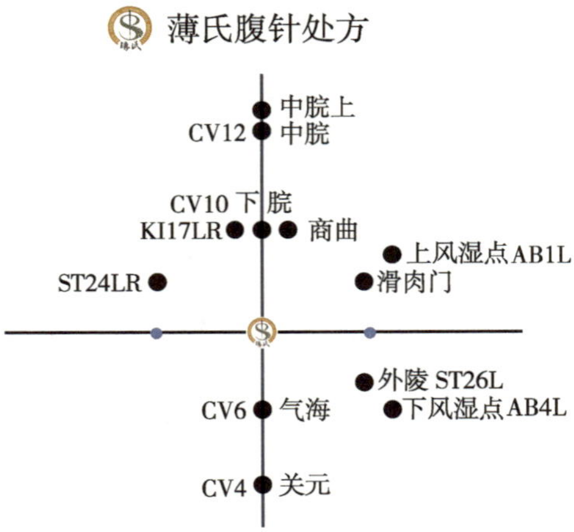

图 8-3-15　“偏瘫十一方”中风伴语言不利方

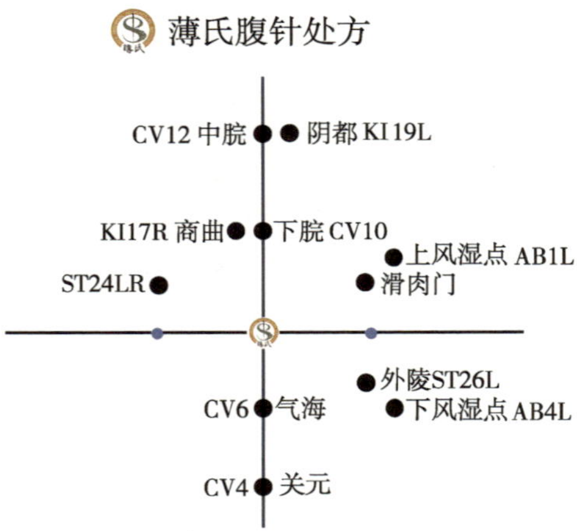

图 8-3-16　“偏瘫十一方”中风伴面瘫方

4.“偏瘫十一方”之四：中风伴肩痛甚

引气归元、商曲（健）、滑肉门（双）上风湿点（患）、外陵（患）、下风湿点（患）、滑肉门（患）三角刺（如图 8-3-17 示）。

5.“偏瘫十一方”之五：中风伴手功能障碍明显

引气归元、商曲（健）、滑肉门（双）、上风湿点（患）、上风湿上点（患）、上风湿外点（患）（如图 8-3-18 示）。

笔记栏

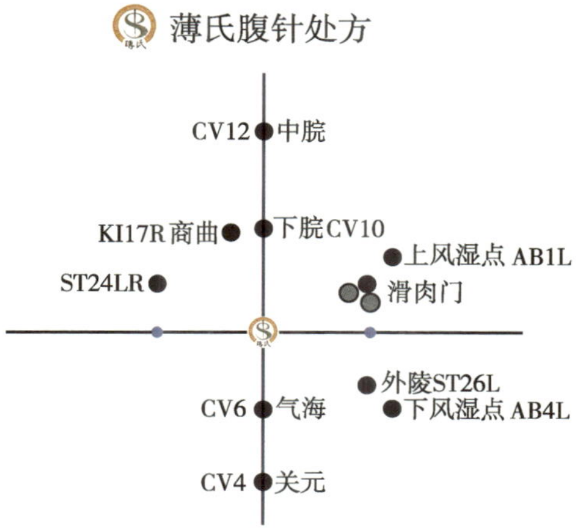

图 8-3-17　“偏瘫十一方”中风伴肩痛甚方

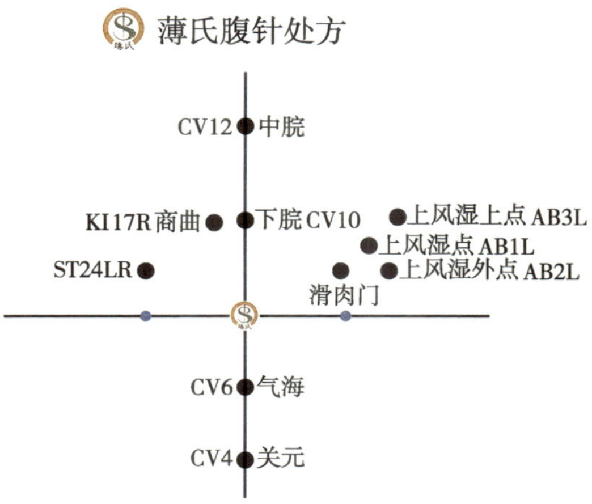

图 8-3-18　“偏瘫十一方”中风伴手功能障碍处方

6. “偏瘫十一方”之六：中风伴下肢无力

引气归元、商曲（健）、滑肉门（双）、上风湿点（患）、外陵（患）、下风湿点（患）、大巨（患）、气旁（健）（如图 8-3-19 示）。

7. “偏瘫十一方”之七：中风伴足内翻

引气归元、商曲（健）、滑肉门（患）、上风湿点（患）、外陵（患）、下风湿点（患）、下风湿内点（患）、气旁（健）（如图 8-3-20 示）。

笔记栏

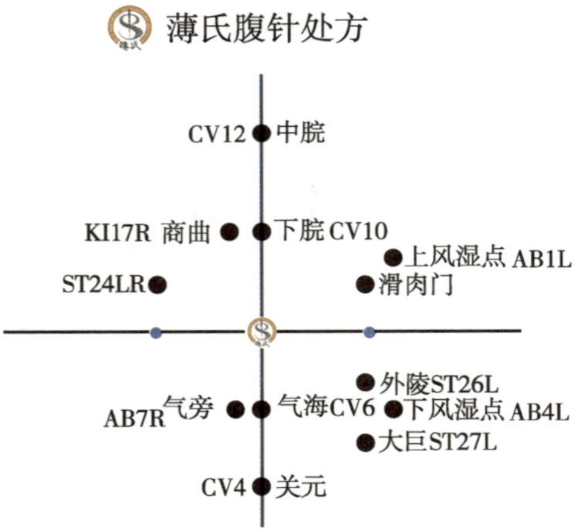

图 8-3-19　“偏瘫十一方”中风伴下肢无力方

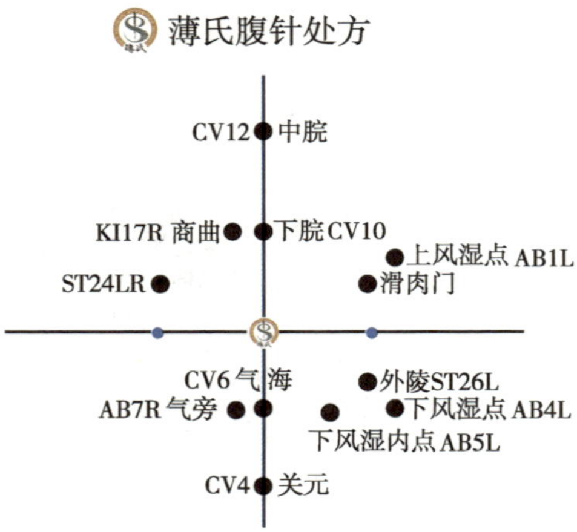

图 8-3-20　“偏瘫十一方”中风伴足内翻方

8.“偏瘫十一方”之八：中风伴踝关节不利

引气归元、商曲（健）、滑肉门（双）、上风湿点（患）、外陵（患）、下风湿点（患）、下风湿下点（患）、大巨（患）（如图 8-3-21 示）。

9.“偏瘫十一方”之九：中风伴上半身功能障碍较重

引气归元、商曲（健）、滑肉门（双）、上风湿点（患）、外陵（患）、下风湿点（患）、下风湿下点（患）（如图 8-3-22 示）。

笔记栏

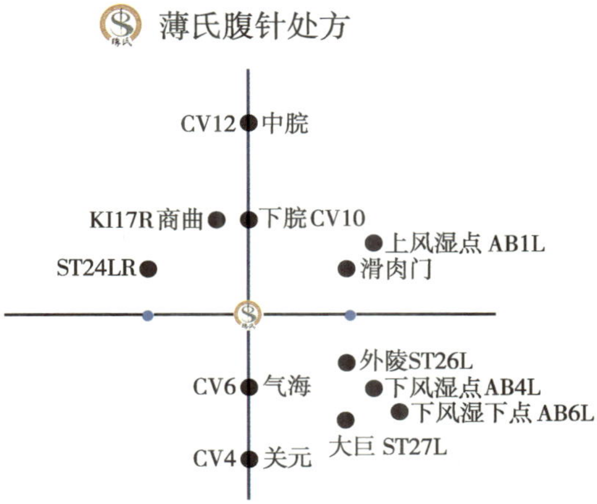

图 8-3-21　“偏瘫十一方”中风伴踝关节不利方

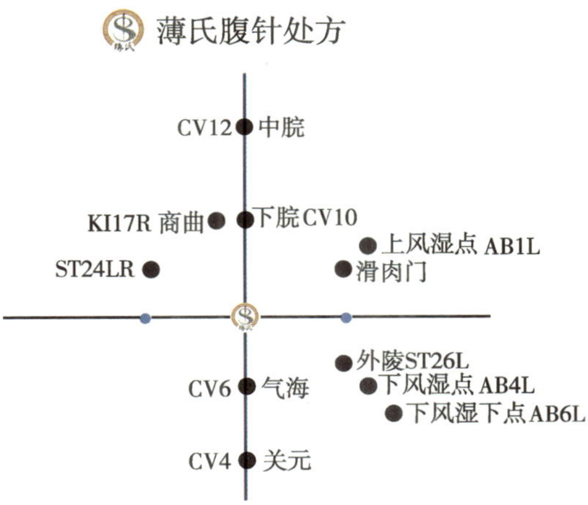

图 8-3-22　“偏瘫十一方”中风伴上半身功能障碍较重方

10.“偏瘫十一方”之十：中风伴下半身功能障碍较重

引气归元、商曲（健）、滑肉门（患）、上风湿点（患）、外陵（患）、下风湿点（患）、腹大横（健）（如图 8-3-23 示）。

11.“偏瘫十一方”之十一：病程较久的中风

引气归元、商曲（健）、滑肉门（患）、上风湿点（患）、外陵（患）、下风湿点（患）、气穴（双）（如图 8-3-24 示）。

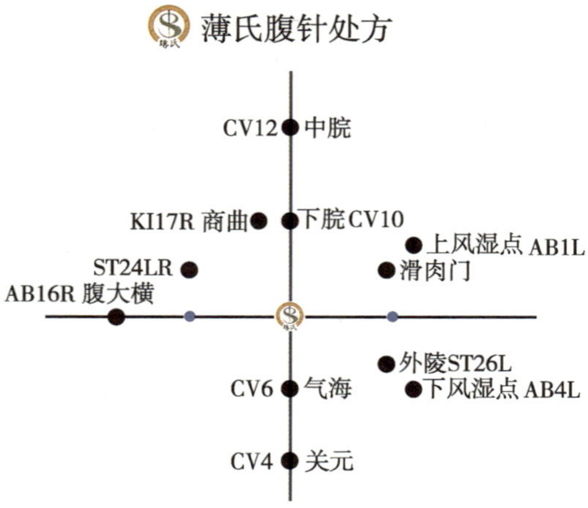

图 8-3-23　“偏瘫十一方”中风伴下半身功能障碍较重方

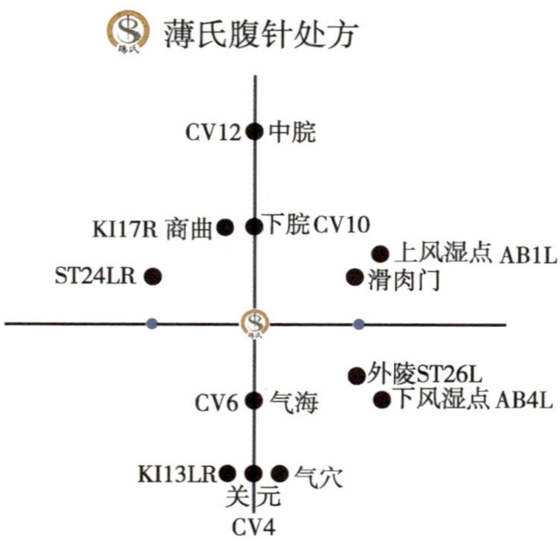

图 8-3-24　“偏瘫十一方”病程较久的中风方

【验案一】

杨某，女，67岁，1992年11月11日就诊。

患者自述于1992年10月20日感觉语言不利，次日清晨起床时感觉左侧上、下肢活动不灵活、无力，吐字不清，送医院诊治。经CT检查确诊为脑血栓形成，经内科住院对症治疗20余日，语言功能恢复，手部功能基本恢复，腿部力量虽较前好转，但仍不能独立行走，灵活程度较差，请求会诊。

治疗：取穴引气归元、滑肉门（左）、上风湿点（左）、外陵（左）、下风湿点（左），针刺人部，留针 30 分钟。治疗 1 次后，腿部感觉较前有力，可独自在病房短距离行走。治疗 2 次后不仅腿部感觉有力，手的灵活程度也有所改善，后又针刺 1 次后，生活基本自理，康复出院，嘱其进行功能锻炼。

【验案二】

杜某，男，59 岁，工人，1993 年 2 月 24 日就诊。

患者自述于 1992 年 8 月上旬，晨起时说话吐字不清，口眼㖞斜，眩晕，右半身麻木不用，当即由家人送医院急救。诊为脑梗死，对症治疗 2 个月病情稳定后转该院针灸科治疗。经 3 个多月治疗，说话吐字清晰，语言功能恢复正常，左下肢功能有所恢复，平时可屈伸，但控制能力较差，肌力 3 级。左上肢呈痉挛性瘫痪，肘部及手部屈曲、紧握，被动伸展阻力大且伸不直。近 1 个月余左侧头痛较剧，并伴头晕，不思饮食，以致卧床不起。

治疗：患者久患偏瘫，近期以头痛、头晕、不思饮食为主症，故当先治其标，以头痛、头晕、不思饮食之方治之。取穴引气归元、阴都（左）、商曲（双）、气穴（双），艾架熏灸神阙，留针 10 分钟后，头痛、头晕明显减轻，左上肢肌张力明显降低，被动伸展时阻力明显减轻。留针 30 分钟起针后，患者已能坐起，头痛、头晕消失。

隔日再诊时告知，经上次针治后头痛、头晕消失，食欲亦明显改善，已能扶床活动，随后治其本治疗偏瘫。取穴引气归元、滑肉门（左）、上风湿点（左）、外陵（左）、下风湿点（左），引气归元刺地部，其他刺人部，留针30分钟。起针后，左手慢慢可伸展至半握拳状，靠人搀扶可行走数米。

后又针2次同上，自己可独立在屋内行走20余米，左上肢变软，可上举至头，左手可小幅度握伸，病情显著好转。

【验案三】

张某，男，74岁，退休干部，1992年2月21日就诊。

患者自述患脑栓塞1年，其间复发2次，右半身不遂，右手无力，握拳时手指不能与掌心相接，右腿无力，左膝关节骨质增生10年，行走时疼痛，坐下时，需人搀扶才能缓慢站立。双耳血栓性耳聋，靠助听器方能对话，多次住院治疗收效甚微，故来诊。

治疗：取穴引气归元、腹四关、风湿点（上、下），留针30分钟后，双耳听力恢复，不用助听器已能正常对话，右手渐能伸屈到位且有力，右下肢活动有力，右膝关节疼痛亦减轻大半。后依上法共针3次，偏瘫基本痊愈，听力恢复，左膝关节增生性疼痛基本消失，独立在院内活动无困难，随访1年未复发。

【验案四】

赵某，男，67岁，退休干部，1992年6月26日就诊。

患者自述于7年前因车祸引起头左侧外伤，昏迷40余天，经抢救好转后遗留右侧肢体轻瘫，经多次住院治疗，上肢功能基本恢复，但行走时眩晕，右下肢行走不稳、跛行、无力无改善，行走时需靠人搀扶，经介绍来诊。

治疗：取穴引气归元、商曲（双）、气穴（双）、针刺地部，留针30分钟。针刺4次后，头部眩晕症状明显减轻，自己独立行走时虽尚无力，但已无自身晃动感。后改取引气归元、滑肉门（右）、大横（右）、外陵（右）、下风湿点（右），又针 6 次，双脚走路轻松、有力而愈。

【验案五】

贺某，男，52 岁，工人，1992 年 5 月 2 日就诊。

患者于 1 个月前饮酒过量后发生头痛、头晕，随后出现左侧肢体及左半侧脸部麻木。进而发展为左侧肢体活动不灵活、无力，经送医院抢救，诊断为脑出血。经脱水、止血处理后转入我院内科治疗 1 个月，面颊麻木及肢体麻木、无力无改善，转科求诊。

治疗：取穴引气归元、阴都（左）、滑肉门（左）、上风湿点（左）、外陵（左）、下风湿点（左）、大横（左），均针刺天部，留针 30 分钟后，面部麻木基本消失，左上肢麻木也消退至肘以下，下肢麻木消退至踝关节以下，所有麻木部位的感觉亦较治疗前程度有所减轻。次日继针同前后，面部麻木全部消失，肢体麻木的范围亦随之缩小。三诊时将上方中阴都减去，又针 4 次，所有麻木感均消失，手部及腿部活动灵活、有力，痊愈出院。一年半后随访，感觉良好，未觉明显异常。

四、腹针治疗脑病的研究

中风后遗症是一种致残率很高的疾病，中老年人多见，本病患者能恢复工作者甚少。腹针是通过针刺腹部穴位调节脏腑失衡来治疗全身疾病，以神阙布气学说为核心形成的微针系统。腹针推广早期，常以治疗中风后遗症疾病为特色。1994 年山西省针灸研究所腹针研究室便以腹针治疗中风后遗症为特色，1995 年与兰州军区乌鲁木齐总医院合作成立腹针脑病康复中心。很多医生在中风

笔记栏

后遗症的治疗方面取得了较好的效果，此处列举部分早期研究文章内容。

（一）山西省针灸研究所牛庆强医师、朔州市朔城区城关乡卫生院徐军医师在《中医药研究》1997 年第 2 期发表《以腹针为主治疗中风后遗症 50 例临床观察》的文章。

1. 临床资料

对 50 个经当地市、地区医院诊断，包括腰椎穿刺和 CT 检查，诊断为脑出血或脑梗死，经中西医抢救，病情缓解后的住院患者收录为观察对象。病程最短 5 天，最长 4 年。年龄 40~82 岁，平均年龄 59 岁。既往史有高血压史 25 例，有心脏病史 6 例，有糖尿病史 4 例；临床症状除肢体偏瘫外，伴语言不利 15 例，伴失语 2 例，伴口眼㖞斜 8 例，伴肢体麻木 5 例。

2. 治疗方法

主穴：引气归元（中脘、下脘、气海、关元）、滑肉门（患侧）、上风湿点（患侧）、上风湿外点（患侧）、外陵（患侧）、下风湿点（患侧）、商曲（健侧）、大横（健侧）、气穴（健侧）。配穴：伴语言不利配通里、廉泉；伴失语配人中、廉泉。治疗遵循腹针候气、再行气，继之再催气的方法。留针 30 分钟起针，同时施以神阙穴灸，或由上而下对每个穴位进行温灸，隔日 1 次，10 次为 1 个疗程，年龄大、体质差的患者每周 2 次，肢体麻木患者可配合穴位注射及服中药。

3. 治疗结果

经腹针治疗的 50 例患者中，瘫痪肢体的运动功能基本恢复，或肌力达到 4~5 级，生活自理，口眼㖞斜、语言不利等症状消失的基本痊愈者 8 例，占 16%；瘫痪肢体明显恢复，或肌力达到 4 级或肌力提高3级以上，口眼㖞斜、语言不利等症状明显好转，生活基本自理者36例，占72%；瘫痪肢体运动有进步或肌力普遍提高1级以上，口眼㖞斜、语言不利有所改善，失语转为简单发音，但不能独立行走者4例，占8%；治疗后症状无改善者2例，占4%。总有效率96%。

（二）长治医学院附属和平医院王书红医师、山西省晋城市晋普山煤矿医院袁国霞医师在《中国针灸》1997年第11期发表《腹针治疗中风偏瘫44例》的文章。

1. 临床资料

对44例门诊患者进行观察。其中年龄最小41岁，最大74岁，病程最短2周，最长3年。左侧偏瘫者23例，右侧偏瘫者21例。经头颅CT确诊，脑梗死11例，脑血栓形成23例，脑出血10例。

2. 治疗方法

取穴：主穴取引气归元（中脘、下脘、气海、关元），配穴取商曲、滑肉门、外陵。配合神阙灸。留针30分钟，每日1次，10次为1个疗程，治疗2个疗程后观察结果。

3. 治疗结果

44例患者中神志、语言清晰或语言接近正常，肢体功能恢复，上肢能高举握物及精细动作，下肢能独立行走，一般生活自理者33例，占75%；语言基本清楚，肢体功能明显改善，下肢功能完全恢复，能独立行走，但上肢不能抬高或握物无力，生活自理能力尚差者9例，占20.5%；失语转为简单发音，患侧肢体功能改善，但尚不能站立和行走者2例，占4.5%；临床症状无改善者0例。总有效率为100%。

（三）北京酒仙桥医院袁淑美医师在《中国针灸》2001年增刊发表《腹针治疗中风偏瘫82例》的文章。

1. 临床资料

本组82例均为酒仙桥医院住院和门诊患者，所有患者均经笔者所在医院头颅CT检查确诊。其中年龄最小18岁，最大87岁。病程最短3天，最长5年。伴有语言不利25例，伴有口眼㖞斜42例，伴有肢体麻木12例。其中脑出血7例，脑梗死74例，脑栓塞1例。

2. 治疗方法

主穴：取引气归元（中脘、下脘、气海、关元）。

配穴：滑肉门（患侧）、上风湿点（患侧）、外陵（患侧）、下风湿点（患侧）、商曲（健侧）、气旁（健侧）。面瘫配阴都（患侧）；伴语言不利，配中脘上；伴手功能障碍，配上风湿外点（患侧）；足内翻配下风湿内点（患侧）；踝关节不利配下风湿下点（患侧）；病程较长配气穴（双侧）。每日治疗1次，留诊30分钟，每周治疗5次，10次为1疗程。2个疗程后观察效果。

3. 治疗结果

经腹针治疗的82例患者中，瘫痪肢体的运动功能基本恢复或肌力达到4到5级，语言清晰或语言接近正常，一般生活自理的基本痊愈者62例，占75.6%；患侧肢体的运动功能明显恢复或肌力达到4级或肌力在原有基础上提高3级以上，口眼歪斜、语言不利等症状明显好转，生活基本自理者16例，占19.5%；患肢运动功能有进步或肌力在原有基础上提高1级以上，口眼歪斜、语言不利等症状有好转，失语转为简单发音，但仍不能独立行走者4例，占4.9%；治疗前后症状和体征基本无变化 0 例。总有效率 100%。

（四）兰州军区乌鲁木齐总医院腹针脑病康复中心的马林儒、黄飞龙、刘登娥、邹西兰等医师对 206 例接受腹针治疗的患者进行观察，在《中国临床康复》2003 年第 1 期发表《腹针对脑卒中患者的康复作用》的文章。

1. 临床资料

入组 400 例均为经相关科室 CT 或 MRI 确诊为脑卒中的医院门诊和住院患者，分为腹针治疗组和普通针刺组。腹针治疗组 206 例，年龄 27~80 岁；病程最短 1 天，最长 3 年；左侧偏瘫 130 例，右侧偏瘫 76 例；伴语言障碍 62 例。普通针刺组 194 例，年龄 33~82 岁；病程最短 1 天，最长 3 年；左侧偏瘫 100 例，右侧偏瘫 94 例；伴语言障碍 51 例。

2. 治疗方法

腹针组：主穴取引气归元（中脘、下脘、气海、关元），配穴取腹四关（滑肉门，外陵）、调脾气（大横）、风湿点。辨证加减穴位取中脘上、阴都、商曲、大巨等。加神阙穴灸。发病 1~3 天内即开始治疗。选用合适针具对穴位直刺，留针 30 分钟，每天 1 次，10 次为 1 个疗程，疗程间隔 3~5 天。

对照组：在病情稍稳定后，按中医常规，应用普通针法（如体针、头针、耳针等）辨证取穴施治，每天 1 次，10 次为 1 个疗程，疗程间隔 3~5 天。治疗 2 个疗程。

3. 治疗结果

以神志、语言清晰或接近正常，患侧肢体功能恢复正常，生活能自理，并能参加一般劳动，肌力恢复至 5 级为基本痊愈。腹针组基本痊愈168例，普通针组基本痊愈121例。其中病程在3个月内的基本痊愈患者腹针组93例，普通针组有71例；病程在3个月以上的基本痊愈患者腹针组75例，普通针组50例。对治疗疗程进行观察，病程3个月以内患者治疗周期，腹针组（12±3）天，普通针组（15±5）天；病程3个月以上患者治疗周期，腹针组（25±4）天，普通针组（29±8）天。结论：腹针疗法对于本病早期介入疗效好，且在整个病程中，腹针组疗效显著高于普通针组，且治疗周期较短。

（五）兰州军区乌鲁木齐总医院腹针脑病康复中心刘登娥、邹西兰、郭万刚在《中国针灸》1996年第11期发表《腹针对脑出血脑外伤术后昏迷的促醒康复》的文章。

1. 临床资料

观察共13例，均为腹针脑病康复中心住院患者。男性9例，女性4例；年龄最小17岁，最大74岁；昏迷时间最短1周，最长57天；脑出血术后昏迷6例，脑外伤术后昏迷7例。

2. 治疗方法

处方：引气归元（中脘、下脘、气海、关元）；腹四关（滑肉门、外陵）；配合人中、百会，根据病情加减。血压不高者在神阙穴施灸。患者平卧体位取穴，常规消毒，快速进针，不提插、不捻转，根据病程长短、身体强弱施术治疗，留针30~60分钟，10次为1个疗程。

3. 治疗结果

13例患者中，意识恢复，语言表达清楚，肢体肌力提高，生活需协助者9例，占69.2%；意识恢复，可简单语言表达，肌力有提高者4例，占30.8%；有效率100%。

4. 典型病例

孙某，女，60岁，1995年10月13日就诊。患者突发性左侧偏瘫，意识丧失，头颅CT检查示右侧基底动脉出血。手术抽取血液60ml之后患者病情稳定，但持续昏迷32天，胃肠功能紊乱，每天腹泻10余次。经腹针治疗8次腹泻痊愈，治疗20次患者苏醒，3个疗程治疗后意识恢复，能简单对话，能由人搀扶站立，能缓慢步行。

（六）新疆医科大学彭印高、新疆医科大学第一附属医院神经内科郭晓燕等在《中国针灸》2001年增刊发表《腹针治疗脑动脉流速异常89例》的文章。

1. 临床资料

所观察的89例患者分别于1995—1999年在新疆医科大学第一附属医院神经内科就诊，其中男性70例，女性19例，年龄24~70岁；65例流速减慢，32例流速增快，8例既有血流速减慢又兼有血流速增高，血流速减慢患者中有颈椎病者23例。第一阶段腹针治疗33例，第二阶段腹针治疗17例，第三阶段用腹针穴位封闭法治疗39例。

2. 治疗方法

1）经颅多普勒超声（TCD）检查发现异常者当场在检查床上做治疗，随即再做TCD检查，进行比较。部分患者在疗程结束后再做TCD检查。

2）处方：引气归元（中脘、下脘、气海、关元）、滑肉门、外陵、石关。针刺或封闭深度：浅入肌层即可，体胖者适度加深。每天治疗1次，7天为1个疗程，直至治疗结束。

笔记栏

3）封闭方法：在腹针穴上，用0.25%普鲁卡因，使用4号针头封闭，先在皮内注射一个小皮丘，然后边推药边进针，直到预定深度。每穴约注0.5ml。每天1次，7天为1个疗程，直至治疗结束。

3. 治疗结果

89例患者，无论是经腹针针刺或是腹针穴位封闭治疗，都获显效（凡本症引起的症状全部消除，TCD指标恢复正常），除症状立即得到改善外，TCD指标亦恢复正常，显效率100%。χ^2=88，P<0.001。其中，基底动脉血流速低者有34例，治疗前平均流速分值为19.5cm/s，治疗后全部恢复正常范围，均值为51.2cm/s，t=16.59，P<0.001。其中，89例中有48例椎动脉流速低，峰值均数为32.1cm/s，治疗后全部恢复正常。峰值均数为49.3cm/s，t=11.27，P<0.001。

89例患者中大动脉流速低者有22例，治疗后全部恢复，血流峰值均速由56.3cm/s变为83.6cm/s，t=4.37，P<0.001。

89例患者中大脑后动脉血流速度低者有17例，治疗后全部恢复，血流峰值均速由38.6cm/s升至58.3cm/s，t=5.68，P<0.001。

89例中患者中有32例共37条血管内血液流速高，因散在分布于多条血管，样本不足以做t检验，治疗后全部恢复正常，总体χ^2=36，P<0.001。

另有大脑前动脉、眼动脉等血管内血液流速减缓，经治疗全部恢复，但样本量太小，未做统计处理。

因所有患者经首次治疗已恢复正常，故仅部分患者在一个疗程治疗结束后做TCD复查，结果亦全部为正常。

小结

本部分收集了腹针疗法推广早期发表的6篇文章。其中4篇对腹针治疗中风偏瘫进行了报道，反映了腹针疗法在治疗中风偏瘫方面所具有的独特优势。

1. 腹针对于多年中风偏瘫也有很好的效果。在兰州军区乌鲁木齐总医院腹针脑病康复中心治疗的中风偏瘫患者中病程最长者达到18年。

腹针疗法治疗中风偏瘫，以中脘、下脘、气海、关元为主穴，中脘、下脘均属胃脘，两穴合用有理中焦、调升降的作用；因手太阴肺经起于中焦，故以上穴位兼有主肺气肃降的功能。气海为气之海，关元培肾固本，肾又主先天之气，因此四穴合用有“以后天养先天”之意，故名引气归元。此方有治心肺、调脾胃、补肝肾的功能。

滑肉门、外陵左右共4穴，为腹四关，该4穴有通调气血，疏理经气使之上输下达肢体末端的功效，是引脏腑之气向全身布散的妙穴，与引气归元合用兼有通腑之妙。因此，只要根据病位深浅、病程长短，针刺深浅适度，补泻手法得体，便会收到满意的临床效果。

腹针治疗中风偏瘫疗效确切，安全，无痛，治疗周期短，疗效稳定。尤其病程长达1年以上的患者在传统针灸疗效欠佳的情况下，腹针仍有较高的显效率，有利于降低致残率，适宜广泛推广。

2. 腹针用于脑出血、脑外伤术后昏迷的促醒康复，是一种非常有意义的探索。对于急性脑出血、脑外伤术后昏迷不醒的患者，除药物救治外，腹针针刺治疗为患者苏醒康复提供了一种新的手段。急性脑出血、脑外伤是危及生命的急危重症，在脑外科急诊手术处理后，部分患者仍昏迷不醒。除药物救治外，针灸是治疗的必要配合手段。兰州军区乌鲁木齐总医院腹针脑病康复中心刘登娥等将腹针疗法试用于昏迷患者的促醒康复治疗，取得了较好疗效。

文章所记载的样本量尽管很小，但 13 例中有 9 例苏醒，达到近 70% 的显效率，其中典型病例亦非常有意义。

3.《腹针治疗脑动脉流速异常 89 例》是对腹针治疗脑病机制的探索，通过多普勒脑血流仪检查后，对 89 例脑血流速异常者进行治疗。其中用腹针治疗 50 例，用普鲁卡因在腹针穴位上封闭治疗 39 例。所有患者均在治疗后立即消除症状，TCD 检查结果也恢复正常。两种方法差异无统计学意义（$P>0.05$）。两种方法对本症都有效，也从理论上说明经络的某种功能与神经作用无关。

TCD 发现患者脑动脉血流速有两种异常，一类为血流速低，另一类是血流速高，腹针治疗 89 例脑动脉流速异常者中 65 例血流速减慢，32 例血流速增加，其中 8 例既有血流速减慢又有血流速增加，但均取得了立竿见影的效果，说明腹针对脑动脉流速异常具有双向调节的作用。

该文章作者认为，腹针治疗见效快，不仅是治疗本症时如此，而且对颅内原因引起的一些顽症也如此。如脑瘫、神经性耳聋、视神经疾病等，这些病经腹针治疗往往都能当场见效，视力下降者多能立即提高视力，甚至有一个糖尿病眼底出血致失明 8 年者，针后立即复明。

这些都为腹针治疗脑血管后遗症的机理研究提供了一定的旁证。

（七）兰州军区乌鲁木齐总医院腹针脑病康复中心郭万刚于《中国针灸》1996 年第 10 期发表《病毒性脑病致失明验案》

古某，女，3 岁。患儿在外院确诊为病毒性脑病，经抗病毒、抗感染及高压氧治疗，患儿咳嗽、头痛、呕吐、高热、昏睡等症状消失。1995 年 10 月 3 日患儿双目失明，经各种治疗未见疗效。1995 年 11 月 23 日至本中心治疗。查体：双眼外观无异常，双侧瞳孔直径 0.8cm，对光反射消失，眼底见视神经盘苍白，眼科诊断为视神经萎缩。

治疗采用腹针疗法和梅花针叩刺 + 体针法交替使用。腹针处方用引气归元、腹四关，神阙灸，留针 30 分钟。梅花针叩击督脉从颈椎至骶椎部，至皮肤潮红，针刺华佗夹脊、大椎、至阳、命门三穴，不留针。10 天为 1 个疗程，治疗 2 个疗程后，患儿可看见较大物体，但不能辨别颜色，查双侧瞳孔直径缩小到 0.5~0.6cm，对光反射存在，视神经盘变淡，视神经萎缩得到改善。治疗 3 个疗程后，患儿视力进一步恢复，能正常辨别颜色，右眼可看见掉在地上的毫针及 50m 远处小三角红旗，左眼视力较差。直至结束治疗。

（八）大同矿务局燕子山矿医院李仙桃、张绪力于《中国针灸》2003 年增刊上刊发一则腹针配合夹脊电针治疗脊髓性截瘫案例。

李某，男，42 岁，2003 年 3 月 5 日初诊。患者于 2000 年 2 月 21 日在煤矿井下工作时被支架砸伤胸部，致双下肢瘫痪，经治疗 1 年病情未见好转，于 2002 年 3 月 4 日就诊于外院骨科，诊断为“脊髓软化症伴截瘫”，住院治疗78天无效，被定为“高位截瘫”“胸腰段脊髓已液化吸收，无治疗希望”，并劝其回本矿医院观察治疗。

查体：上肢运动自如，脐下麻木不仁，无触压觉、痛觉，腹部膨大，大小便失禁。腰段脊柱活动受限，腰及双下肢肌肉萎缩。皮肤弹性差、肿胀，皮下瘀斑明显。双下肢肌力为0级，各种反射消失，呈足下垂位。自觉背部腰以下有沉重感，并与上半身有分离感。脾气暴躁，睡眠差。患者常与医务人员大吵大闹，甚至砸门窗玻璃等，使得周围人不敢接近。B超：肝脾不大，无阳性体征。MRI示：①T_9~T_{12}平脊髓圆锥软化萎缩及缺血；②腰椎退行性改变。

取穴：中脘、下脘、水分、气海、关元、滑肉门、外陵、大横、气旁穴。

方法：患者取仰卧位，常规皮肤消毒后，选用32号30~50mm长毫针，进针时，首先避开毛孔、血管，施术轻缓，在针尖抵达预定深度后，采用只轻捻转不提插的手法，施术过程分3步进行，即候气、行气、催气。进针停留3~5分钟称为候气，3~5分钟后再捻转，使局部产生针感称为行气，再停5分钟行针1次加强针感，使之向周围或远端扩散，称为催气。每天1次，留针30分钟，每周治疗5次，10次为1个疗程。夹脊电针治疗：腹针治疗后，患者取侧卧位，选用28号50~75mm长毫针，常规皮肤消毒，在T_8~L_1节段夹脊进针，针尖方向略向内侧斜刺，深度为2~3cm之间，待患者有麻胀感或触电感向下放射为佳，接G6805-2型电针治疗仪，频率为14次/min，以患者能耐受为限，30分钟。10次为1个疗程，休息2天，继续下一疗程。配合腰腿部按摩及功能锻炼，每天2次，每次30~40分钟。第

1 次治疗后，患者当晚睡眠改善。治疗第 3 次后，患者背部沉重感、分离感逐渐消失，情绪平和稳定。治疗 10 次后，患者右腿肌肉蠕动，自觉双腿有温热舒适感，二便失禁基本得到控制，形成阶段性排尿排便；触压觉由原来脐水平处下降至骶尾骨处。治疗 20 天，患者足趾有抽动。按上述方法治疗 30 次，患者下肢肌力由原来的 0 级恢复至 1~2 级，能扶床架站起。治疗 2 个月后，患者双下肢肌力恢复至 3~4 级。

临床观察及实践证明，脊髓损伤后仍具有很强的再生能力，只要神经元本身没有变性坏死，轴突就可以发生新芽。生长的通路畅通，特别是血供较好的患者，就有希望恢复脊髓功能，并且神经再生能力完全可以通过人为的方法加以改善。

大同矿务局燕子山矿医院李仙桃等应用腹针配合夹脊电针联合治疗，认为此方法有利于神经纤维的再生，改善脊髓缺血坏死，加速脊髓神经细胞的蛋白合成，对病程较长的脊髓性截瘫患者的治疗、控制及恢复功能活动，不失为一种较好的方法。

第四节　杂病

一、孤独症

孤独症又称自闭症障碍，是一类起病于发育早期的具有社交互动、交流能力缺陷的神经发育障碍的代表性疾病。起病于婴幼儿期，一般在 3 岁前缓慢起病，也有一些患儿在经历 1~2 年的正常发育阶段后退行性起病。主要表现为不同程度的社会交往障碍、语言发育障碍、兴趣狭窄和行为方式刻板，多数患儿还伴有精神发育迟滞。主要特征是漠视情感、拒绝交流、语言发育迟滞、行为重复刻板以及活动兴趣范围的显著局限性。目前，孤独症的病因尚不清楚，主要是遗传与环境共同作用的结果。孤独症患儿的远期预后差，47%~77%预后不良，70% 社会适应障碍。

阿斯伯格障碍综合征是一种主要以社会交往困难，局限而异常的兴趣行为模式为特征的神经系统发育障碍性疾病，在分类上与孤独症同属于神经发育障碍，该病由奥地利儿童精神病学家 Hans Asperger（汉斯·阿斯伯格）于 1944 年首先提出，仅比 Kanner 发现孤独症晚 1 年。患有阿斯伯格综合征的儿童一般智力正常，表现为缺乏对社交关系的理解，不一定伴有语言沟通方面的困难，但是却对某个方面的事物有异乎寻常的兴趣。目前确切的病因并不清楚，可能与遗传因素相关，患儿预后一般较好。许多先前诊断为阿斯伯格障碍的个体，现在应归为无语言或智力障碍的孤独症谱系障碍。

孤独症的发病率排在儿童精神疾病的首位。该病是与忧郁症相关联的疾病，近年其发病有增高的趋势，据美国国立精神卫生研究所（NIMH）的数据，美国孤独症患病率在 1‰ ~2‰；英国广泛性发育障碍患病率 9.1‰；国内区域性流行病学调查儿童孤独症谱系障碍患病率 1‰ ~2‰。据《中国孤独症教育康复行业发展状况报告（Ⅴ）》，全国 6~12 岁孤独症儿童的出现率为 0.7%，保守估计全国 0~14 岁孤独症儿童约 200 万，且每年新增约 16 万。

（一）孤独症的分型论治

关于孤独症分型，由于目前对发病机制的认识非常有限，且变化较快，增加了临床区分的难度。笔者在大量观察孤独症患儿的前提下，提出薄氏辨证分型：小儿抑郁倾向型、情感发育障碍型、大脑发育不良型。

1. 小儿抑郁倾向型

由于忧郁症的高发，如果母体在怀孕与抚育期间患有忧郁症及相关疾病，极易潜移默化地影响患儿幼小的心灵，诱发幼儿的忧郁症倾向，继发孤独症。近年来，人们对孕期服药可能影响幼儿健康的意识增强，但对孕期与产后情绪对幼儿发育的不良影响缺乏足够的意识，已成为孤独症的诱因。

治疗要点：母子同调解郁法。基本处方：大横（双）、右上风湿点、气海、关元。

【验案一】

笔者曾经接诊一位 6 岁男性患儿，接受孤独症康复教育训练 3 年，症状有所缓解，但对治疗的周期与康复的速度不满意。现在仍然有遗尿，偶有大便失控。经过询问得知患儿母亲曾患忧郁症多年，目前接受心理治疗已有 1 年半，未获明显改善。其怀孕期间正处在患病期，孩子的孤独症可能与其孕期患忧郁症相关。故辨证为小儿忧郁症倾向型孤独症。宜用母子同调解郁法治疗。腹针处方：大横（双）、右上风湿点、气海、关元等。母子同时治疗 3 次后，遗尿治愈。又治疗 5 次后大便控制能力改善，继续治疗 7 次后情绪基本控制，与陌生人沟通能力明显改善，但仍感觉胆怯，学习能力有所提高。治疗至 30 余次后，幼儿园老师反映孩子的听课注意力明显提高，接受能力增强，与其他孩子进行沟通的能力明显改善，整体状态发生很大的变化，但仍然容易冲动。

按：由于母亲忧郁症较重，很少与孩子进行沟通，久而久之使孩子养成不与任何人交流的性格，乃至发病。腹针治疗采用母子同调解郁法，在患儿治疗的同时母亲接受腹针治疗忧郁症，经治疗患儿母亲病情大有好转，愿意与孩子进行积极的沟通，孩子与母亲的状态得到迅速改善。通过母子的亲情互动，使孩子的性格发生改变，智力也得到显著的提高。

2. 情感发育障碍型

孤独症的发病率与所在地区工作紧张度有一定的相关性。由于社会竞争的加剧、生存压力的加大，导致家庭缺少亲情爱意，这也是诱发孤独症的一大因素。尤其在幼儿情感发育时期，家庭感情的缺失与父母的性格都对孩子的发育带来直接影响。

治疗要点：三体合一启情法。基本处方：关元、气穴（双）、大横（双）、右上风湿点。

【验案二】

患儿男，8岁，不能与他人建立正常的人际关系。不愿与人交流，与他人无目光对视，表情淡漠，不愿接受父母和他人拥抱，甚至对父母的拥抱、爱抚予以拒绝。患儿曾经被某家医疗所的美国医生诊为高智商孤独症。治疗3年，症状有所改善，但疗效不满意。

目前主要表现：平素身体健康，生活能自理，在学校表现出沟通能力、理解能力、注意力较差，纳可，大小便调，无家族史、过敏史及手术史，喜欢电子类游戏。上课注意力不集中，常自己玩游戏，当严重干扰别人时则被老师请出教室并通知家长。

情感发育障碍型孤独症宜用腹针三体合一启情法治疗，目的在于调理脏腑,改善情志。治疗 5 次后,孩子可以主动提醒父亲去上班,效果给了家长一个惊喜,因为以往孩子从来不过问这些事。继续治疗 2 个疗程后,患儿能够安静地听课以及与家长进行互动,语言能力也有明显的进步。患儿被老师请出教室的情况明显减少,可以与同学们进行比较正常的交流。

第 3 个疗程主要针对精细动作欠佳问题进行治疗,患儿听课的注意力明显提高,接受能力增强,与其他孩子进行沟通的能力明显改善。1 年后随访,孩子已经进入某国际学校上学,与其他孩子同步健康成长。

2~3 岁时是孩子情感发育的重要时期,社会的竞争激烈导致一些父母忙于事业而疏忽了对孩子的情感教育,是高智商孤独症的主要诱因。情感障碍也是孤独症的诱因之一。中医认为,七情与五脏六腑相关,通过改善脏腑功能,有可能在儿童发育的过程中使情感发育的缺失部分通过改善脏腑功能获得纠正。

3. 大脑发育不良型

大脑发育障碍及大脑边缘系统障碍引起的脑发育不良均是孤独症的诱因。

治疗要点:促脑发育复康法。基本处方:中脘、阴都(双)、关元。

【验案三】

患儿,5 岁,接受孤独症康复教育训练 2 年半,疗效欠佳。于 2012 年 2 月 2 日就诊。

主要表现:患儿 2 岁 6 个月仍不说话,不能沟通,3 岁半时,在康复训练中会说简单的话,脑白质发育不良,最近情绪不稳定,躁动,多动,兴奋时无法控制;经常自言自语。头部 MRI 结果示:脑白质发育不良。诊断：脑发育不良型孤独症（轻度）。治疗宜用促脑发育复康法；腹针治疗处方：中脘、阴都（双）、关元为主加减。治疗10次后，患儿与家长沟通的能力改善，表述能力增强，智力也得到明显的提高，母子的亲情互动好转，但患儿每天的睡眠时间仍很短，多数时间处于兴奋状态，半夜也不停地奔跳，极度疲劳后可睡眠4~5小时。

第2个疗程改用安神镇静处方治疗10次后，患儿躁动缓解，能够安静地听课以及与家长进行互动，语言能力也有明显的进步。幼儿园老师反映孩子听课的注意力明显提高，接受能力有所提高，与其他孩子沟通能力明显改善。

1年后随访，患儿整体状态有很大的进步，家长较满意。

按：脑白质病是一种大脑的结构性改变，以中枢神经细胞的髓鞘损害为主要特征，病变累及专门发挥高级大脑功能的白质区。其临床表现有注意力不集中、健忘和个性改变。患儿在发育期，有机会在发育的过程中通过治疗获得功能改善。

（二）腹针疗法证治孤独症心得

根据孤独症的病机特点，确立不同的临床类型，并积极运用腹针疗法进行干预，已取得初步成效。小儿忧郁倾向型选用母子同调解郁法治疗；情感发育障碍型选用三体合一启情法（调脏以舒情，感化以动情，明理以合情）治疗；大脑发育不良型选用促脑发育复康法（病位靶点针灸法结合醒脑促进康复法）治疗。上述三类患儿的分型施治方法是笔者多年临床经验的总结。在具体运用中，“分型”是建立在对疾病正确认识基础上的判断。“施治”是建立在明确诊断基础上的具体治疗方法。思路决定出路，方法决定成败。所以，笔者认为，方法是解决临床问题的钥匙，而思路决定治疗的方向，从某种意义上讲，思路比方法更重要。

孤独症的诱因是复杂的，许多病因可能超出人们的想象。部分孤独症患儿有自伤、攻击风险，家长需密切监测患儿的睡眠、饮食、躯体不适等情况及情绪变化。面对病因复杂的孤独症，目前只能运用已经获得的经验进行正面干预。而中医是个性化的治疗体系，只能为有限的患儿提供可以促进康复的医疗帮助。同时也要看到，随着研究的深入，孤独症会获得越来越好的临床疗效。

二、小儿腹泻

小儿腹泻（pediatric diarrhea）即小儿泄泻，又称腹泻病，是由感染、饮食、气候等多种因素引起的以大便次数增多和大便性状改变为特点的一类消化道综合征。6 个月至 2 岁的婴幼儿是小儿腹泻的高发人群。先天性体质较弱、免疫力低下的儿童，也易患小儿腹泻病。四季均可发病，以大便次数增多、粪质稀薄或如水样为主要特征，以夏秋季节多见。中医称其为“泄泻”，认为病位在脾胃，与肝、肾相关，核心病机为“脾胃运化失常，清浊不分”。根据病程分为急性（<2 周）、迁延性（2 周 ~2 个月）、慢性（>2 个月），临床需辨明寒热虚实，精准施治。中医病因主要是感受外邪、内伤乳食、脾胃虚弱、脾肾阳虚。外感夏秋暑湿之邪侵袭，困阻脾胃，致湿热下注，则大便黄褐臭秽、肛门灼热；若秋冬季寒邪客胃，脾阳被困，水谷不化则大便清稀多沫、色淡不臭；因喂养过饱、过食肥甘或生冷可致乳食积滞胃肠，阻滞气机，常见患儿腹痛拒按，泻后痛减，大便酸臭；或患儿先天禀赋不足或病后失调，脾胃运化无力则大便稀溏、完谷不化，面色萎黄；甚者久泻不愈，伤及肾阳，火不暖土常见五更泄泻、澄澈清冷，舌淡苔白。西医主要考虑是否有病毒（轮状病毒、诺如病毒）、细菌（大肠埃希菌、沙门菌）、寄生虫感染等传染性疾病。排除传染性后，则多与饮食不当、食物过敏（如乳糖不耐受）、气候变化、肠道菌群失调相关。小儿腹泻如果得不到及时有效的干预，会引起脱水、酸碱平衡失调及水电解质紊乱，是造成儿童营养不良、生长发育障碍的主要原因之一。

小儿在就诊时，由于吃药困难，怕疼恐针等就医依从性差的特点，腹针疗法由于其体位平卧、无痛的特点，更易于施治。

山西张绪力、李仙桃对100例小儿迁延性腹泻患儿进行了腹针治疗，患儿年龄最小12天，最大8岁；病程最短5天，最长半年。处方用“引气归元”“腹四关”“调脾气”、梁门，配合神阙灸。患儿平卧或由母亲抱在怀里，暴露腹部。用0.5~1寸毫针浅刺，大龄者留针15分钟，婴幼儿不留针。每日治疗1次，治疗6次后患儿饮食、大便、精神状态均恢复正常为治愈，计98例；治疗后患儿大便次数减少为好转，计2例，有效率100%。

【验案】

王某，女，3个月，2003年4月5日就诊。其母代诉：患儿大便每日10~15次，呈水样或奶瓣，尿少，啼哭，食欲不振，并伴面部湿疹。治疗：取中脘、下脘、气海、关元、滑肉门、外陵、大横（双）、梁门（右），针刺时遵循三步法，针尖刺至地部，艾灸盒置于神阙穴，不留针。治疗1次后患儿大便次数明显减少至4次，经3次治疗后，患儿排便及饮食恢复正常，面部湿疹也随之消失。

小儿泄泻虽然中医辨证分型包括湿热泻、风寒泻、伤食泻、脾虚泻、脾肾阳虚泻等，但是泄泻之本无不由于脾胃，脾胃弱者因虚所以泻，因泻所以愈虚，愈虚则关门不固。这里指出了迁延性腹泻的主要发病机理。小儿脏腑娇嫩，形气未充，脾常不足，易于感受风寒湿之邪，或内伤乳食及难于消化之物伤及脾胃，使脾胃纳运失常，清浊不分，不能化水谷精微为气血以奉生身，反而合污下流为泄泻。因此依照“虚则补之”“寒则温之”的治则，腹针治疗此病时必与脾胃、脾肾相关，在处方中梁门是治疗纳差、大肠滑泻、胃肠病的常用穴，大横穴不但可祛湿健脾，还有驱虫作用，配合温灸盒壮元阳，温经络，以补火生土，暖胃和中，使脾胃功能得以恢复，机体功能得以调节，从而达到散寒、止泻、止痛、止呕、收敛之效。

腹针治疗小儿腹泻，具有安全、简便、易行、见效快、无副作用的特点，且治疗过程中既无疼痛，又无服药之苦，易被儿童接受。

三、小儿咳嗽变异性哮喘

小儿咳嗽变异性哮喘（cough variant asthma，CVA）是一种特殊类型的哮喘，以慢性咳嗽为其唯一或主要临床表现，无明显喘息、气促等症状或体征，但有气道高反应性。是儿童慢性咳嗽的常见病因之一（占 30%~40%）。临床主要表现为刺激性干咳，通常咳嗽比较剧烈，以夜间咳嗽为其重要特征。呼吸道感染、冷空气、油烟、灰尘、运动等容易诱发或加重咳嗽。其诊断标准为：①慢性咳嗽 >4 周，以干咳为主，常伴有明显的夜间刺激性咳嗽常在夜间和 / 或凌晨发作，运动、遇冷空气后加重；②支气管激发试验阳性或最大呼气流量昼夜变异率 >13%；③无感染征象或经正规抗菌治疗无效；支气管扩张剂、糖皮质激素诊断性治疗有效（咳嗽症状明显缓解）；④排除其他原因引起的慢性咳嗽；⑤个人或家族过敏史作为辅助诊断。中医将其归为"咳嗽""哮咳"范畴，核心病机为"风邪伏肺、肺失宣降"，与西医"气道慢性炎症 + 神经调节紊乱"理论相契合。

杨思敏运用腹针治疗小儿咳嗽变异性哮喘 5 例，其中年龄最小 3 岁 2 个月，最大 6 岁；病程最短的 1 个月，最长 9 个月，取得较好疗效。

【验案】

吴某，男，6 岁，体重 21kg，2018 年 6 月 30 日上午初诊。患儿咳嗽 50 天，加重 1 周，呈刺激性咳嗽，尤以夜间、凌晨为甚，因咳嗽剧烈无法入睡，凌晨 5 点后咳嗽逐渐缓解后方能入睡。咳嗽时伴有咽痒，痰少，无发热，时有咳嗽伴呕吐，汗多，纳差，大便 1 日 1 次，每次受寒咳嗽必定加重。患儿曾在 2018 年 5 月 11 日因"咳嗽 1 周"于上海市儿童医院诊断为"咳嗽变异性哮喘"。查体：神志清楚，精神尚可，面色稍白，唇色淡，可见清涕，咽部轻度充血，心率 80 次 /min，律齐，心音可，未及杂音，两肺呼吸音粗，未闻及啰音，腹平软。血常规正常，X 线胸片示双肺纹理增多。西医诊断：①气管炎，②咳嗽变异性哮喘。中医诊断：咳嗽（风咳）。

治法：祛邪止咳，扶正补虚。处方：引气归元（中脘、下脘、气海、关元）、建里、下脘下，滑肉门（双）、上风湿点（双）、天枢（双）。前 3 日每日 1 次，3 日后隔日 1 次，10 次为 1 个疗程，1 个疗程结束休息 2~3 天继续下一疗程。忌食生冷及海鲜，勿睡凉席，注意环境空气清洁，避免跑跳运动，居室注意通风换气。第 1 次治疗当晚患儿症状减轻明显；第2次治疗当晚已能安然入睡，时有轻咳；第3次治疗后咳嗽基本停止，患儿面色好转，唇有血色，胃口好转纳增，但汗仍出。考虑到患者就诊路途遥远，予加服玉屏风口服液每次10ml，每日3次。第5次治疗后患儿汗出已止，第7次治疗后患儿症状完全消失，纳佳，建议每周腹针治疗1~2次，以巩固疗效。2018年8月3日下午患儿跟父母一起到海边下海游玩，因上午台风刚过，海风、海水偏凉，患儿连打数个喷嚏，父母甚是担心其咳嗽再犯，但到第三日返程回到家咳嗽都未再发作。

咳嗽变异性哮喘是一种特殊类型哮喘，与过敏因素有关，以长期慢性刺激性干咳为主症，其特点表现为阵发性、突发性、反复性。本病常见的症状是咽喉、气道一旦有痒感，随即出现剧烈咳嗽，难以克制。综合以上特点，罗社文认为这些证候符合风证的“善行数变”“其性轻扬”“风盛则痒”风盛则挛”的特性。风即是本病证的发生、发展、演变过程中主要病因之一。薄智云教授在临床带教中说过：所有过敏性疾病都与肾虚有关，脏腑虚弱才是本病主要内在因素，本病的病位在咽喉、气管、肺络，病因是风邪，病机是脏腑虚弱，卫气不固，风邪犯肺，邪客肺络，肺气失宜，气道挛急。肾虚日久，内存正气不足，不能祛邪于外，咳嗽常反复发作，病程长，演变成邪实正虚的内伤咳嗽。治疗当以祛邪止咳，扶正补虚为主。方中中脘为腑会，是脾胃生化输布之枢纽，营卫气血生发之源，中脘、下脘位于胃脘，两穴共有理中焦、调升降的作用，且手太阴肺经起于中焦，故兼有主肺气肃降的功能，气海为气之海，主一身之气，关元，又名丹田，为小肠募穴，为元阴元阳交会之关，有培肾固本之功效，肾又主先天之气，四穴合用起“以后天养先天之意”。四穴合用名为引气归元，有治心神、调脾胃、补肝肾之功。滑肉门属足阳明胃经，位于神阙之上，善利脾胃，有疏利上半身气血之功，治疗躯干上段及上肢疾患。上风湿点为薄智云教授临床经验新穴，位于滑肉门上 5 分外 5 分处，除有全息对应肘关节病治疗外，还有疏风、清热、解毒、平肝、利胆、和胃功效。天枢穴属于足阳明胃经，是手阳明大肠经募穴，位于神阙穴外平行 2 寸处，是大肠之募穴，是阳明脉气所发，主疏调肠腑、理气行滞、消食，改善肠腑功能。建里、下脘下浅刺对应全息解剖病位。

腹针以“处方标准化，操作规范化，辨证条理化”特点，以及无痛（或微痛）、安全、高效、快捷、疗程短等优点，突破了传统针灸的酸、麻、胀、痛针感，更能为患者和家属接受，尤其在儿科方面患儿也多能愿意配合，可避免害怕扎针造成的恐惧心理。

（选自《第五届腹针国际学术会议论文集》2018 年）

四、更年期综合征

更年期综合征（climacteric syndrome）是由于性腺功能衰退、性激素水平波动或下降引发的一种全身多系统功能紊乱症候群，好发于 40~60 岁女性（占 95% 以上），男性发病率约 5%。中医将其归为“绝经前后诸证”，核心病机为“肾阴阳失衡”，涉及肝、心、脾多脏失调，临床以自主神经功能紊乱、内分泌异常及心理障碍为主要表现，严重影响生活质量。由于本病的病机是内分泌失调，如不正确及时治疗，常常引发多种疾病，如心脑血管疾病、神经系统疾病、消化系统疾病、泌尿生殖系统疾病等。目前临床上尚无特效药物，只能对症处理，改善症状，防止并发症的发生。

笔记栏

《中国针灸》2003年增刊上刊登天津市北辰区中医医院李德平用腹针处方“引气归元”对86例更年期综合征患者进行治疗的观察文章。86例患者中男性4例，女82例；年龄最小40岁，最大57岁；病程最短半年，最长7年；其中伴失眠、心悸、气短、血压不稳定、烦躁不安、月经不调等症状者有80余例，部分伴潮热汗出或恶心、呃逆。通过针刺“引气归元”（中脘、下脘、气海、关元），加关元下、滑肉门、外陵、大横、气穴、下脘下、中脘梅花刺。留针30分钟，每日1次，每周治疗5次。30次治疗后，45例（占52.33%）患者心悸、胸闷、气短消失，失眠、烦躁、乏力、恶心、呃逆、血压不稳、女性月经不调等症状消失，无明显不适；39例（占45.35%）心悸、胸闷、气短等症状基本消失，失眠、烦躁、乏力、恶心、呃逆、血压不稳、女性月经不调等症状明显减轻，偶尔在情绪激动或劳累时症状短暂出现，稍后恢复正常；2例（占2.33%）心悸、胸闷、气短等症状明显减轻，有效率为100%。

【验案】

牟某，女，54岁，工人。患者自1998年3月起月经失调，月经周期不定，月经量减少，经期延长，同时伴有烦躁、多汗、乏力、心悸、胸闷、气短、失眠、多梦。曾到多家医院诊治，诊断为更年期综合征，给予中药及西药治疗，症状均无明显好转，并且逐渐加重。患者长期以来，得不到正常休息，身体日渐虚弱，精神恍惚，情绪低落，见人就哭，不能自制，以致不能正常生活和工作。到本科门诊就诊时，需家人搀扶才能行走几步，面色苍白，目光呆滞，全身浮肿，时而激动，表情痛苦。患者目前严重失眠，烦躁不安，心悸，胸闷，不思饮食，舌暗红有瘀斑、少苔，脉弦细弱。以腹针疗法“引气归元”法治疗。取穴：

中脘、下脘、气海、关元、关元下、下脘下、中脘，梅花刺，取双侧滑肉门、外陵、大横、气穴，并加奇穴调气通脉法，留针 30 分钟。治疗 10 次后，患者主诉胸闷、心悸、气短、浮肿消失，失眠、乏力、不思饮食明显改善，能自控情绪，不再见人就哭泣，精神专注，已能正常生活和工作。治疗 20 次后，患者所有症状均基本消失，无明显不适感觉，面色红润，谈笑自如，基本痊愈。随访 5 个月未复发。

《针灸临床杂志》2002 年第 8 期刊登了南京医科大学第一附属医院韩燕以腹针疗法的“引气归元”处方为主，配合气穴、水道调冲任二脉，治疗继发性闭经 33 例的临床报道。观察治疗患者 33 例，其中取环后闭经 6 例，单纯性肥胖并发闭经 15 例，卵巢功能早衰引起的闭经 8 例，人工流产术后闭经 4 例。年龄最大 45 岁，年龄最小 23 岁，平均年龄 34 岁。病程最长 3 年，最短 3 个月，平均病程 19.5 个月。经 5 次治疗来月经者 7 例，经 1 个疗程治疗来月经者 14 例，经 2 个疗程治疗来月经者 8 例，经 2 个疗程治疗无反应者 4 例。其中经腹针治疗月经恢复正常者 21 例，治愈率 63.64%；经腹针治疗月经虽来潮，但仍不规则者 8 例，占 24.24%；经腹针治疗无任何反应者 4 例，无效率为 12.12%。总有效率为 87.88%。

更年期综合征是衰老进程中多系统失调的综合表现，继发性闭经是病因复杂的异常闭经。《素问·上古天真论》云：“女子七七，任脉虚，太冲脉衰少，天癸竭，地道不通。”肾为先天之本，肾阴肾阳失衡为本病发病基础，继发脏腑失调或心脾两虚，或肝郁不舒。腹针“引气归元”法治疗更年期综合征以“调肾固本、平衡阴阳”为核心，通过刺激腹部经络实现对冲任、脏腑的整体调节，疗效好，周期短，复发率低，并能预防由此而引发的各种脑部疾患、胃肠道疾患、泌尿生殖系统疾患、神经系统疾患等，尤其适合轻中度症状或拒绝激素治疗的患者。腹针疗法以"引气归元"穴为君，"以后天补先天"，有治心肺、调脾胃、补肝肾之功；取滑肉门、外陵，有通调气血、输布全身之妙；取大横调脾气，健脾养心志，增强运化功能；取下脘下、中脘梅花刺，改善心脑供血不足，增加组织细胞代谢；取关元下、气穴加强补肾作用，养脑生精。此方合用有健脾宁神、清心醒脑、柔肝补肾、理气调血之神功。只要诊断清楚，辨证合理，腹针取穴准确，深浅适度，补泻手法得体，便会收到满意的临床疗效。

五、夜尿症

尿频（frequent micturition）是指单位时间内排尿次数增多。正常成人白天排尿 4~6 次，夜间 0~2 次。尿频根据病因可分为生理性尿频和病理性尿频，生理性尿频多属正常现象，每次尿量不少，也不伴随尿急、尿痛等其他症状；而病理性尿频则提示存在疾病，常伴尿急、尿痛等症状。

夜尿增多（nocturia）也称夜尿症、夜间尿频，是夜间不得不醒来排尿，起夜次数大于等于 2 次，尿量超过白天或多于 750ml（非必要条件），常见于老年人。如因睡前饮水过多或天气寒冷，或孕妇夜尿次数增加，为正常生理现象。膀胱炎、肾盂肾炎等尿路感染，会使膀胱逼尿肌过度活动，产生尿频、尿急等症状；膀胱结石、结核等也会刺激膀胱黏膜，引起尿频；膀胱肿瘤因膀胱内占位性病变，影响膀胱容量和功能，导致尿频；糖尿病患者因血糖升高，导致渗透性利尿，尿量增多；甲状腺功能亢进症也会引起多尿，同时伴有怕热、多汗、心悸、手抖等症状；慢性肾炎、肾病综合征等影响肾脏的浓缩功能，使夜间尿量超过白天尿量，且多伴随浮肿、血尿、蛋白尿等症状；部分人群会由于精神紧张、焦虑、失眠等而导致夜间尿频；一些继发于腹腔脏器疾病引起的功能障碍也会引起夜尿增多。总之，夜间尿频次数多影响睡眠质量，其原因多样，需结合年龄、伴随症状等综合判断。尤其是儿童和老人有很大差异，要区别对待。

随着年龄增长，肾脏的肾小球滤过率逐渐下降，肾小管的重吸收功能也减退，肾脏的浓缩功能受限，导致夜间尿量增多。中老年人机体功能减退，膀胱括约肌松弛，造成膀胱排空障碍，导致尿频或小便余沥。中老年人夜间尿频是临床上常见的症状，少则每夜小便 3~4 次，多则 7~8 次，使中老年人睡眠的连续性和深度受到影响，导致四肢乏力、精神萎靡、纳食不佳、注意力不集中、疲劳乏力等，影响日常生活。此外，老年人夜间起床去卫生间时，由于视线不清、地面湿滑等原因，容易发生跌倒，严重者可能导致骨折等严重后果，增加跌倒风险。中医认为本病与中老年人脾肾功能衰退、膀胱气化失司相关。

原北京铁路分局中心医院马学青、原北京酒仙桥医院袁淑美在《中国针灸》2003 年增刊上刊登了通过腹针治疗 58 例夜尿症患者的临床观察。其中年龄最小 45 岁，最大 81 岁；病程最短 1 年，最长 10 年。经腹针治疗，疗效满意，颇受中老年患者欢迎。腹针处方：中脘、关元、气海、大横、下风湿点（双）。每日治疗 1 次，每次留针 30 分钟。以夜间尿频的症状缓解，每夜只小便 1 次，最多 2 次，晚间能安然入睡，第二天精力充沛，生活质量明显提高为痊愈，经腹针治疗 1~3 次痊愈者 29 例（50%）；治疗 4~7 次痊愈者 15 例（25.9%）；治疗 8~10 次痊愈者 10 例（17.2%）；无效 4 例（6.9%）。痊愈率为 93.1%。

【验案】

王某，女，72岁。主诉：四肢末端麻木伴双侧腓肠肌痉挛10余年。患者进食少，夜尿频繁不能入睡，每夜5~6次，量少，大便干结，近半月症状加重。既往有糖尿病病史2年。检查：舌质紫暗，脉沉细弱。辨证：脾胃阳虚，经脉失养。治则：健脾益肾，濡养经络。腹针治疗：取穴中脘、关元、气海、大横、双下风湿点。治疗3次后，患者夜间尿频症状缓解，每夜小便1次。治疗10次，患者腓肠肌痉挛症状消失，痊愈。

中老年人夜尿频繁，使老年人的睡眠受到影响，导致精神萎靡，生活质量下降。通过腹针调理脏腑气血，补脾益肾，对尿频有很好的调节作用。在临床治疗中发现，腹针疗法不仅治疗尿频有很好的临床效果，对泌尿生殖系统的许多疾病如前列腺疾病、术后尿潴留等都有显著疗效。

六、肥胖

肥胖（obesity）作为医病证名，指形体发胖臃肿，多伴困倦乏力等。多因嗜食肥甘，喜静少动，脾失健运，痰湿脂膏积聚。西医称肥胖症，认为是由遗传因素、环境因素等多种因素相互作用所引起一种的慢性代谢性疾病，表现为体内脂肪堆积过多和/或分布异常，通常伴有体重增加。目前被认为是包括遗传因素、环境因素、内分泌调节异常、炎症、肠道菌群等多种因素相互作用的结果。另有一些肥胖由疾病导致，如肾亢（库欣综合征）、瘿劳（甲状腺功能减退症）等，或因服某些药物引起药物性肥胖。临床若对以肥胖为主症的病种尚未能确定时，可暂以肥胖待查作为初步诊断，并进行辨证论治及对症处理。当体重超过正常标准20%，各种检查正常，无脏腑器质损害者，一般伴有善食、易疲乏、嗜睡少动、胸闷等症，部分患者面部、乳晕及腹部、腿部等处有淡红色或紫黑色斑纹及沉着；面部及躯干、胸腹部肥胖但四肢不胖而呈向心性肥胖，有脱发、多毛及痤疮症状，伴头晕头痛，血压增高，24小时尿17-羟皮质类固醇和17-酮类固醇增高者，可能为库欣综合征，患者可有抑郁、记忆力减退、失眠、脾气暴躁等症状，女性可有闭经及月经过少，可呈男性化，男性有阳痿；体重中度增加，呈臃肿面容，怕冷少汗，眉毛外侧脱落，皮肤苍白，心率减慢便秘者，可能为甲状腺功能减退症，甲状腺功能检查显示血清 T_3、T_4 水平下降，甲状腺摄碘率低平；口服一些药后出现食欲亢进和肥胖者，为药物性肥胖，停药一段时间后这种肥胖情况多逐渐消失。

随着生活方式的改变，肥胖已经成为全球范围的流行性疾病，是引起高血压、糖尿病、心脑血管病、肿瘤等慢性非传染性疾病的危险因素和病理基础。本病分类可以根据脂肪分布、病理生理特征、根据病因及发病机制等不同方式分类。

原厦门市第一门诊部针灸科王朝霞采用薄氏腹针在对25例年龄在28~50岁之间的女性肥胖病患者进行治疗，取得了非常满意的效果。25例患者脂肪堆积大多在上、下腹部，上肢的三角肌和下肢的大腿处。处方：主“引气归元”，辅“腹四关”，佐“调脾气”，使为腹部的脂肪结节处。留针30分钟，第一疗程10次，每天1次；第二疗程10次，隔日1次。在治疗期间，配合减少高脂肪食物，不进夜宵，适度运动。每位患者在接受治疗前，进行常规检查，并对体重、腹围、腿围及臂围进行测量记录。在每疗程结束后进行复查。治疗2个疗程后进行统计和总结。结果：40岁以下组13例中，体重减轻在 5~8kg 之间者 10 例，在 3.5~5kg 之间者 3 例；41 岁以上组 12 例中，体重减轻在 2.5~5kg 之间者 11 例，1.5kg 者 1 例。年龄在 41 岁以上者，体重减轻较慢，是因为大多合并高血压、高脂血症、糖尿病、内分泌功能失调及更年期综合征等，病情较复杂，故疗程较长。此观察结果刊登在《中国针灸》2003 年增刊。

【验案】

林某，女，32 岁，身高 158cm，体重 75kg，腹围 89cm。患者诉近 2 年来体重逐月增长，伴有高脂血症、高胆固醇血症，经服用减肥药、节制饮食、运动等均无效而来诊。用上述疗法治疗 1 个疗程，体重减轻 5kg，再治疗第二个疗程，体重又减轻 3kg，腹围减少 9cm，手臂、大腿部均匀瘦减，身体自觉较前轻盈很多，精神饱满，面色红润。2 个月后随访无反弹现象。

方中中脘、下脘两穴有理中焦、调升降的作用；气海、关元培肾固本，调脾胃，补肝肾，调气血，缓解功能退化，促进新陈代谢，故为主穴。滑肉门、外陵左右 4 穴有通调气血、疏理经气使之上输下达肢体末端的作用，可引脏腑之气向全身布散，与引气归元合用时兼有通腑之妙，促进血液循环排除毒素，故为辅穴。“调脾气”由左右两个大横穴组成，大横具有调整脾脏功能、祛湿、健脾、滑利关节的作用，能祛除体内多余的脂肪、水分，故为佐穴。在腹部的脂肪结节处下针，引导气血直达病所，故为使穴。在治疗上强调从脏腑和经络进行整体调理，在减重的同时不使患者感到疲劳，全面改善机体状态。

七、电光性眼炎

电光性眼炎又称紫外线性眼炎（中医病名：电光伤目），是眼睛接触到强烈的紫外线照射刺伤白睛、黑睛浅层之后出现的眼部损伤。以眼珠红赤畏光、流泪或疼痛为主要表现，可引起胞睑、白睛、黑睛浅层病变，其轻重与紫外线的强度、照射时间的长短以及与接受紫外线的距离有关。多见于金属焊工及在水银灯下工作的电影工作者，经常暴露在雪地、冰川、海洋、沙漠等紫外线反射环境中人群。本病存在一定的潜伏期，光源直接照射或间接照射均可导致，当一日内照射时间蓄积约在 15 分钟以上者，通常在受到紫外线照射 3~8 小时后才会出现明显症状。患者往往在白天工作时用眼，夜间发病。早期症状为双眼刺痛、有异物感并逐渐加重，眼睑痉挛，畏光，流泪，偶有盲点，红视或黄视。重症患者面部及眼睑皮肤潮红，结膜充血，角膜荧光素染色，可见弥漫性点状着色，角膜知觉减退，瞳孔可出现痉挛性缩小。一般双眼同时发病，眼部沙涩灼热，畏光流泪，疼痛不适，胞睑紧闭难睁，发病 2~3 日后症状消失。其病症似风火之邪外袭，猝然伤目之患。

电光伤目发作时应以止痛为要，主要依靠自身组织的修复。北京市顺义区国医医院张继先于《中国针灸》2003 年增刊发表文章，记述采用薄氏腹针疗法治疗电光性眼炎 6 例，均获满意效果。6 例电光性眼炎患者全部为男性，均为电焊工人。因对焊接光源防护不当导致发病，患者表现典型，均出现双眼刺痛、异物感、畏光、流泪、眼睑肿胀等症状。腹针处方：中脘、下脘、下脘上、商曲（双）、商曲与下脘上连线中点处（双）、眼点、上风湿点。用中脘深刺，下脘、下脘上、商曲、商曲与下脘上连线中点处、上风湿点均中刺，眼点浅刺。进针时快刺进皮，再轻捻转达预定深度的针刺手法。6 例患者双眼刺痛、异物感、畏光、流泪、眼睑肿胀等症状均立刻得到缓解，留针 30~60

分钟，起针后患者症状完全消失，1 次治愈，且均无反复。

张继先用以上处方治疗 6 例电光性眼炎取得满意效果，证实了先天经络在腹部客观存在，眼部与腹部应答关系明确。中脘、下脘、下脘上、上风湿点是腹针疗法中清热解毒方，具有清热、解毒的作用。下脘、下脘上、商曲是腹针定位取穴颈的部位，针刺下脘、下脘上、商曲及商曲与下脘上连线中点处可以使身体从颈部到头部的经脉通畅，气血调和，起到活血通脉的作用。眼点是腹针定位取穴的眼区的定位点，配合以上穴位可以治疗眼部疾病，达到对眼部活血化瘀、清热解毒、消肿止痛的作用。

笔记栏

第九章

腹针应用的相关内容

针灸诊疗作为一项由医师单人单次完成的过程，与药物疗法不同，即患者的即时反馈，患者的症状可以在干预即时发生变化，而不需要像服药后需等待一段时间才能评估疗效。因此，针灸医师要想获得理想疗效，需全面掌握一些关键因素，即除了医生的自身医学素养外，还包括价值评定、收费标准、针具应用等。

腹针疗法并不提倡追求针感，但要求医生建立反馈机制。因此，疗效的好坏与多种因素有关。

一、从疗效影响维度深析腹针疗法关键要素

在针灸临床领域，腹针疗法以其独特的治疗思路和显著疗效受到广泛关注。然而，医生在实际运用过程中，诸多因素会对最终疗效产生关键影响。“先从诊断入手，再看辨证妥否，尔后操术勿躁，依情再做加减”是腹针治疗疾病的大法。要想在对各种疾病的治疗中获得良好的效果，则需要较强的综合能力。2003 年北京铁路分局中心医院马学青和太原市化工厂医院甄宏鹏均在《中国针灸》发表文章，对腹针疗效的干扰因素进行分析，包括诊断、辨证施治、取穴、进针深度等。

（一）诊断精准性和重要性

诊断是医生制订治疗方案的重要依据，在腹针疗法中，诊断的精

准性直接关乎最终疗效。长期以来,部分针灸医师习惯于凭借中医理论进行辨证施治,对现代西医诊断重视不足,这种传统做法虽能在一定程度上缓解患者症状,但在面对复杂病症时,却存在局限性,影响腹针疗法的疗效发挥。

腹针疗法强调定位取穴与疾病部位的紧密关联,这就要求医生必须熟练掌握现代医学诊断知识。以颈椎病为例,其包含椎动脉型、交感型、神经根型等多种类型。神经根型颈椎病的治疗,需依据颈椎骨质增生的具体节段来精准取穴,不同节段的颈椎病变,对应着不同的穴位选择,只有精准诊断出病变节段,才能实现“刺至病所”,达到理想的治疗效果。

若诊断出现偏差,未能准确判断颈椎病变节段,取穴就会不准确,导致疗效大打折扣,甚至可能使病情延误。例如,当患者出现头晕、头痛、恶心、呕吐等症状时,若未能明确诊断出是第 2~4 节颈椎病变而在下脘穴上 0.5 寸处准确进针,或者将肩颈部不适、上肢疼痛、手指麻木等症状误判为其他节段颈椎问题,在下脘及其左右位置错误取穴,都会严重影响腹针疗法对颈椎病的疗效。因此,精准诊断是腹针疗法取得良好疗效的基础,任何诊断偏差都可能影响治疗效果。

(二)辨证施治能力

在腹针疗法中,西医诊断提供客观的病理生理依据,而中医辨证施治则体现整体观念和个体化治疗特色,两者共同影响医生治疗疾病的最终疗效。中医辨证施治能力的高低,决定了医生能否根据患者的具体情况,制订出最适合的治疗方案,进而影响腹针疗法的效果。

以风湿性关节炎为例，西医认为其发病与变态反应相关，而中医则从人体正气不足、复感风寒湿邪的角度进行辨证。在治疗过程中，具备高超辨证施治能力的医生，能够准确判断患者的体质和病情特点，以调补脾肾为主，同时辅以风湿点，并结合定位取穴的方法，制订出个性化的治疗方案，从而取得良好的临床疗效。

相反，若医生辨证施治能力不足，不能准确把握患者的证型，就可能在治疗过程中出现偏差。例如，对于脾肾阳虚、风湿袭络的患者，若未能准确辨证，采用了不恰当的治疗方法，则不仅无法缓解患者的症状，还可能延误病情，降低腹针疗法的疗效。在临床实践中，因辨证失误导致治疗效果不佳的案例屡见不鲜，这充分印证了中医辨证施治能力是影响腹针疗法疗效的关键因素。

【病例 1】

李某，女，43 岁，农民。右肩部弥散性疼痛 3 天，加重 1 天。患者来诊时肩不能上举、外展，肩部疼痛不能触摸，并有放射性疼痛，伴冷感，夜间疼痛不眠，X 线检查排除颈椎骨质增生。西医诊断：肩周炎。中医辨证：营卫虚弱，筋骨衰颓，又因受寒劳累，经脉长期受压迫，遂致气血阻滞而成肩痛。治法：温经散寒，舒筋活血。腹针处方：中脘、商曲（健侧）、滑肉门（三角患侧）。留针 30 分钟（神阙加灸）。起针后疼痛减轻，能用手触摸肩部，又针 4 次痊愈。

【病例 2】

张某，男，46 岁，农民。右肩部弥散性疼痛 1 个月余。患者因在商场停留时间较长，空调直吹肩部后引发肩痛，尤其夜间疼痛较重，有时影响睡眠。来诊时肩不能上举、外展，并有放射性疼痛。西医诊断：肩周炎。中医辨证：营卫虚弱，又因感受风寒，遂致风客经络而成肩痛。治法：温经散寒，舒筋活血。腹针处方：中脘、商曲（健侧）、滑肉门（三角患侧）。留针 30 分钟（神阙加灸）。起针后症状虽然减轻，但疗效维持时间很短，2 小时后症状恢复如前。治疗 3 次情况同前，后经 X 线检查示第 5~7 颈椎骨质增生，诊断为：神经根型颈椎病。中医辨证：脾肾两虚。治以补脾肾为主。腹针处方：中脘、关元、商曲（双）、滑肉门（双），留针 30 分钟。起针后，患者疼痛减轻一半以上，后又治疗 5 次痊愈。

【病例 3】

赵某，女，62 岁，退休职员。右肩部疼痛，外展、上伸困难，晚上疼痛较甚，颈部肌肉僵硬、疼痛，并伴有头部沉重、疼痛。X 线检查示：第 5~7 颈椎骨质增生、生理曲度改变、韧带钙化。西医诊断：颈椎病（神经根型合并椎动脉型）。中医辨证：脾肾两虚，肾虚较甚而致髓海不足。治法：健脾温经，补肾填髓。腹针处方：中脘、下脘、关元、商曲（双）、滑肉门（双），留针 10 分钟，患者右肩部疼痛减轻，上肢外展、上伸亦无困难，颈部肌肉僵硬缓解，头部明显轻松，没有疼痛感。起针后，疼痛减轻大半，后又治疗 5 次痊愈。

上述的 3 个病例中，患者都有肩痛，但腹针疗法能够根据病因的不同，采用不同的治疗方法，都取得了非常满意的效果。

在病例 1 的治疗中，由于诊断准确，因此取得了很好的临床效果。但在病例 2 中，虽然患者同样是肩痛，但由于疾病的病因不同，因此在前 3 次的治疗中，没有取得理想的效果。对患者重新检查后，明确了病情，按照颈椎病的处方治疗，使患者很快痊愈。在病例 3 中，诊断明确，为治疗处方的选择提供了方便。在明确颈椎病诊断的同时,注意到了患者在有神经根型颈椎病引起的肩痛的同时合并椎基底动脉供血不足,在筛选穴位时使用了下脘对椎基底动脉进行调整,因此,取得了非常满意的临床疗效。诊断在腹针疗法中具有十分重要的作用。腹针疗法需综合掌握中西医诊断方法,中医辨证是对疾病的进一步证候分型,与腹针疗法的定位取穴、疾患部位存在直接关联。若检查不细致或诊断不到位,则直接影响治疗效果。

这一实践既体现了中医“同病异治”的辨证特色,又通过标准化的处方选择显著提升了临床操作的可重复性。同时,采用西医的诊断标准与疗效判断标准,有利于疗效评估的客观化,便于国内外的学术交流,为腹针疗法的规范推广提供了支撑。

(三)取穴与进针深度规范

取穴方法和进针深度是腹针疗法操作过程中的两个关键环节,其规范性直接影响最终疗效。目前,部分针灸医师在取穴时仍采用手指揣度法,这种方法在腹针疗法中缺乏准确性,会对疗效产生负面影响。

腹针疗法要求使用直尺测量法进行取穴,以确保穴位定位的精准。例如,中庭至神阙的距离为 8 寸,此处神阙特指脐的中心点。同时,任脉在腹白线下循行,而多数患者的腹白线存在弯曲,在取穴时若不遵法,就可能出现取穴偏差,导致疗效不佳。

进针深度同样至关重要,不同治疗目的和病情阶段对进针深度有不同要求。在调整脏腑功能时,针刺需达到地部;循经取穴或按部位取穴时,针刺深度应控制在人部;对于某些病位表浅的疾病,如面神经炎,针刺深度仅需达到天部。然而,对于病程长久或病情危重的患者，往往需要针刺到地部才能取得理想疗效。

若医生在操作过程中未能准确掌握进针深度，就会出现两种极端情况。一是进针过浅，未能达到应有的治疗层次，导致疗效不佳。二是进针过深，超出治疗所需层次，可能引发不良反应，影响疗效，甚至对患者造成伤害。例如，在对肩周炎患者进行腹针治疗时，若滑肉门穴应刺到天部却误刺到地部，患者可能会出现咳嗽等肺气上逆的症状，不仅降低了疗效，还增加了患者的痛苦。因此，规范的取穴方法和精准的进针深度是腹针疗法取得良好疗效的重要保障，任何操作上的不规范都可能成为疗效实现的阻碍。

综上所述，诊断的精准性、辨证施治能力，以及取穴与进针深度规范，是影响腹针疗法最终疗效的关键因素。医生在实际操作中，必须高度重视这些因素，不断提升自身的专业水平，以确保腹针疗法能够发挥最大的疗效，为患者带来更好的治疗效果。

二、腹针的补泻与针具研究

近些年来随着国家对中医的大力推动，中医快速发展，各家学派思想百花齐放，尤其是针灸各种技法层出不穷，有以针刺手法为见长，有以穴位特性为学术特点，有以经络及解剖为特点，也有以器具改造为主要手段的，各自均有各自的适宜病种以及研究方向。其中，近些年逐渐被医生们熟知的腹针疗法就是由于兼具中医经络理论创新和器具革新等适宜现代发展特点而发展迅速。

（一）古代针具的沿革发展

最早期有出土文物为鉴的医疗器具当属石器时代由石材制成的石针、石镰。也有学者推测由于草木易于腐烂，不宜保存，所以与石质器具齐名的木质针具无出土文物可考，但有《尔雅·释草》郭璞注："草，刺针也。"的记载以及王肯堂的《证治准绳》中记载草木治疗的方法，作为"草木刺"的佐证。其后，有商周遗址中出土的长8cm的骨针和装在龟壳中的六枚骨针，从石质针具转化为骨质针具，代表着人类制造水平和医疗技术的提升。

随着铸造业的出现，金属针具登上了历史舞台，并逐渐占主导地位。出土文物最早的是自商周时代的青铜针具"青铜砭针"，是古代九针的萌芽。随之冶炼技术逐渐成熟，出现了由金银铜铁各种材质生产的针具，但就材质演变中由黄金制成的金针具，但由于其价值昂贵所以无法广泛使用，白银更为常见更宜在民间使用。由此，产生了"金补银泻"学说。对器具的外形古人也做了总结，从古代九针中可以看出：除员针不损伤皮肉外，其他针具皆需刺入。不能刺入的员针，主要做按摩之用，主治邪在分肉之间的疾病，若邪侵肌肉，可取员针按摩之，既可疏泄分肉之间的邪气，又不致损伤肌肉。这种方法说明针身的粗圆，可以泻邪，而不刺入，又可以保护肌肉，提示粗针主要泻实，浅刺可以避损。在可刺入的针具中，针身由粗到细大致分别为铍针、镵（chán）针、锃针、锋针、员（圆）利针、大针、长针、毫针。主要的作用也从铍针的"割治"、镵针的"浅刺皮肤泻血"，到员利针的"调和阴阳"、毫针的"补益精气"。不难看出，随着针具的变细、变短，治疗的主要作用也从"泻"逐渐变为"补"。提示粗长的针具，主要起到泻实的作用，而细短的针具，以补虚的作用为主。长针、大针的针身粗细较铍针、镵针已经细了很多，但较长的针身决定了其深刺的用法，主治深邪远痹，以治疗关节骨缝及皮肤之间的疾病，说明长针可以泻深层的邪气。因此从古人对九针的论述中已经可以看出，针具粗长者，功主泻实，细小者，以补虚为主。古代医家非常重视针具的外形特点所产生的治疗作用，并认为选取合适的针具是获取临床疗效的关键。如果针具选取不当，不但不能治病，反而会对机体造成伤害。

（二）近代针具的革新

随着工业技术的发展，针具的发展迎来另一个高峰期。

20 世纪初由于不锈钢工艺的出现，致使医学进入一个新的领域。20 世纪 30 年代不锈钢金属工艺开始广泛运用于生物医疗器械领域，其中包括针灸针具。镵针演变为皮肤针；员（圆）针发展为员利针；鍉针改进为推针；锋针成为型号不同的三棱针；铍针用作割刀，亦有的制成小眉刀，专为外科所用；毫针除常用型号外，也截短制成“皮内针”；长针演进为芒针；大针演变为“火针”。还有后来的“针刀”“套管针”“埋线针”等层出不穷。随着针具的不断改革，针法也有了更多的发展。

（三）现代人对治疗手段的变化

由于人们对新型科学技术的掌握，对人体的奥秘也在不断探索中。我国著名经络学家祝总骧教授曾经提出“经络系统毕竟是一个复杂的功能和结构系统。已经被证实的经络其他生理和生物物理特性如声、光、热、同位素扩散以及高度循经敏感性等也必然有各自相关的形态或化学等物质基础”。

刺入人体的毫针对人体来说是一个异物，给人体造成一个微小的损伤后，对人体可产生物理、化学、生理病理 3 个层次的作用。针刺时针位于细胞、细胞间质、毛细血管、神经之间或刺入这些组织内，行针时又带动针体周围的体液运动，改变了针体周围体液的存在环

笔记栏

境，这就是针灸最基本的物理作用。

将超声波技术、激光技术、低频脉冲电疗技术同针灸治疗有机地结合在一起，通过刺激人体经络腧穴而提高了临床的治疗效果。还发明有水针疗法、电针疗法、药物电离子穴位导入法、穴位照射法、激光针疗法、割治疗法、穴位埋线等，这些都是现代学者不断潜心研究，使针具、针法有了新的发展。尽管各种技法发展流派众多，但它们都有一个共同点，即针灸的刺激量也如同药物剂量一样，对疗效有决定性作用。

（四）针具与补泻关系

治疗效果的干扰因素除了辨证、配穴外，还有患者的针感强弱、施术者的针刺手法、针刺的刺激强度、刺激时间和次数以及所用针具的种类等，这些因素不但可影响针刺的效应，也可影响针刺作用的性质。针灸治疗是辨证配穴、取穴准确、针具相当、刺法得当四者配合才能达到治疗的目的。在针刺过程中刺激形式、刺激量和刺激效应三者可互相作用，选用针具恰当，采用正确的刺激形式，才可取得最佳的刺激效应，使患者从疾病的状态康复。

《灵枢·官能》言："泻必用员，切而转之，其气乃行，疾而徐出，邪气乃出，伸而迎之，遥大其穴，气出乃疾。补必用方，外引其皮……微旋而徐推之，必端以正，安以静……气下而疾出之，推其皮，盖其外门，真气乃存。"由此可以看出针刺手法的规律。《灵枢·终始》言："补须一方实，深取之，稀按其痏，以极出其邪气。一方虚，浅刺之，以养其脉，疾按其痏，无使邪气得入。"指出按压针孔的疾徐是出针后的补泻方式。《素问·针解》言："邪胜则虚之者，出针勿按……补泻之时者，与气开阖相合也。"明确指出了补法时快速按针孔、泻法时缓慢按针孔。从以上《黄帝内经》的记载中看出，这实际上是对针刺所产生的引阳入深、引阴外出而采取的一种辅助措施，进一步使补泻效果得以实现。

古人发现了开大针孔慢闭可以泻实，快速按闭针孔可以补虚的作用。而在今时今日的时代，对医者操作和器材使用上有更多的要求，在针孔上作大开阖的补泻，或是在起针时用手指按压已经不适应当今社会需要。随之，患者需要的是在舒适、无痛的过程中完成治疗，由此，通过改变针具的粗细就可以达到补虚泻实的目的。

通过选择针具的粗细也可以达到调整刺激量的目的。间生态学说清楚地阐述了刺激的变化过程，有效刺激量的大小直接关系到刺激的补泻与疗程的设定，即有效刺激量大为泻法，有效刺激量小为补法。在临床具体应用中，对于虚证、慢性病，针刺有效刺激强度宜小，对于实证、急性病，针刺的有效刺激强度宜大。一般来说，弱刺激产生兴奋作用的时间长，可以纠正低下的功能状态，为补法；强刺激产生刺激量大，很快就进入抑制状态，可以抑制亢盛的功能状态，实为泻法。针体越粗刺激就越强、针体越细刺激就越小，也就是说越粗的针刺时越泻，越细的针刺时越补。

腹针所用针具型号直径为 0.14mm、0.16mm、0.18mm、0.20mm、0.22mm 五个型号，目前市场上普遍使用在躯干和头手部的毫针规格为直径 0.25~0.40mm，部分用于面部的微针针具直径为 0.14~0.16mm，将腹针的针具与大部分针具对比可以看到：腹针所用针灸更细，刺激量小，相对偏补。

但是治疗的补泻不能仅单纯从针具本身考虑，而是经过综合评估后的结果。腹针在针刺手法上没有特别的强刺激手法，所施治部位在腹部，没有丰富的大的神经血管分布，本身痛觉传感不明显，所以根据患者功能状况、体质、年龄、病情、病程等具体情况，有针对性地选择具有不同粗细的针具，来配合标准处方应用就可以达到不同刺激量的目的。

（五）腹针针具在临床应用中体现学术思路

薄氏腹针疗法（简称“腹针疗法”），由薄智云教授于 1972 年首创。“腹针疗法”是在薄智云教授创新地提出了“神阙调控系统”和“先天经络系统”的学术理论基础上，完善传统经络理论体系，独创通过针刺腹部特定穴位治疗全身疾病的现代标准化新针灸疗法。除在临床上有“安全、无痛、高效、适应证广”等优势，同时在治疗慢性疾病、全身病、疑难病时兼有“处方标准化，操作规范化，辨证条理化”的现代科学方法特征，能取得立竿见影、疗效显著的效果。

在临床治疗疾病时，薄智云教授提出了“一病一方”和“同病异具”的规范思路。“一病一方”即指在临床治疗简单疾病时，只要诊断清晰准确，就可以用相对应的标准处方进行治疗。在标准基础方的基础上再根据每个患者的具体情况进行加减配伍。即使不进行配伍，也可以收到一定疗效。但在进行标准处方施治时，有一套严谨的操作规范来为疗效进行保障。

（六）腹针针具的规格

腹针针具的应用，首先从治疗病种和适用人群角度进行了五类划分，其次根据患者体形特征（消瘦型、正常型、肥胖型）分别对应不同的方案（表 9-0-1）。

笔记栏

表 9-0-1　腹针针具应用适应证对应表

类型	型号	规格	体形	适应证
温通型	S4-50	0.22mm×50mm	肥胖型	颈椎病、肩周炎、肱骨外上髁炎、腕管综合征、腰椎病、坐骨神经痛、骨关节病、风湿性关节炎、类风湿关节炎等疼痛性疾病
	S4-40	0.22mm×40mm	正常型	
	S4-30	0.22mm×30mm	消瘦型	
普通型	S3-50	0.20mm×50mm	肥胖型	头痛、面神经麻痹、上呼吸道感染、带状疱疹、过敏性哮喘、慢性胃炎、慢性盆腔炎等疾病
	S3-40	0.20mm×40mm	正常型	
	S3-30	0.20mm×30mm	消瘦型	
柔和型	S2-40	0.18mm×40mm	正常型	脑血管病后遗症、小儿脑瘫、慢性前列腺炎、眼底病、老年病、慢性病等疾病
	S2-30	0.18mm×30mm	消瘦型	
温补型	S1-30	0.16mm×30mm	正常型	多年脑血管病后遗症、小儿脑瘫、老年病、慢性病等疾病中体质较弱者
	S1-15	0.16mm×15mm	消瘦型	
加强型	S0-40	0.14mm×40mm	正常型	久病虚弱、癌症康复期、气虚者、长期持续接受针灸治疗者
	S0-30	0.14mm×30mm	消瘦型	

1. 温通型　针具主要适宜病种为颈椎病、肩周炎、肱骨外上髁炎、腕管综合征、腰椎病、坐骨神经痛、骨关节病、风湿性关节炎、类风湿关节炎等疼痛性疾病。

2. 普通型　针具主要适宜病种为头痛、面神经麻痹、上呼吸道感染、带状疱疹、过敏性哮喘、慢性胃炎、慢性盆腔炎等疾病。

3. 柔和型　针具主要适宜病种为脑血管病后遗症、小儿脑瘫、慢性前列腺炎、眼底病、老年病、慢性病等疾病。

4. 温补型　针具主要适宜病种为多年脑血管病后遗症、小儿脑瘫、老年病、慢性病等疾病中体质较弱者。

5. 加强型　对于一些长期接受针灸治疗或久病极虚的患者建议选择，增强补虚作用。

在腹针疗法中，经络具有多层次多维度的空间性，概括将神阙调控系统中的经络作用分为三层。最表层是全息层，中间是经脉层，其下是八廓脏腑层，三层经络相对独立又相互作用。由此，将针刺腹部的深度根据辨证需要而设定了浅、中、深的刺激要求，因此相应地将针具根据浅、中、深的要求设定 15mm、30mm、40mm、50mm 这四种规格。在临床应用中根据辨证需要而选择针具的长短。

在腹针临床运用较多且疗效较好的病种中，颈椎病、腰椎间盘突出症、骨性关节炎、肩周炎、肱骨外上髁炎等疾病的临床治疗有效率在 90% 以上，这些疾病的病因大部分是本虚外感邪气或长期劳损后机体受损，一般采用腹针 S3-30~S3-50 的针具行针。另一些疗效显著的脑病、慢性疾病，如中风后遗症、小儿脑瘫、青光眼等，上述病种病因均为久病体虚，进而迁延成慢性疾患，腹针治疗选择针具时多一般采用腹针 S2-30~S2-40 的针具行针，根据“治病必求于本”的治疗原则，选择较细的针具，在治疗时以补虚为主。

对同一患者，不同的病种、不同的身体状况，就选择不同的针具；对不同患者，只要病种相同、身体状况类似，则选择相同针具。这与腹针的学术思想理论是相辅相成的。腹针临床操作中强调针具的选择，并对其做了较为细致的规定，通过长期临床实践中也证实了这一点与疗效密切相关。

（七）总结

古往今来，内家方药者用药名方层出不穷，于外治法的针灸而言，器具的改造演变与医家的学术思想相并行，也与时下自然环境、人文思想一致。任何一个针法和针具的派生都与所处的社会文明有密不可分的关系。腹针疗法将学术思想呈现在辨证施治的过程中，也将学术思想贯穿在针具的研究和使用中。

三、腹针的价值属性

法国巴黎第十三大学的王永洲教授跟随薄智云教授学习多年，对腹针的发现、研究、推广及海外传播均有较深的见解。他基于海外中医视角，认为腹针不仅拓展了国际针灸的学术内涵，其创新理念更对针灸学界乃至中医界有很大的启迪和激励。该理论体系至少从四个维度揭示了中医发展的关键命题。下文记录了王永洲教授的一些观点。

（一）以疗效为生存根基：突破学科自限的临床突围

医学的终极目标是解除病痛，疗效将决定针灸学的未来。腹针能走出国门、赢得患者，核心在于其实实在在的疗效。当前学科自限是针灸界存在的一个严重问题，其破局之道在于打破“学科自限”，腹针开展临床多学科研究是远见之举，亦是向多学科延伸的实践证明。针灸学要主动开展对临床不同疾病的实践，通过解决疑难病建立疗效优势。

笔记栏

针灸研究应以提高临床疗效为优先战略，将力量集中于临床价值较高的课题。临床是医学真正的前沿，是医学的制高点，疗效是医学的灵魂。加强自我学术修养，提高临床水平，主动赢得市场，是针灸学走出困境的不二法门。

国外的中医因环境、法律所限，只能用纯粹的中医技术处理患者。这种苛刻的条件，对中医反而是一种成全，使中医更加独立，也更加知己知彼。海外中医因限制而坚守纯粹中医技术，反而能更清晰地印证疗效。临床有效性是中医走向世界的“通行证”，唯有以疗效为核心，才能避免“门可罗雀”的生存危机。

（二）纠正“简、便、廉、验”的认知误区：重构针灸价值体系

长期以来，“简、便、廉、验”被视作针灸的标签，实则是学科自评的重大失误。从现在的实际情况来看，针灸在欧美发达国家得到快速发展。其实，“简、便、廉、验”是中国针灸界长期以来对针灸学科的自我错评，并由此引发了一系列的不良后果，非常有必要加以纠正。

“简”并非技术简单。经络、穴位等基础元素至今仍是科学未解之谜，学好针灸需深厚积淀，所谓“简”应是“大道至简”的哲学层面，而非操作简化；一个真正在针灸领域有过切身体验和经历的人是不会轻易用“简”来评价针灸的。针灸研究的难题也是整个人类的难题，全世界都在研究与探索中，还没有突破性的成果和结论，此时称“简”为时尚早。

“验”需客观衡量。验应当指的是效果灵验，应当放在整体医学水平的大背景下来衡量。目前，中西医各个学科都有不少当家难题，比如肿瘤科、精神病科、心血管科、内分泌科、风湿科等。没有哪个学

科敢以“验”标榜自己，针灸疗效虽有独特优势，但面对复杂疾病时，“针到病除”并非普遍现象，盲目以“验”自居，易忽视疗效提升空间。针灸在整体疗效没有得到医界与大众的公认之前，“验”字不宜自封。

“便”与“廉”存在致命伤。如果以针灸治疗需要的平均次数来看，至少每周针灸多次，针灸治疗周期较长，“方便”之说见仁见智。而“廉”定价直接导致技术价值被低估，引发国内一流人才流失。“廉”的后果是非常可怕的，它直接将针灸定位于低端市场。将一个纯绿色、高人力消耗、巧妙利用人体内源调控、极低风险且行之有效的医疗技术定位于低端市场是个绝对的错误。这既不符合经济规律，更不符合人类对健康的终极追求。连无污染的蔬菜、家养的禽畜在市场上都会卖出高价，将针灸定位于“廉”，是对针灸学的严重不公，也是对价值规律的亵渎。“廉”的直接恶果就是技术与价值明显背离。

海外针灸通过合理定价实现良性发展，证明“物有所值”才符合市场规律，低廉定价反会扼杀临床活力。

（三）从“接轨”到“立盟制轨”：文化自信的学术独立

中西医学乃至东西方文化之间，更多的是差异，而不是差距。我们需要通过研究来揭示针灸机理，但如果仅沿着西方的科研方法走下去，甚至不知不觉被同而化，并不是一条理想的道路。在西方医学主导的语境下，中医若盲目追求“接轨”，将丢失话语权。

腹针的发现与实践已经历多年，适应证广，疗效确切，定位精准，规范易学，无痛微痛，其所产生的影响及得到的认可已从国内走向国际。腹针发现并掌握了一个“神阙调控系统”，它由两个子系统组成：一个位于腹壁的浅层，对全身的功能起调控作用，通常称为外周系统；另一个位于腹壁的深层，对内脏的功能起着调节作用，也称为内脏系统，这两个系统协同作用，实现对全身的有效调控。腹针的具体操作是公开而透明的，其产生的疗效具有预见性，多数治疗效果即时发生，而且这项实践的可重复性已通过时间跨度和空间跨度的检验。然而，作为医学乃至生物学基础的解剖学和生理学目前仍无法对这一现象给出合理解释，以腹针为代表的新式针灸对现代医学基础理论构成了挑战。这种理论困境并非孤例，耳针技术形成半个多世纪以来同样面临类似的情况。

达尔文曾给科学下过一个定义："科学就是整理事实，从中发现规律，做出结论。"科学本来就这么朴素平实，面对这些大量存在的、可以无限重复的事实与现象，希望解剖生理学专家们能够认真对待针灸所引发的现象和事实。同时中医界也应立足自身理论体系，通过严谨的临床实践验证疗效，以实证研究推动传统医学的发展，为人类生命科学贡献多元化的知识体系。

参加过腹针学习的外国医生常常惊叹，西方也是近十几年才有了"腹部是第二大脑"的说法，可是薄智云教授早在 30 年前就已经研究和掌握了对"腹脑"的调控，真是太了不起了！事实上，国际社会对中国传统医学的关注持续升温，这源于中国人独特的认知体系所揭示的不同于西方思维的生命观。盲目追求与西方医学体系接轨接导致中医失去本质特征，中医应当保持自己最自然的方式独立存在，与西方医学互鉴互补，互相启发，在与现代医学的对话中实现价值互补。正如腹针疗法所展现的学术自信，中医需要通过扎实的临床疗效确立行业标准，恢复中医自我、自强、自尊、自信，在保持独立医学学术品格的基础上，通过良性竞争推动学科发展，以实践成果引领“后解剖学”时代的医学范式变革，以实力实现“立盟制轨”，实现传统医学的体系化创新。

（四）守护知识产权：激活中医原创的传承动力

知识产权是一种无形财产权，是从事智力创造性活动取得成果后依法享有的权利，科学发明创造也包含在其中，是用以自我保护、制止不正当竞争的必要的法律手段。腹针的发现与应用在学术和临床领域具有重大价值，随着其应用范围的不断扩大，建议相关部门或组织加强对腹针知识产权的有效保护。这项工作不仅关乎腹针疗法自身的合法权益，更是维护中医界整体利益的重要体现。

许多有价值的学术创新都是实践过程中的偶然所得，可遇不可求，都是经过前辈多年呕心沥血的实践反复检验，有些甚至是以生命与血的教训为代价所得到的。

腹针的国际影响力与其知识产权保护现状形成反差，这一现象凸显出中医原创技术价值保护的紧迫性。传统中医“祖传秘方”的传承模式，本质上构成了知识产权保护的早期形态，而现代中医发展则更需要通过完善法律保护体系，防止传统智慧的无序流失。当针灸技术的价值获得市场认可，当“临床疗效”与“学术尊严”挂钩，中医传承才能真正步入可持续发展的良性循环。

薄智云教授将腹针疗法推向世界的实践表明：坚持中医传统路径，同样能产出具有国际影响力的原创成果；中医发展不必完全依赖西方模式的科研方法，也能够在保持自身学术传统的基础上实现创新发展。这种基于中医思维的研究模式不但在国内取得显著效果，还能在国际上展现出独特的学术价值和应用前景。

笔记栏

结语

王永洲教授借用腹针疗法的启示，揭示了中医现代化进程中的核心命题，即如何在现代医学体系中确立自身定位。这一命题包含四个维度：以临床疗效为核心根基，以价值体系重构为发展契机，以文化自信为精神内核，以知识产权保护为制度保障。正如莱布尼茨所言，中西方文明应“互相点亮”，而中医唯有坚守其独特的生命认知体系和临床疗效优势，才能在人类健康领域开辟不可替代的发展路径。这一思考既是对腹针实践经验的深刻总结，更是对中医未来发展方向的战略性思考。

主要参考文献

[1] 上海中医学院．针灸学[M]．北京：人民卫生出版社，1974.

[2] 陈国熙，邹宁生，邱治民．腹部外科的形态学基础[M].福州：福建科学技术出版社，1982.

[3] 陆瘦燕，朱汝功．针灸腧穴图谱[M]．上海：上海科学技术出版社，1965.

[4] 郝金凯．针灸经外奇穴图谱[M]．西安：陕西人民出版社，1964.

[5] 北京中医学院．中医基础（中医专业）[M]．上海：上海科学技术出版社，1978.

[6] 麻仲学．中国医学诊法大全[M]．济南：山东科学技术出版社，1989.

[7] 肖淑春．现代针灸文献精粹[M]．北京：中医古籍出版社，1988.

[8] 肖淑春，王振坤．现代针灸文献精粹（第二辑）[M]．北京：中国中医药出版社，1992.

[9] 麻仲学．中国医学疗法大全[M]．济南：山东科学技术出版社，1990.

[10] 田合禄，田蔚．生命与八卦：医易启悟[M]．太原：山西科学技术出版社，1991.

[11] 周孝达 . 神经科手册[M]. 上海：上海科学技术出版社，1984.

[12] 沈小峰，胡岗，姜璐 . 耗散结构论[M]. 上海：上海人民出版社，1987.

[13] 上海市医学科学研究领导小组针麻办公室，中华医学会上海分会 . 针刺麻醉临床和原理研究资料选编[M]. 上海：上海人民出版社，1977.

[14] 施杞 . 中医骨内科学[M]. 北京：人民卫生出版社，2018.